教授｜主任医师｜硕士生导师 **谢文英** 主编

幸福孕产

小百科

U0278222

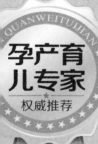

孕产育
儿专家
权威推荐

中国人口出版社
China Population Publishing House
全国百佳出版单位

图书在版编目（CIP）数据

幸福孕产小百科 / 谢文英主编. -- 北京 : 中国人口
出版社，2015.10
　　ISBN 978-7-5101-3702-0

　　Ⅰ.①幸… Ⅱ.①谢… Ⅲ. ①妊娠期－妇幼保健－基
本知识 ②产褥期－妇幼保健－基本知识 Ⅳ. ①R715.3

中国版本图书馆CIP数据核字(2015)第231350号

幸福孕产小百科

谢文英　主编

出 版 发 行	中国人口出版社	
印　　　刷	北京天正元印务有限公司	
开　　　本	710毫米×1000毫米　1/16	
印　　　张	15.25	
字　　　数	240千字	
版　　　次	2015年12月第1版	
印　　　次	2015年12月第1次印刷	
书　　　号	ISBN 978-7-5101-3702-0	
定　　　价	32.80元	

社　　　长	张晓林
网　　　址	www.rkcbs.net
电 子 信 箱	rkcbs@126.com
总编室电话	（010）83519392
发行部电话	（010）83534662
传　　　真	（010）83519401
地　　　址	北京市西城区广安门南街80号中加大厦
邮　　　编	100054

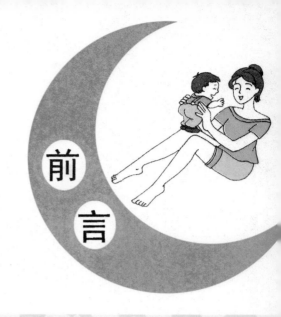

前言

　　人类的生殖过程是一个复杂的生理过程，人从有成熟的卵子和精子开始，就具备了生殖能力。十月怀胎从精子和卵子结合形成受精卵开始，受精卵进入子宫，着床、发育、胎儿娩出，只有这一系列的过程都顺利进行，才能生下一个健康的孩子。

　　怀孕期间，母体各系统因胎儿的生长发育会出现一系列相应的变化，这时母体和胎儿都很脆弱、敏感，外界的种种因素，如环境、疾病、营养、情绪等都可能对她们造成严重的影响，使胎儿发育和母亲健康受到威胁，甚至发生异常。由此可见，妊娠期间的保健是极为重要的，这不仅关系到胎儿的正常发育，而且对母体的健康也有着很重要的作用。

　　产后护理是一件复杂、繁琐的工作，并且还要求细致和科学，传统的产后护理工作有很多的弊端，对于妈妈和新生儿来说很不利。所以在现代科学文明的

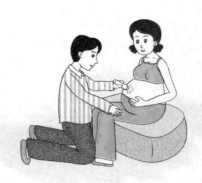

　　今天，产后护理工作一定要讲科学，既要吸取以前良好的产后护理经验，又要摒弃不合理的护理方式，对母婴进行细致、科学的护理。只有这样，才有利于产妇的身体健康和早日恢复，也有利于孩子的成长发育，同时还可起到预防、早发现和早治疗疾病的目的。

　　做好妊娠期保健、产前产后护理，对于确保新生儿的健康来说有着至关重要的作用。本书全面详实地分析了妊娠前、妊娠期及产后生活中可能出现的种种问题，并提出解决这些问题的具体方案，为孕育健康聪明的新生儿提供可靠的保障。

作者

2015 年 5 月

CONTENTS 目 录

第一篇　完美孕育方案

第一章　找到最佳的怀孕状态

第一节　新婚夫妇与优生…………………………… 2

新婚夫妇为什么要有计划地怀孕………………………………… 2
怎样过好新婚性生活 …………… 3
什么时候最容易受孕 …………… 4
新婚蜜月旅游为何不宜怀孕 …… 5
为什么新婚期间不宜怀孕 ……… 6
过度疲劳不利于优生 …………… 7
新婚夫妇采用什么避孕方法好 … 7
最佳的生育年龄是多少 ………… 8
最佳的生育季节是什么时间 …… 10
怎样创造良好的受孕环境 ……… 11
孩子的智力取决于哪些因素 …… 11
父母能将哪些东西遗传给孩子 ……………………………… 12
什么是遗传性疾病 ……………… 13
怎样预防遗传性疾病 …………… 14
导致胎儿发育异常的因素有哪些 ……………………………… 15
怀孕前丈夫应注意哪些问题 …… 16
患有哪些疾病不宜生育 ………… 16

人工授精是怎么回事 …………… 17
试管婴儿是怎么回事 …………… 18

第二节　做好孕前准备 …………………………… 20

调养孕前身体素质 ……………… 20
孕前锻炼有哪些重要意义 ……… 21
要有足够的心理准备 …………… 22
需要提前接种的疫苗 …………… 22

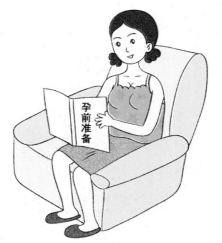

目 录 CONTENTS

孕前需要治疗的疾病 ·············· 23

及时清除体内的有害物质 ········· 24

孕前不能过多接触电器 ·········· 24

消除不必要的忧虑 ·············· 26

孕前为什么要补充营养 ·········· 26

如何补充全面均衡的营养 ········· 27

几种孕前宜吃的食物 ············ 28

养成良好的饮食习惯 ············ 29

服用叶酸增补剂 ··············· 29

准备良好的居住环境 ············ 30

做好必要的经济准备 ·············· 31

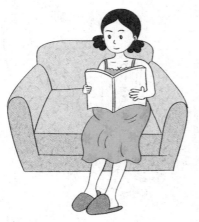

第二章　新生命的诞生

第一节　胎儿的性别是如何形成的 ········· 32

新生命是怎样诞生的 ·············· 32

受孕需要的条件 ··············· 33

生男生女的奥秘 ··············· 34

第二节　特殊情况下的怀孕 ··············· 35

未达到性高潮时怀孕 ············ 36

口服避孕药的妇女停药后怀孕 ·····

············· 36

带环后怀上胎儿怎么办 ·········· 37

X 线照射后怀孕 ··············· 38

服药时能怀孕吗 ·············· 39

做过人工流产、剖宫产或早产后的

怀孕 ··········· 39

高龄怀孕为何不好 ·············· 40

妇女早生孩子好不好 ············ 41

男性饮酒对优生有何影响 ········· 42

妻子准备怀孕丈夫为何不可吸烟 ···

············· 43

结核病患者何时生育好 ·········· 43

CONTENTS 目 录

患有高血压的妇女可以怀孕吗 ……
…………………………………… 44
患肝炎的妇女能不能生育 …… 45
癫痫患者可以结婚生育吗 …… 45
妇女患心脏病时可否怀孕 …… 46
宫颈糜烂影响怀孕吗 ………… 47
患有淋病的妇女怀孕有何危害 ……
…………………………………… 48
患梅毒妇女怀孕对下一代有哪些
危害 …………………………… 48

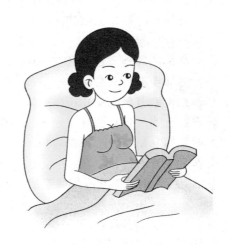

 第二篇　孕期保健护理

第一章　如何护理孕妈妈

早孕反应的饮食调整 ………… 54

第一节　妊娠期的身体变化

第一节　妊娠期的身体
　　　　变化 ………… 50

怀孕的第一个信号是什么 …… 50
月经延期肯定就是怀孕了吗 …… 51
根据基础体温能否判断已经怀孕 …
…………………………………… 51
确认怀孕后该怎么办 ………… 52
预产期应如何推算 …………… 52
什么是早孕反应 ……………… 53
发生孕期呕吐怎么办 ………… 53

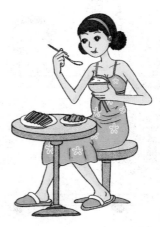

目 录 CONTENTS

发生妊娠剧吐是怎么回事 ……… 54

妊娠呕吐者禁食好吗 …………… 55

怀孕早期的其他反应有哪些 …… 55

怀孕后体重有什么变化 ………… 56

怀孕后皮肤有什么变化 ………… 57

怀孕后乳房有什么变化 ………… 57

怀孕后胃肠系统有什么变化 …… 58

怀孕后子宫有什么变化 ………… 58

妊娠几个月时能看到孕妈妈腹部增大
……………………………… 59

怀孕后白带增多正常吗 ………… 60

孕妈妈什么时候开始感到胎动 ……
……………………………… 60

第二节　孕期需做的检查
……………………………… 61

为什么要做产前检查 …………… 61

产前检查有哪些好处 …………… 61

产前检查应多久进行一次 ……… 62

妇科检查会造成流产吗 ………… 62

为什么产前检查要从怀孕早期开始
……………………………… 63

为什么产前检查要测量血压 …… 64

为什么产前检查要测体重 ……… 64

为什么产前检查要查肝功能 …… 65

为什么产前检查要查血常规 …… 66

为什么产前检查要查尿常规 …… 66

为什么产前检查要查血型 ……… 67

为什么产前检查要测量骨盆 …… 68

为什么产前检查要查甲胎蛋白 ……
……………………………… 68

为什么产前要测量宫高、腹围 ……
……………………………… 69

孕妈妈做 B 超有什么作用 ……… 69

第三节　孕期日常生活与
**　　　　保健** ……… 70

怀孕早期性生活注意事项 ……… 70

孕妈妈着装的注意事项 ………… 71

孕妈妈如何选择内衣 …………… 72

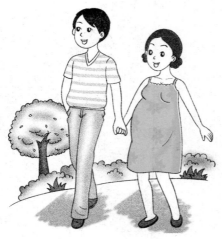

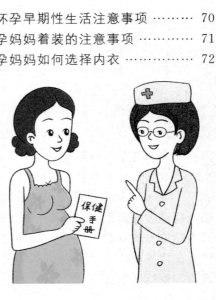

CONTENTS 目 录

孕妈妈不宜穿高跟鞋 ………… 72

孕妈妈不宜使用的化妆品 ……… 73

如何解除孕期身体酸痛 ………… 74

孕妈妈不宜长时间看电视 ……… 74

孕妈妈不宜睡席梦思床 ………… 74

孕妈妈能操作电脑吗 …………… 75

减轻妊娠纹的方法 ……………… 76

孕妈妈不宜去的地方 …………… 76

孕妈妈最适宜的运动 …………… 77

工作疲劳如何休息 ……………… 77

生病时如何使用药物 …………… 78

孕妈妈的旅行、外出 …………… 79

孕妈妈站立行走与坐姿 ………… 80

爱宝宝，不爱宠物 ……………… 81

多呼吸新鲜空气，多沐浴阳光 ……
………………………………………… 81

孕妈妈要学会多理解他人 ……… 82

第二章　最佳胎教方案

第一节　胎教基础知识 …
…………………………………………… 83

什么是胎教 ……………………… 83

什么是广义胎教和狭义胎教 …… 84

胎教可以促进孩子智商的发育 ……
…………………………………………… 84

受过胎教的孩子有哪些特点 …… 85

美国胎教情况 …………………… 86

英国胎教情况 …………………… 87

法国研究胎教的情况 …………… 88

日本研究胎教的情况 …………… 89

第二节　音乐胎教方案 …
…………………………………………… 90

什么是音乐胎教 ………………… 90

音乐胎教的方法有哪些 ………… 91

胎教音乐有哪些种类 …………… 92

音乐在胎教中有什么作用 ……… 92

怀孕中期应选择什么音乐 ……… 93

怀孕晚期应选择什么音乐 ……… 94

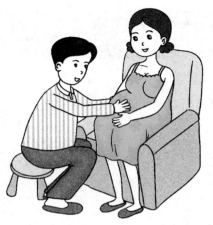

目录 CONTENTS

第三节　语言胎教方案 …………………… 95

什么是语言胎教 …………… 95
语言胎教的作用 …………… 95
怎样和胎儿对话 …………… 96
给胎儿进行英语启蒙教育 97
胎教故事举例 ……………… 98
胎教诗歌儿歌举例 ………… 99

第四节　抚摸胎教方案 …………………… 100

什么是抚摸胎教 …………… 100
抚摸胎教的作用 …………… 101
胎儿需要亲昵 ……………… 102
什么时候开始做抚摸胎教好 … 103
抚摸胎教该怎样进行 ………… 104

抚摸胎教的奥妙 …………… 105
抚摸胎教宜选用的方法 …… 105

第五节　运动胎教方案 …………………… 107

什么是运动胎教 …………… 107
运动胎教的重要意义 ……… 108
运动胎教的十大妙处 ……… 109
适度运动增强体力 ………… 110
适度进行家务劳动 ………… 111
孕妈妈健美操 ……………… 112
如何帮助胎儿做游戏 ……… 112
孕妈妈忌活动太少 ………… 113
孕妈妈忌过量或剧烈活动 … 114
孕妈妈忌参加的劳动 ……… 115
厨房和餐厅的家务料理 …… 116
短途旅行也是一种很好的胎教 … 117

第三章　养胎与保胎

第一节　饮食营养与养胎 …………………… 118

怀孕后如何进行饮食调节 …… 118
孕妈妈可适当多吃的食物 …… 119
孕妈妈补充营养和胎儿发育有什么
关系 ……………………… 119

胎儿所需要的营养是从哪里来的 … 120
哪些果品有利于胎儿的大脑发育 … 122
哪些蔬菜有利胎儿的大脑发育 … 123
哪些维生素与胎儿智力发育关系密切 … 124

CONTENTS 目录

哪些谷类食物有利胎儿的大脑发育 ………………………………… 125
孕中期如何安排饮食 ………… 127
孕中期应怎样增加营养 ……… 128
妊娠晚期如何安排饮食 ……… 129

上班族孕妈妈怎样科学补充营养 … ………………………………… 131
兔唇是怎么回事 ……………… 131
孕妈妈要多喝牛奶 …………… 132
孕妈妈不宜食用的食物 ……… 133
孕期如何增加蛋白质 ………… 135
孕期如何增加热能 …………… 135
孕期为什么要补充钙和磷 …… 136
孕期为什么要补充铁 ………… 137
孕妈妈饮水需注意什么 ……… 137

第二节　疾病防治与保胎 ………………………………… 138

妊娠早期反应如何防治 ……… 139
妊娠呕吐怎么办 ……………… 139

孕妈妈感冒后怎么办 ………… 140
糖尿病对孕妈妈、胎儿及新生儿有
什么影响 ……………………… 140

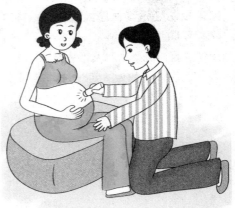

糖尿病人怀孕后应注意什么 … 141
患肝炎的人怀孕后应注意什么 …… ………………………………… 142
孕妈妈为什么容易患肾盂肾炎 …… ………………………………… 143
胎位异常怎样矫正 …………… 144
什么是葡萄胎？有过葡萄胎还能正
常妊娠吗 ……………………… 145
哪些因素可以引起流产 ……… 146
先兆流产有什么表现？怎么办 …… ………………………………… 146
孕妈妈出现皮肤瘙痒怎么办 … 147
孕妈妈牙龈为什么容易出血 … 148
正确识别妊娠期的各种疼痛 … 148
哪些因素会导致胎儿发育异常 …… ………………………………… 149
什么是宫外孕？如何预防宫外孕 … ………………………………… 150

目 录 CONTENTS

什么是高危妊娠 ……………… 150

多胎妊娠应注意些什么 ……… 151

孕妈妈最常碰到哪些问题 …… 152

妊娠高血压综合征的危害 …… 153

如何预防妊娠高血压综合征 … 154

怎样预防早产 ………………… 154

如何自我监测腹中胎儿的安危 … 155

为什么说未产妇做人工流产弊多利少
……………………………… 155

胎儿在母体内的日子越多越好吗 …
……………………………… 156

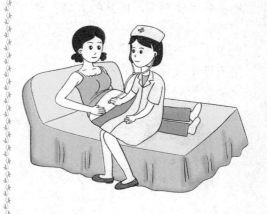

 第三篇　分娩期保健护理

第一章　自然顺利分娩

第一节　分娩前的准备 …
……………………………… 158

分娩前的思想准备 ………… 158

分娩前的身体准备 ………… 159

婴儿的房间和用品如何准备 …
……………………………… 160

分娩前准爸爸应做哪些工作 … 160

为什么要住院分娩 ………… 161

什么时候到医院待产 ……… 161

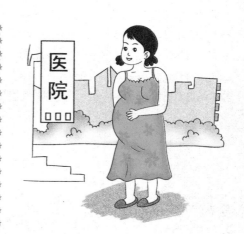

CONTENTS 目 录

妊娠晚期出现异常该怎样处理 ……
…… 162

高龄初产妇注意要点 …… 163

正确选择分娩方式 …… 164

第二节　顺利分娩指导 …
…… 165

分娩必然痛吗 …… 165

分娩有没有诀窍 …… 166

什么是产道 …… 167

什么是产力 …… 167

是谁努力使胎儿娩出 …… 168

孕妈妈的产前训练 …… 169

分娩先兆 …… 170

分娩过程 …… 171

产妈妈应该怎样配合分娩 …… 172

药物分娩镇痛方法 …… 173

第二章　特殊情况下的分娩

第一节　正确认识剖宫产
…… 174

哪些情况适宜做剖宫产 …… 174

选择剖宫产的孕妈妈为何越来越多
…… 175

剖宫产与自然产的比较 …… 176

剖宫产的优点和缺点 …… 176

剖宫产常规手术过程 …… 177

剖宫产术后家属应怎样看护 …… 179

第二节　产时异常情况的
　　　　处理 …… 181

身材矮小孕妇的分娩 …… 181

臀位分娩 …… 182

双胎、多胎分娩 …… 183

难　产 …… 183

早　产 …… 183

过期产 …… 185

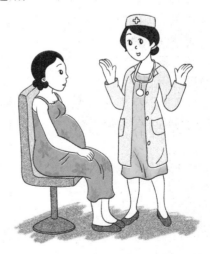

目 录 CONTENTS

第四篇　新妈妈和婴儿护理

第一章　新妈妈产后护理和饮食

第一节　新妈妈恢复与
　　　　保健 ………… 188

分娩后产妇的身体变化 ……… 188
产后多长时间可以下床活动 … 189
如何度过产后的头三天 ……… 189
会阴伤口的清洁 ……………… 190
产后尿潴留及尿失禁 ………… 191
产后便秘怎么办 ……………… 191
怎样预防产褥感染 …………… 192
产后预防中暑 ………………… 193
一般多长时间排净恶露 ……… 193
产褥期注意事项 ……………… 194
产褥期要劳逸结合 …………… 194
产后性生活 …………………… 195
怎样预防产后乳房下垂 ……… 196
如何预防产后肥胖 …………… 197

第二节　产后饮食营养 …
　　　　…………………… 198

产后怎样选择饮食营养 ……… 198
产后饮食营养要注意什么 …… 199

产后饮食为什么不要吃得太好 ……
　　　　…………………… 200
产后适量饮红糖水 …………… 200
产后应多吃鲤鱼 ……………… 201
产后不宜过多吃鸡蛋和油炸食物 …
　　　　…………………… 202
产妇不宜急于服用人参 ……… 202
产妇适宜吃橘子 ……………… 203
产妇适宜吃桂圆 ……………… 203
产妇如何补铁 ………………… 204
产后如何注意饮食卫生 ……… 205

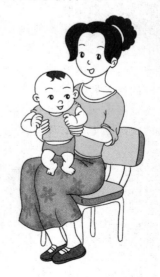

第二章 呵护新生宝宝

第一节 婴幼儿喂养 … 206

新生儿何时开始吃奶好 ……… 206
母乳喂养的好处 ……………… 207
怎样判断母乳是否充足 ……… 207

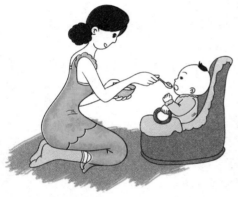

哺乳为什么提倡早接触与早吸吮 …
………………………………… 208
初乳对新生宝宝有什么好处 … 209
母乳喂养的正确姿势 ………… 210
产后缺乳怎么办 ……………… 211
怎样保证母乳充足 …………… 211
哪些情况需要人工喂养 ……… 212
哪些情况需要混合喂养 ……… 213
哺乳期妇女用药应注意什么 … 213
怎样用奶瓶给孩子喂奶 ……… 214

怎样给奶瓶消毒 ……………… 214
健康的孩子是否需要补充维生素 …
………………………………… 215
怎样给吃奶的孩子添加辅食 … 216
如何给孩子制作辅食 ………… 217
添加蛋黄时应注意什么 ……… 217
制作辅食需注意什么 ………… 218
怎样制作断奶食品 …………… 219

第二节 婴幼儿护理 … 220

新生儿第一周生理状况 ……… 220
新生儿睡眠有何特点 ………… 221
新生儿的体温应该是多少 …… 222
新生儿尿布的垫法 …………… 222
新生儿的衣着有哪些要求 …… 223
怎样安排新生儿的居室 ……… 223
婴儿的尿布怎样洗 …………… 224
婴幼儿为何不宜看电视 ……… 224
怎样保护婴儿的眼睛 ………… 225
搂着婴儿睡觉为什么害处多 … 226
婴儿的预防接种需注意什么 … 226
怎样判断宝宝语言发展是否正常 …
………………………………… 227
怎样为孩子讲故事 …………… 228

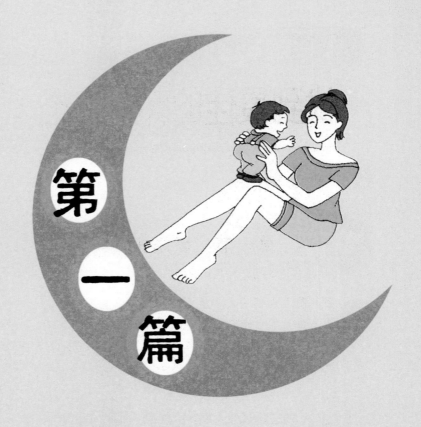

完美孕育方案

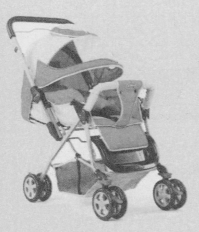

　　孕育生命是一个十分复杂的过程，它绝不是简单的男女两性的结合，而是同时涉及社会学、心理学、生理学等诸多学科。"马马虎虎生孩子"，"糊里糊涂当父母"的观点和做法是十分有害的。1882年，英国著名的遗传学家高尔顿首先提出了优生学概念，即"生得好"，它包括配偶的选择，最佳怀孕期和受孕时机的确定，婚前夫妻身体状况和心理准备，以及婚前检查等。

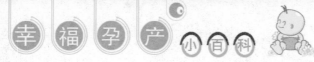

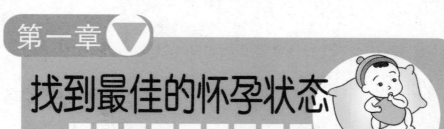

第一章
找到最佳的怀孕状态

第一节　新婚夫妇与优生

婚，是人生的一大喜事，蜜月受孕，有不少人认为是喜上加喜，因而常称之为"双喜临门"。但是，从优生的观点来看，新婚蜜月不宜受孕。一般情况下，大多数新婚夫妻之间的性生活较频繁，因而男女双方的精子和卵子质量都不高，不利于生育健康的宝宝。

新婚夫妇为什么要有计划地怀孕

男女双方结婚组成新的家庭，下一步就要考虑新的家庭成员"小宝宝"的出生问题了。如果夫妻还没有做好这方面的思想准备，也不具备养育孩子的经济条件时就怀孕，则会给双方带来较大的精神压力和沉重的经济负担。

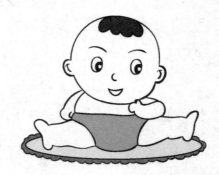

综合考虑影响孕育的各方面因素以及未来家庭的建设，有计划地选择妊娠和分娩的时机，是很有必要的。

首先应该确定要不要孩子。有的夫妇因家族中有遗传病史，如遗传性精神病、智力低下、躯体疾患、糖尿病、高血压等，或妻子患有慢性病，如心脏病、肾炎、癫痫等，对要不要生孩子犹豫不定，这就需要向医生咨询，考虑成熟后再决定要不要孩子。

如已确定要孩子，就需从夫妻双方的健康状况、年龄、工作及学习的安排、家庭的经济状况，甚至小孩出生后的哺养和教育问题做全面考虑，做到"心中有数"，选择各种条件都处于最佳状况的时期来完成生儿育女的人生大事。

怎样过好新婚性生活

新婚之夜，谁不希望获得性和谐？而想要如愿以偿，男女双方婚前就应自觉学会必要的性知识，了解男

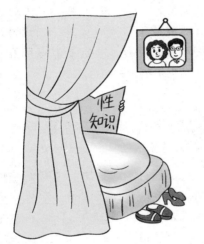

女生殖器官构造、双方性生理和性心理等知识，以及怀孕过程和避孕措施，以便正确掌握和应用性知识来寻求性生活的和谐美满，保证优生优育。

新婚之夜，新娘新郎都会表现出腼腆、羞涩、紧张、兴奋等心理，尤其新娘的心态更为复杂微妙。这就更需要新郎体贴和爱护妻子，动作要尽量做到轻柔，性交前的爱抚、窃窃私语的时间可以适当放得长些，以激起

新娘的性兴奋，同时新娘也应密切配合。性交完成后，得到性满足的丈夫不要独自酣然而睡，因为新娘的性兴奋余波尚未解除，需要新郎的抚爱、温存来缓解，这样做才能使双方更亲昵并产生对性的依恋，为将来和谐的性生活开个好头。而如果新郎对此不加注意，时间一长就可能引起妻子对性生活的冷淡。

初次性交，两个没有经验的年轻人要完成那么复杂的"工程"，出现这样或那样的性问题是很正常的。不必惴惴不安，更不要惊慌失措，相信再多几次实践，一定会得到改善。

新婚之夜会遇到另一个敏感问题，即处女膜问题。几千年来人们的传统观念是把处女膜作为衡量女子贞操的标志。实际上处女膜只是阴道外口的一圈膜状物，初次性交时会被阴

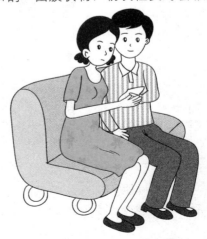

茎弄破而流出血来，即所谓"见红"，一般人就是根据新婚之夜是否出血来判断女方是否是处女。就今天的科学来看，这种想法是有偏颇的。不是所有处女都会在初夜出血的，如果处女膜过厚或过于松弛，初次性交就不一定破裂；而如果膜上血管过于细小，即使处女膜破了，那也不一定会出血，这些情况并不少见。另外，一些喜好剧烈运动或从事重体力劳动的女子，也可能因机械性损伤在婚前处女膜就已破裂了。因此，现代人要破除这种传统观念，不要为一层膜而否定你所爱之人。

新婚燕尔，如漆似胶，初尝性爱的甜蜜之后情绪易激动，对性生活要求往往很迫切，性欲控制力较差，表现出新婚期性交频繁，这是常见现象。适度的性生活会使人愉快，有利

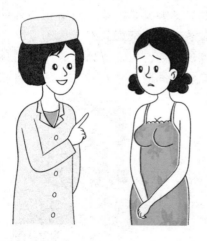

于身心健康。而过频的性生活，则会影响休息和睡眠，继而影响健康。性生活的次数应以性生活后第二天不感

到疲劳为前提，如果第二天感到疲乏，腰酸腿软，头痛头昏，胃口不好，则表示性生活过度了，要及时调整。一般情况下，新婚期间性交次数为每周3～4次，以后可逐渐减少为每周1～2次。具体次数因人、因体质而异。

此外，新婚夫妇过性生活时要注意性器官的清洁卫生，性交前后都要清洗外阴，尤其是女性要特别注意，否则患了"蜜月性膀胱炎"就不那么令人愉快了。如果不想马上怀孕（新婚期间最好不要怀孕），那么从新婚之夜开始就要采取避孕措施。如果婚期恰好女方来月经，一定要遵守月经期严禁性生活的禁令。

什么时候最容易受孕

受孕的实质就是男女生殖细胞精子和卵子的结合。而卵子一经排出只能存活24小时，只有在这24小时内卵子与精子相遇，才能受孕。

对于月经周期为28天的妇女来说，从月经的第1天算起，一般在第14天排卵。在此时同房，受孕的机会最高。但是，排卵的日期无论对不同的妇女还是同一个妇女的不同时期都不是固定不变的。那么有没有一种方法能准确地掌握排卵日期，做到心中有数呢？现在就给大家介绍一种简单的方法——测量体温法。

首先，在每天早上起床前，用同一支体温计测量体温3分钟。注意，

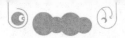

勿起床，勿活动，不饮水，不进食，不说话，否则将会有误差，然后将结果逐日记录在坐标纸上。为排除其他因素对体温的干扰，应在体温表

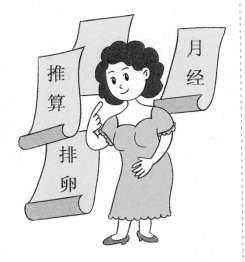

备注栏中记录感冒发热、迟睡、饮酒、服药等特殊情况持续的时间，以供分析体温时参考。月经周期中如有异常感觉，也应详细记录。之后，把每月的坐标用线段连接起来，形成曲线。由于排卵后的基础体温比排卵前上升 0.3～0.5℃，并持续 14 天左右，因此可以推测，排卵发生在曲线中基础体温上升之前的某个时刻，并于下次月经的前 1 天或当天下降。排卵期计算：用体温上升日离末次月经的最长天数减去体温上升日离末次月经的最短天数，就是排卵日期。这样连续测量 3 个月，从中找出规律。为便于观察可制作曲线表记录体温。确定了排卵日，就可以知道在哪几天同房容易受孕。由于精子的生存时间为 2 天左右，而卵子只有 24 小时，所以容易受孕的同房时间应在排卵的那 1 天或排卵前 2 天。

新婚蜜月旅游为何不宜怀孕

现在青年人流行旅游结婚或结婚后去旅游。这种结婚方式很有新意，既可高高兴兴欢度蜜月，又可以观光大好山河，增长见闻，给以后夫妻生活留下难以忘却的美好回忆。但请注意，专家告诉我们，旅游度蜜月时，不宜怀孕。这是因为：

（1）夫妻蜜月旅游时，日程安排比较紧，心情也很紧张，精神及身体疲劳，机体抵抗力随之下降，这些都会影响精子和卵子的质量，不利于优生。

（2）在旅游生活中，饮食安排难免不当，甚至不能按时用餐，饮食也比较单调，往往吃不到合口味的饭菜，饮食不佳，对受孕不利。

（3）旅游中缺乏良好的洗漱淋浴设备，不易保持会阴部和性器官的清洁卫生，泌尿生殖系统感染也十分常见，这对受孕有一定危害。

（4）旅游中吃住等卫生条件得不到保证，有时还会发生呼吸道或消化道感染，常需服用各种抗菌药物，这些疾病和治病用的药物都不利于胎儿生长发育，明显地影响优生。

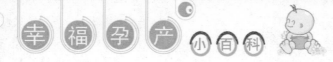

（5）旅途中各地区气候差别很大，易患感冒，加之人群混杂、环境受污染和身体疲劳，容易诱发各种疾病，特别是风疹等病毒感染，这是导致胎儿畸形的重要诱因。

由于以上种种原因，蜜月旅游中虽然心情愉快，但身体疲劳，卫生条件差，很不适合受孕，青年夫妻如在旅游结婚中不注意避孕而受孕，就容易播下不幸的种子，可致流产、死胎或胎儿畸形，这是令人后悔不及的事。美国有学者对 200 例蜜月旅游受孕的夫妇调查发现，先兆流产率达 20％，胎儿畸形率达 10％，均大大超过正常情况。由于在旅途中患病得不到及时处理，有 10％以上的人继发不孕。

医学及遗传学家认为，受孕以安逸愉快的生活环境为宜，受孕前创造良好的生活条件和环境，保证夫妇双方身体健康，精力充沛，使情绪处于舒畅和轻松状态，并保证有充分的食物营养、睡眠和休息，才有利于优生，因此，旅游结婚要做好避孕，不适宜怀孕。

为什么新婚期间不宜怀孕

有的青年夫妇想尽快生个孩子，所以结婚后就不避孕，结果在结婚不久的时间里就怀孕了。大量事实证明，新婚期间怀孕弊多利少，往往出现自然流产或子女出现缺陷、智力低下等情况。其原因如下：

（1）为筹办婚事，夫妻二人操持了几个月，精神和身体都比较疲惫，处于不佳状态，若此时怀孕，胎儿大多不健康。

（2）新婚期间，亲朋好友往来频繁，比较劳累伤神，加之陪亲朋多饮一些喜酒，甚至饮酒过度。身体劳累和饮酒都不利于受孕。因为烟酒过多会使男性精子畸形，女性卵子受损。据调查，新婚夫妇烟酒过量，可 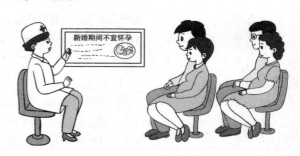 造成胎儿畸形或发育不良，还可出现早产、流产或胎死宫内及出生后孩子智力低下等问题。

（3）新婚之际，小夫妻性生活频繁，且精神比较紧张，难以达到性高潮，精子和卵子的质量也不高。另外，新婚期间男女双方对性生活还不适应，尤其是女性，会出现雌激素分泌失调现象，这些情况都不利于优生。

综上所述，新婚期间不宜怀孕，应尽量采取避孕措施，待以后夫妻身体健康状况良好、精力充沛、情绪稳定、性生活协调时，再选时机受孕。

过度疲劳不利于优生

现代生活节奏加快，容易使人身心疲劳，疲劳也已成为影响优生的一大因素了，它的害处主要是降低男性精子质量。

现代生活方式使男子的生殖能力受到一定影响。与过去相比，男子精子的质量已明显下降。男子的睾丸极易对外界刺激做出反应，对劳累的反应尤其强烈，劳累是精子遭到破坏的重要原因。精子质量随现代生活方式日趋疲劳而逐渐下降，能引起疲劳的现代生活因素很多，例如：

- 连续的夜班
- 操办或参加旧式婚嫁礼仪
- 剧烈的体育运动
- 陪坐久久不散的宴席
- 久卧病床
- 长途旅行
- 过于集中并持久的脑力劳动
- 常赴舞会并频下舞场
- 摆宴席招待较多的客人
- 激烈地争吵或生气
- 远途而紧张的旅行结婚
- 沉迷于夜生活
- 过度的体力劳动
- 频繁地性交

因此，为了实现优生，一定要努力排除上述能引起疲劳的生活因素。假若正值新婚良宵，那么应酬完所有宾客，又被闹罢了洞房，直到深夜才得安寝，或假若旅行结婚第一天长途奔波后刚下榻安歇，又假若夫妻俩与朋友们举行完舞会后又继续玩到很晚，那么，当日当夜，精子质量一定大大降低，此时性交并导致妊娠，肯定不利于优生优育，因此不宜在疲劳时怀孕。

新婚夫妇采用什么避孕方法好

由于新婚夫妇在性生活方面正处于适应阶段，性中枢兴奋性较高，性生活比较频繁，生殖能力强，另外还要考虑到新婚夫妇的短期避孕要求及避孕对今后怀孕的影响。所以，新婚夫妇选择避孕时，最好采用下列方法：

（1）**口服短效或探亲避孕药** 因为这些药的成分主要是人工合成的黄体酮和微量的雌激素，这些成分均是人体内自然存在的激素，又是低剂量，不会对人体健康造成太大危害，也不影响双方的性快感，所以是方便、可靠的新婚避孕法。

（2）**男用避孕套或女用阴道隔膜** 夫妇性生活经过一段时间的适应之后，可用男用避孕套或女用阴道隔膜避孕。这两种方法的避孕效果均可靠，基本上不影响性快感。在新婚之夜也可以选用男用避孕套避孕。

（3）**外用避孕药膜、药膏、药片、药栓** 这些外用避孕药都是通过杀灭精子来达到避孕目的的。避孕效果比较可靠，而且对性生活的任何环节都无影响。新婚之夜也可选用外用避孕药膜避孕。

因为新婚阶段性生活尚无明显的规律，加之双方都缺乏经验，而且新婚伊始的性兴奋和性冲动比较强烈，不易控制，所以新婚一般不宜采用安全期避孕、体外排精法避孕。另外，新婚也不宜选用长效口服避孕药及皮下埋植法避孕。

 最佳的生育年龄是多少

按照我国婚姻法的规定，男子不得早于 22 周岁、女子不得早于 20 周岁结婚。这是符合青年男女的心理和生理发育的特点，也是适合我国国情的。但是法定的结婚年龄并不是说达到这个年龄就一定要结婚，适当地推迟一点结婚和生育年龄是于国于家于己都有利的事情。

我国古代就有结婚必须选择适当的年龄这一提法，"合男女必当其年"，"男虽十六而精通，必三十而娶，女虽十四而天癸至，必二十而嫁"。这是说只有在适当的年龄内结婚，才能有健全的精子和卵子。过早结婚，则后代的患先天性疾病的概率增大。

普查资料表明，20 岁以前结婚者比 20～25 岁时结婚生育者得子宫癌的人数高 3 倍，比 26 岁后结婚生育者高 7 倍。这是因为 23 岁前，女性正处在身体各器官急速发育时期，生殖系统还不完全成熟，过早结婚生育，容易给生殖器官留下致病的隐

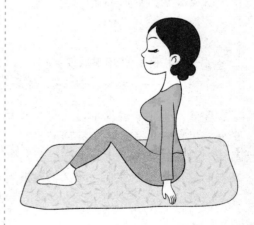

患。而且，正当发育期的女性本身需要大量的营养物质，如蛋白质、碳水化合物、维生素、各种矿物质、微量元素等。倘若过早结婚生育，胎儿就要从母体内获得以上营养物质，母体和胎儿的同时需求势必造成供应不

足，结果可能使胎儿的体质受到影响，也可能使母体受到影响，甚至出现未老先衰，腰腿疼痛等症状。对孩子的影响有时还会造成身体和智力发育不良，以致终生痛苦。

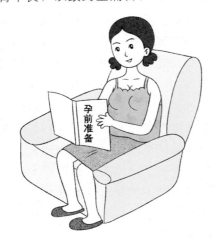

女性一般在 20～23 岁左右身体发育开始进入成熟阶段，但心理发育情况却要根据每个人的具体情况而定。一般来讲，进入成熟阶段后结婚生育比较合适。

青年夫妇结婚两三年后再生育，对个人和家庭来说，婚后有个缓冲的时间，经济和精力上不至于过分紧张，有利于夫妇的健康、工作和生活；从身体来看，24～29 岁正是生育的最佳时期，妊娠和分娩一般都比较顺利，难产的发生率很低，产后身体恢复较快。

晚婚晚育也要注意年龄合适。由于种种原因，一些女性希望能够推迟生育的时间，但最好不要超过 35 周岁。因为过晚怀孕，卵子容易老化，

胎儿也容易受致畸因素的影响，同时先天愚型胎儿出生率较高。据统计，在 24～29 岁的产妇中，先天愚型儿的发病率仅为 1∶1500；在 30～34 岁的产妇中为 1∶900；35～39 岁的产妇中为 1∶300；45 岁以上时竟达到 1∶40。但这也不是绝对的，经常运动的妇女和不运动的妇女情况就不大一样，女运动员一般生育年龄都较晚，但很少有先天愚型儿出生。据研究这是因为运动使血管中胆固醇含量较少，卵子不易老化。虽然有个别女运动员在 35～42 岁时生育，但据观察，子女都很正常。

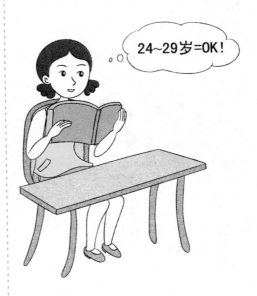

如果由于某种原因（如结婚晚、疾病以及其他特殊原因），年龄较大时才怀孕，也不必过分紧张，但要做好产前诊断，以便发现可能出现的胎儿畸形，及时处理。

最佳的生育季节是什么时间

制订怀孕计划时，要选择怀孕季节和月份，目的是使胎细胞分裂在最佳时间，神经和生物电系统发育协调良好。

胚胎的发育有三个关键时期：大脑生成期（怀孕的第三个月），脑细胞分裂期（怀孕的第六个月到生产），神经及生物电系统的发育协调期（怀孕的第七、八、九三个月）。所以，在胚胎发育中的第三个月、第六个月直到婴儿出生的这两段时间内，如果气候宜人、各种营养充足，则生聪明漂亮的孩子几率更大。

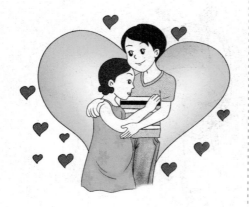

结合我国的自然情况，从怀孕过程来分析，一般认为怀孕的最佳月份是4～7月。因为受孕后第三个月正是胎儿的大脑皮层开始形成，而大脑皮层纹沟的多少与深浅，是孩子智力

高低的物质基础。在这几个月怀胎，3个月后一般已避开了高温季节，孕妈妈的食欲增加，瓜果、蔬菜供应充足，特别是食用西瓜对大脑皮层形成十分有利。在这种情况下，便于孕妈妈充分吸取维生素和矿物质，对胎儿摄取某些微量元素也有很大好处，有益于胎儿的健康成长和大脑发育。但孕妈妈在这一阶段应注意不要大量吃肉，因为过多的食肉会使胎儿大脑平滑、纹沟减少，从而可能会影响到后代的智力发展。

由于受文化传统和风俗习惯的影响，我国的青年男女多喜欢把婚礼安排在某个重大节日里举行，最多见的是春节和国庆。而据国内资料表明，约有一半以上的女性是在蜜月期间就怀孕的。与结婚时间相应的是差不多每年都会形成两个生育高峰期，这可是不容轻视的问题，我们不妨给这些新婚夫妇泼一点凉水：仅靠父母的良好素质是难以完全保证优生的，有许多客观因素可能干扰优生。因此，新婚后准备马上怀孕的青年夫妇必须选择好自己的婚期。既然出生季节对孩子的体质和智力有一定的影响，那么就应该从一开始就为未来的小生命创造一些更好的条件。

怎样创造良好的受孕环境

受孕时的良好环境是优生不可缺少的条件。

我国古时候就很重视客观环境和优生的关系，如大风大雨、大雾、大寒大暑不孕，雷电霹雳、日食月食不孕，甚至没有明月的阴沉天气也不孕。这虽然有些迷信色彩，但也不无科学道理。因为恶劣的自然环境会给夫妻双方的心理带来不利影响。因此，理想的受孕时机应该选在空气清新、令人精神振奋及精力充沛的日子里。

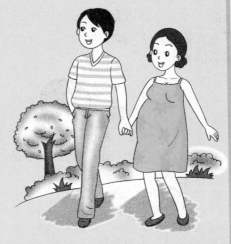

卧室的环境应尽量安静，不受外界不良因素的干扰，并保持室内空气流通；室内陈设应整洁有序，被褥、枕头等床上用品清洁，最好是刚刚洗晒过，能散发出一股清香的味道。恬静的环境往往能使人们产生较好的心理效应，有利于双方的恩爱缠绵，在最佳的环境下播下爱情的种子。

孩子的智力取决于哪些因素

显然，这是父母们十分关心的问题。可以说，智力也是有一定遗传基础的。我们看到，父母智商较高的子女往往比较聪明，反之亦然。统计资料表明，双亲智力正常者，其子女73％智力正常；若双亲一个智力低下一个智力正常者，其子女64％智力正常；双亲均智力低下时，其子女只有28％智力正常；双亲一个智力低下一个智力有缺陷时，子女只有10％智力正常；父母智力都有缺陷的，其子女只有4％智力正常。这说明智力与遗传

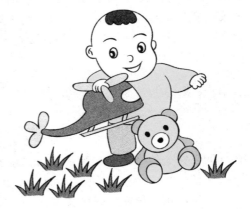

有着密切的联系。

但是，如果您仅根据上述数字就认为"龙生龙，凤生凤"，孩子的聪明或愚笨完全是爹妈给的，那就未免失之偏颇了。在我们周围不乏这样的例子，有些父母虽然都是高级知识分子，而他们的子女甚至连中学都不能毕业；而有的父母文化程度都比较低，孩子却得到了高等学位。这是因为产生智力的温床是大脑，而大脑的生长发育又受遗传和环境两方面因素的调节控制。首先，只有那些先天遗传素质较好的孩子，才有可能在后天的培养教育因素的影响下获得较高的智力。

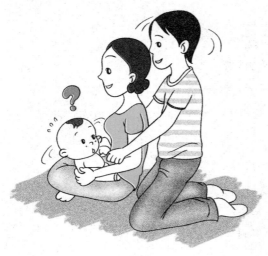

而对那些先天素质较差，例如有遗传缺陷等问题的孩子，施行同样的教育手段则收效甚微。同样道理，对那些天赋很好的孩子，如不适时进行教育，为其创造良好的生长环境，那么其先天具有的优越条件将随着时光的流逝而消失殆尽。历史上这样的例子并不少见。宋朝有个叫方仲永的神童，5岁即能吟诗作赋，曾名噪一时，但其后一生却很平庸，没有在文坛上留下只言片语。

此外，某些有害因素的刺激也会影响胎儿的大脑发育，进而影响其智力。比如孕妈妈在怀孕期间患了某些疾病，受到放射线照射，以及吸烟、酗酒、服药不当、营养不良等。可见，对孩子的智力来说，遗传与环境因素关系密切，缺一不可。我们既不能片面夸大遗传的作用而忽视环境因素，也不能不顾遗传的影响而一味追求环境因素。只有两者兼顾，相辅相成，才能"外因通过内因起作用"，使孩子的智能潜力得到最为充分的开发。

父母能将哪些东西遗传给孩子

每对孕期夫妇最常谈的话题应该就是关于孩子的。那么怀的孩子将会是什么样的呢？长的将会像父亲还是母亲呢？父母能够将什么东西遗传给孩子呢？下面我们一块分析一下。

首先，孩子最初只是由父亲的一个精子和母亲的一个卵子组成的受精卵，

经过许多次分化，才逐渐发育成为相似于自己父母的胎儿。这是由于遗传基因传递给了这个受精卵的结果。因此，孩子身材的高矮、体型的胖瘦、肤色的深浅、眼睛的大小、鼻子的高低、耳朵与牙齿的形状、毛发的密度、智力的好坏、寿命的长短，以及血压、血型、红细胞数量、一些疾病和抵抗能力等等，都与父母的遗传有关。比如说，父母的遗传基因里有"高"的符号，生下来的孩子日后往往长成高个子；反之，子女的身体就比较矮。

体型也是由遗传决定的，有的人"喝口凉水都长肉"，不管吃什么总是会胖；而有的人则不管怎么吃也长不胖。当然，诸如身高、体型、寿命、智力等一类的遗传，在遗传学中被人们称为多因子遗传，它们既决定于父母的遗传性状又受环境因素的影响。这就是为什么在同一个家庭的孩子中，那些从小有较好的环境和营养条件，经常进行体育锻炼的孩子，个子长得比较高的原因。

什么是遗传性疾病

遗传病是一种严重危害人类健康的疾病。它以其特有的方式，程度不同地一代又一代地往下传递。也就是说，在遗传病家族中，每一代都可能发生这种疾病。

我们已经知道，人类遗传的奥秘在于细胞的基因。基因把握着遗传的"大权"，如果它出了毛病，人就要发

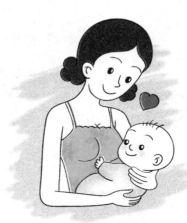

生遗传病。来自父母的许多遗传信息由染色体携带者传给下一代。人的23对染色体上约有5万对基因。在如此庞大的队伍中出现几个"异己分子"是不足为奇的。因此，我们每个人都不同程度地带有几个有缺陷的基因，也就是说，我们每个人几乎都可能至少是一种或几种遗传病基因的携带者，只是在受孕时父母一方的某个异常基因往往被另一方的正常基因所掩盖。例如，父亲的一个基因不正常，母亲与之相应的基因是正常的，这样一结合，不正常基因往往被正常基因所掩盖，得不到表现的机会，所以绝大多数孩子的体内尽管存在缺陷基因，但是却不发生遗传病。而当双亲带有同样的缺陷基因时，两个致病基因在孩子体内相遇，便无法被掩盖，这个孩子就避免不了发生遗传性疾病

的厄运。这种几率尽管很小，但是总会出现。

由多基因以及环境因素的相互作用引起的疾病，如兔唇、腭裂、脊柱裂等，其子女患病的几率很高。还有一些遗传病仅由夫妻一方的一个缺陷基因即可构成，也就是显性遗传病。如镰状细胞贫血，它是一种直接危及生命的血液病，子女发病的可能性为25%。

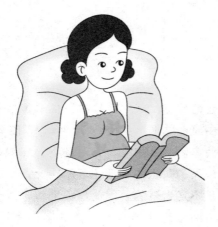

另外，遗传病也可能由影响胎儿的染色体的数目、结构或排列异常所引起。但这一类型的遗传缺陷发生在同一家庭的危险是很小的。

 怎样预防遗传性疾病

遗传性疾病除了给病人带来终生痛苦和家庭不幸外，还可以将疾病传给后代。为了控制或减少各种遗传病的发生，应注意以下事项：

（1）实行优生保护法　凡患有一定能导致或有很大可能导致其后代发生先天性异常疾病者，均应避免生育。这些疾病包括先天愚型、白痴、遗传性精神病、显著的遗传性躯体疾患，如舞蹈病和肌紧张病，白化病等。我国有关部门已开始重视这个问题，正在拟定优生保护法。

（2）避免近亲结婚　亲上加亲会增加一些遗传病的发生率，这在医学统计学上已得到证实。如"肝豆状核变性"病人，非近亲婚配后代中的发病率为1/400万，而在表兄妹结婚后代中的发病率则为1/64。又如，近亲婚配所生子女智力差的比非近亲婚的高3.8倍。所以我国婚姻法已禁止近亲结婚。

（3）避免高龄生育　生育年龄不宜超过35岁。

（4）进行遗传咨询　有以下情况者孕前或妊娠后应及早进行咨询：

①高龄，女35岁以上，男45岁以上；

②有遗传病家族史；

③夫妇一方有遗传病或是染色体畸变携带者；

④有生育畸形史；

⑤有多次流产或胎死宫内史；

⑥有接触致畸物质史，如接触放射线、同位素等；

⑦早孕期有病毒感染史，如感染风疹、流感等。

（5）进行产前诊断　经过遗传

咨询后，对一些有指征的孕妈妈做胎儿产前诊断，以了解有无先天性或遗传性疾病。常用的方法有羊膜腔穿刺抽羊水做各种检查，还可用 B 型超声扫描、胎儿镜检查等。

（6）及时中止妊娠　在产前诊断中发现有严重疾病时可以中止妊娠，防止有严重疾病的胎儿出生。

导致胎儿发育异常的因素有哪些

除了父母会带给孩子遗传性疾病以外，母亲在受孕以前及怀孕期间还有很多因素会对胚胎产生影响，造成胎儿的先天性疾病。

受孕以前的致畸因素可作用于精子或卵子而引起畸胎。女性体内卵子的成熟过程分为两个阶段，第一阶段在女性胎儿期就完成了，第二阶段直到卵子成熟而排出前才完成。按照女性排卵规律，一般是 1 个月排出 1 个卵子，因此卵巢内其他卵子一直处于两个阶段之间，故各种不良因素都会影响卵子，这就是高龄妇女生下畸形儿的机会要比年轻妇女高得多的原因。而男子精子成熟过程需 64 天，在受精前如有不良因素影响，也可造成精子异常。

正常的胚胎发育过程要经过受精卵期、胚胎发育期和胎儿期，在母体内经过大约 280 天才能发育成熟。但胎儿每个器官的产生、发育、成长都有其规律，大部分发生在妊娠早期 5～12 周。这个时期胚胎对外界的各种致畸因素特别敏感，因此致畸因素对胚胎所产生的影响就很大，可使胎儿致死或造成严重畸形。孕 3 个月后持续到妊娠晚期，胎儿的某些器官还在继续分化、发育，因

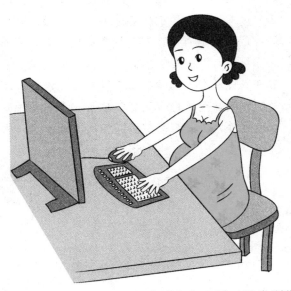

而致畸因素能使胎儿个别器官畸形、大脑发育异常或精神发育迟缓。通常所谓的致畸因素有风疹病毒、流感病毒、弓形体、支原体、某些药物、X 射线、香烟中的尼古丁、酒精及污染的环境等。因此，要想生下一个健康聪明的小宝宝，男女双方无论在孕前或孕中都要格外注意，排除各种不良因素。

怀孕前丈夫应注意哪些问题

现代科学认为，婴儿的出生质量不仅与妻子孕期的状况有关，与丈夫也有着重要关系。因此，丈夫育前保健同妻子孕期保健、围产期保健一样，值得准备做父亲的丈夫高度重视。

已知的对精子有毒害作用的物质包括：

①某些化学制剂，如苯、甲苯、甲醛、油漆涂料、二硫化碳、一氧化碳、杀虫剂、除草剂等。

②某些重金属，如铅、汞、镉等。

③某些麻醉药品、化疗药物。

④放射线。

⑤成瘾性毒品，包括大麻、高浓度烟草、烈酒等。

这些有毒物质可作用于男性生殖系统，直接毒害生殖细胞。它们或杀死尚未成熟的精子，或使精子畸形，破坏其遗传基因。当受到毒害的精子或畸形精子与卵子结合之后，胎儿发育就会出现障碍，从而导致流产。

因此，男性育前保健的关键有两点：第一，培养良好的生活习惯；第二，避免接触有毒物质。吸毒者应戒毒，吸烟者应戒烟，嗜酒者应戒酒。工作环境存在有毒物质时，应积极采取保护措施。而所有以上准备工作均应在其妻子准备怀孕前5个月左右开始进行，因为精子的成熟需要两个多月的时间，而不是今天想要孩子，今天或昨天戒烟戒酒就能解决问题。

另外，男子育前保健还包括饮食营养、体质健康、心情愉快、夫妻恩爱等社会、心理、生理诸多方面的内容。

患有哪些疾病不宜生育

（1）男女任何一方患有某种严重的常染色体显性遗传病：如强直性肌营养不良、软骨发育不全、成骨发育不全、双侧性视网膜母细胞瘤、先天无虹膜显性遗传的视网膜色素变性、显性遗传型双侧先天性小眼球等

（2）婚配双方均患有相同的严重的常染色体隐性遗传病：如遗传性聋哑、苯丙酮尿症、肝豆状核变性等。

（3）男女任何一方患有下列 3 种多基因遗传病之一并属高发家系（高发家系指除患者本人外，其父母或兄弟姊妹中有一人或多人患同样疾病）者：如先天性心脏病、精神分裂症、躁狂抑郁性精神病等，即使病情稳定亦不宜生育。

（4）不属上述范围的罕见遗传病：凡能致死或造成生活不能自理，且子女能直接发病又不能治愈者，应在专科会诊后决定，如结节性硬化、遗传性痉挛性共济失调、马凡氏综合症等。

人工授精是怎么回事

人工授精，包括采用丈夫精液（AIH）、供者精液（AID）和混合精液人工授精。根据精液的制备方法又分为新鲜精液和冷冻精液人工授精（冷冻精液可清除部分致病菌）。不论采用哪种精液，均是在女性的排卵期（排卵前后的 3～4 天内）将精液注入宫颈管和宫颈周围。在操作时，不是直接注入子宫腔，而是要将精液进行洗涤处理。因为未经洗涤处理的精液含细菌和前列腺素，前者可引起感染，后者可导致子宫收缩，产生疼痛，甚至因异体蛋白的进入而引起过敏性休克。

AIH 适于丈夫不能完成正常性生活的不孕夫妇，如男性尿道上裂、下裂、逆行射精和严重早泄等；而 AID 则适用于丈夫患严重少精症、无精症

者，以及男方有遗传病的夫妇；混合精液人工授精可用于丈夫精液量偏少或收集不全，需与供者精液混合后同时使用者。

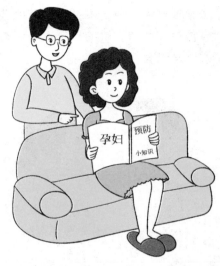

值得注意的是，AID 和混合精液人工授精前，夫妇双方必须签订协议，以免将来有法律纠纷。医院对供精者身份应保密，与授精者互不相见，并排除供者全身性疾病，尤其是遗传病及传染病，一般采用冷冻精液进行。女方必须身体健康，月经规律，能正常排卵，输卵管通畅。

近年来，子宫内人工授精（IUI）的应用越来越广泛。IUI 是将精液洗涤处理，去掉精浆、前列腺素及细菌等，然后人工注入女方子宫腔。一般采用丈夫的新鲜精液，也可用供者的精液及冷冻精液。适应症有：

（1）免疫因素不孕　女方抗精子抗体阳性者。

（2）原因不明不孕　部分患者

接受 IUI 治疗后可以受孕，如果经过 2～3 个周期的 IUI 仍未受孕者，则应进行试管婴儿技术或配子移植技术。

（3）**男性因素不孕** 少、弱精症或精液量少、液化不良者，可以通过精液洗涤处理，浓缩、优选精子而增加受孕机会。

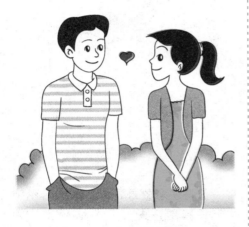

（4）**宫颈因素不孕** 如慢性宫颈炎及性交后试验阴性者。

研究表明，在排卵周期中进行 IUI，比自然周期受孕率明显提高。因此，进行 IUI 的时间越接近排卵期越好，以在注射 HCG（绒毛膜促性腺激素）后 34～36 小时，及 LH 峰出现后 10～30 小时为宜。IUI 所需的设备和技术都比较简单，费用较低，病人容易接受，尤其适合基层医院开展。此外，还可以将洗涤后的精液用长针经阴道后穹隆注入子宫直肠窝内，即直接经腹腔内人工授精（DI-PI），虽然成功率比 IUI 低，但适于因宫颈口狭窄，IUI 操作困难的患者。

试管婴儿是怎么回事

试管婴儿技术即体外授精——胚胎移植（IVF—ET），是 1978 年才试验成功并迅速发展起来的助孕技术。世界上的第一个"试管婴儿"露易斯已经度过她的 30 岁生日了。

30 多年来，世界上出生的试管婴儿逐年增加。最近几年，每年出生的试管婴儿已达数千。

我国自 1988 年首例试管婴儿在北京医科大学诞生以来，湖南、广州、山东、上海、浙江等地也相继有了成功的报道，而且近年国内生殖医学的发展几乎与国外同步，某些方面已领先。

体外授精——胚胎移植是将女方的卵子、男方的精液取出后，分别经过适当的体外处理，在体外授精，待受精卵培养成 2～8 个细胞的早期胚胎时，将其送回母体子宫中去，继续

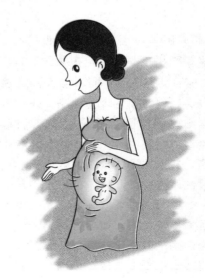

发育直到分娩。所以试管婴儿并不是像字面上的意思那样，是在试管中长大的婴儿，只是最初的几天是在试管中培养罢了。

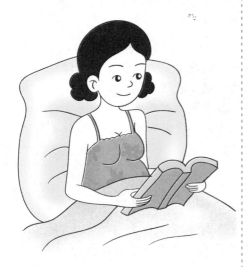

最初的体外授精——胚胎移植适用于双侧输卵管都阻塞的不孕症。而近年随着体外授精——胚胎移植技术的提高和发展，该技术几乎可以用于治疗所有的不育症。

"赠卵"与"供精"的意义相似，是将丈夫的精液取出，并取出自愿供卵者的卵，在体外授精培养后送到妻子的子宫内孕育、分娩，用于女方染色体核型异常导致反复流产或畸胎、卵巢功能衰竭以及体外授精——胚胎移植多次失败的不孕症。

而显微授精技术，尤其是20世纪90年代发展起来的卵母细胞单精子显微注射（ICIS）技术，有人称之为第二代试管婴儿技术，是通过显微操作，人工将1个精子直接注入卵母细胞中而使其受精，然后体外培养至

2～8个细胞，再植入女性子宫内，因此不受精子浓度、精子活动度和精子形态的影响，使严重男性不育的患者可以得到自己的后代，包括严重少精症、弱畸精症、少弱精畸形症以及输精管阻塞或缺损（通过附睾取精子），

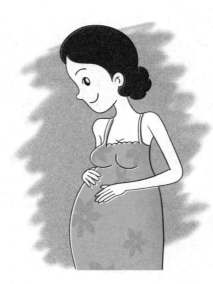

而且还适用于多次行体外受精——胚胎移植技术失败原因不明的不育症。有研究认为，体外培养环境可以使卵细胞的透明带结构发生变化，而导致精子穿过透明带的功能发生障碍，国外甚至有人主张以卵母细胞单精子显微注射代替传统的体外受精——胚胎移植，因为前者的妊娠率比后者的高。

由于严重不育的夫妇中染色体异常的发生率较高，因此在进行卵母细胞单精子显微注射法助孕之前，必须先检查夫妇双方的染色体核型及激素水平，排除染色体异常或严重先天畸形，以防造成异常胎儿的出生。

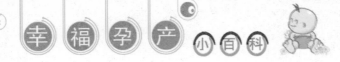

第二节　做好孕前准备

在 孕育宝宝之前，夫妻双方要做好充分的准备，因为孩子的降临意味着目前生活方式的转变，也会给未来的家庭生活带来更多的压力。自由自在的日子将要结束，随之而来的是要为孩子付出大量时间和精力。另外还有经济上的压力、母亲对事业的权衡取舍等等，这些都需要妈妈在孕前做好充分的准备，以便更好地适应受孕之后带来的变化。

调养孕前身体素质

有些青年男女平时不注意身体素质的锻炼，在妊娠之后才开始讲求优生。这自然比不讲求要好，但是终究显得有些迟了。

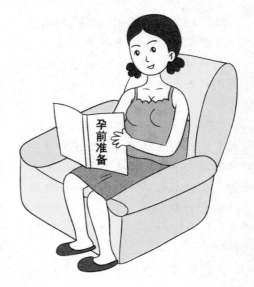

优生应始于择偶，择偶的科学意识，显然应包括对意中人身体素质的考察。新婚之后，为保持身体素质的良好状态，最关键的一条是养成健康的生活方式和节律。这不仅是家庭生活幸福的源泉，从生育观点来看，也关系到未来的父母分别产生的性细胞——精子和卵子能否始终处于最佳状态，并有利于新生命在形成过程中获得优良遗传基因的第一个生存环境。

孕前身体素质调养方式，最关键的是夫妇要坚持进行健美活动，包括健美运动和有益于健美的艺术活动。沉湎于自我封闭式的新婚生活，无节制地纵欲则是重要的"禁忌"。保持健康的体魄和良好的精神状态，是身体素质提高的必要条件，万万不可忽视。

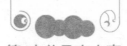

孕前锻炼有哪些重要意义

锻炼可以改善神经系统的功能，使其反应灵活迅速，准确协调。我们通常在观看体育比赛时，被运动员那精细、微妙的动作所折服，这是其长期刻苦训练的结果。当然常人健身是以健全体魄为宗旨，但经常锻炼则可使机体反应更敏捷、灵活；锻炼可以消除脑细胞疲劳，提高学习效率以及增强大脑活力，有效地延缓大脑细胞的衰老。

锻炼可以增强心脏功能，使心肌更厚实，肌肉纤维更丰满，心脏收缩更有力，每次搏动能输送更多的血液；能使血液中的红细胞、白细胞以及血红蛋白的含量增加，提高血管功能，改善微循环功能。总的说来，可以提高血液的输送氧气和养分的能力。

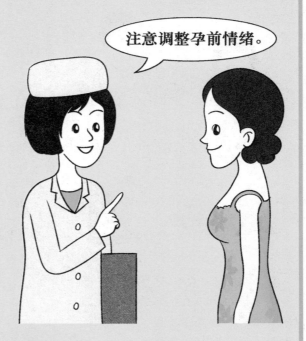

注意调整孕前情绪。

锻炼可以提高呼吸系统功能，使呼吸强度加大，呼吸频率减慢，使人体能承受更大强度的运动和劳动负荷；也能使肌肉更加丰满有力，关节更加牢固、灵活，骨骼更加坚硬，韧性更强。通过锻炼可以加强女性骨盆部的肌肉张力，有助于以后的分娩。

此外，锻炼还可以增加机体的耐受力，这也有利于机体对不良环境的适应，同时也有利于女性的分娩。锻炼还可以增加人的性欲以及对性的敏感性，使夫妻能从性生活中得到更多的乐趣。

要有足够的心理准备

有心理准备的孕妈妈与没有心理准备的孕妈妈相比，前者的孕期生活要顺利、从容得多，妊娠反应一般也轻得多。养育孩子是夫妻双方共同的责任和义务，怀孕前良好的心理准备，是对夫妻双方而言的——彼此之间的关心与体谅应从孕前就开始。

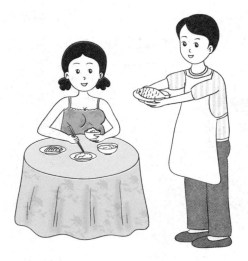

对于孕妈妈而言，怀孕是一件有风险的事情，不少女性对怀孕产生过度的紧张感，分娩的痛苦、怀孕期间的种种不便和艰辛、各种可能发生的疾病等等问题都会给孕妈妈带来心理压力；怀孕后女性的体形会发生变化，原来凹凸有致的身材，不可避免的就会"大腹便便"，产后体形难以恢复正常，这些都会引起女性很大的心理变化，甚至使女性在孕期或产后易患上抑郁症。所以，在心理上对怀

孕本身和孕期的变化都必须做好充分的心理准备。

准爸爸也必须做好足够的心理准备。做爸爸肯定是一件乐事，但是也意味着增添了许多责任，有不少实际问题。丈夫在妻子怀孕前必须考虑到，有了孩子，花前月下的散步和夜晚的安宁就会急剧减少，对工薪阶层来说，也许夫妻俩的住房并不宽裕，收入不算丰厚，孩子的降临给生活又平添了几许压力。因此，在怀孕前夫妻双方都必须做好心理准备，互相关心、体谅对方，共同创造两个人的爱情结晶。

需要提前接种的疫苗

孕前打防疫针是为了保证胎儿正常发育，减少病残儿的出生。例如先天性心脏病，这是一种严重的先天畸形，给小儿的发育带来极大的危害，也会给家庭带来沉重的精神压力和经

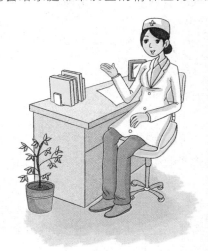

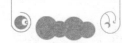

济负担。有什么办法可以预防呢？这就要接种风疹疫苗。怀孕是个特殊的阶段，对于正在发育的胎儿来说，任何不良影响都可能对他造成伤害，包括在孕前或者孕期注射某些疫苗，也可能会引起胎儿的畸形，因此，孕妈妈和准备怀孕的妈妈在接受预防接种时都须慎重进行。

目前，我国还没有专为准备怀孕阶段的女性设计的免疫计划。但是专家建议有两种疫苗最好能接种：一是风疹疫苗，另一个是乙肝疫苗。因为孕妈妈一旦感染上这两种疾病，病毒会直接传播给胎儿，造成严重的后果。

孕妈妈如果有接种疫苗的需求，应该向医生说明自己怀孕的情况，以及以往、目前的健康情况和过敏史等，让专科医生决定究竟该不该注射，这才是最安全可靠的方法。同样，准备怀孕的女性应该在注射疫苗时间清楚医生，多久后怀孕才安全，方可计划怀孕，尽可能避免接种疫苗对胎儿的影响。一般接种疫苗最好在孕前3个月。

 ## 孕前需要治疗的疾病

想要顺利地生育一个健康、聪明的孩子，夫妇双方的身体必须是健康的。如果夫妇在某一方面患有疾病，就会影响胎儿的形成和健康发育。如果夫妇一方患有影响怀孕的疾病，应当认真治疗后再怀孕，这不仅是生育一个健康聪明孩子的必要条件，也是保证妻子安全度过孕期生活的必要措施。

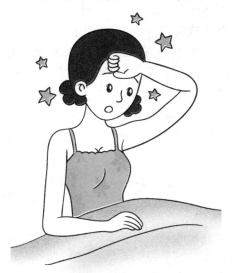

妇女怀孕后，除生殖器官有明显改变外，其他器官的代谢活动也大大增强，以适应妊娠期间胎儿生长发育的需要。如果母体患有某些比较严重的全身性疾病，就会影响胎儿的生长发育，还会造成流产、早产或胎儿畸形。此外，怀孕也会影响母体疾病的痊愈，甚至加重病情。一般来讲，为了慎重起见，男女任何一方患有传染病或较重的慢性疾病，如活动性结核、病毒性肝炎、麻风、伤寒等，特别是女方患有较重的疾病，如心脏病、肾脏病、肝病、糖尿病、血液病、甲亢、中枢神经系统疾病等，都应积极治疗，康复后再受孕。

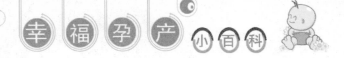
及时清除体内的有害物质

在计划怀孕前至少半年的时间，准爸爸妈妈双方都务必要戒烟、戒酒。研究表明，男性每日吸烟10支以上者，子女先天畸形增加2％；每天吸烟30支以上者，畸形精子的比例超过20％；且吸烟时间越长，畸形精子越多。女性吸烟则会影响卵子的健康发育，甚至导致卵子的异常。饮酒也会影响精子或卵子的发育，造成精子或卵子的畸形。

同时，要远离各种烟尘及有害物质，对于体内已存在的各种毒素，也不必太过恐慌，在日常生活中把健康饮食放在首位，多吃可以清除毒素的食品，并加强身体的锻炼，可以有效清除体内有害物质。下列几类食品都可以帮助排出人体内的毒素：

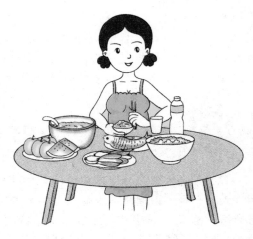

畜禽血：猪、鸭、鸡、鹅等动物血液中的血蛋白被胃液分解后，可与侵入人体的烟尘发生反应，以促进巨淋巴细胞的吞噬功能。

韭菜：又称起阳草，其粗纤维可助吸烟饮酒者排泄体内毒物。

海鱼：含多种不饱和酸。是很好的蛋白质来源，有增强人体免疫力的作用。

豆芽：贵在"发芽"。无论黄豆、绿豆，发芽时产生的多种维生素都能够消除体内的致畸物质，并且促进性激素生成。

孕前不能过多接触电器

现代生活离不开各种各样的电器，它给我们带来了便利和快乐。但你是否想到，它也是一种污染源。

家用电器的污染主要有电离辐射和电磁辐射以及静电、噪音等。电离辐射主要指各种射线，它可引起基因突变和染色体畸变，尽管大多数家用电器的电离辐射量很小，对优生优育的危害仍然较大。电磁辐射又叫电磁波，其危害相对较小，但却无处不在，可以说，只要用到电，就有电磁辐射；另外，金属、半导体在高频电磁场内加热处理也会发出电磁波，无线电微波就是最常见的电磁辐射。静电本身没什么危害，但它会促使灰尘和一些有害物质吸附、聚集而有损健康。

（1）手机　　手机的危害性众说不一，但可以肯定，它就是一个无线电的发射、接收台，电磁辐射量很大。有些人为了减少它对大脑的辐射而使用耳机，这固然不错，但是把它挂在腹部、下身附近，从优生的角度而言，危害更大。同样，家用的无绳电话也是如此，长话短说较保险，能少用一些就少用一些吧！

（2）微波炉　　微波炉就是要靠微波来工作的，其微波量相当大。将微波照射在阴囊、睾丸上，可以使精子数目减少，精子活力降低，甚至还可以作为男性避孕的方法，因此，微波对生殖的危害就不言而喻了。幸亏微波炉外层有严格的保护设施，微波泄漏得不多。但为了安全起见，最好能减少使用微波炉，尽量不要靠近。"叮"的一声后不要急着打开炉门，最好等半分钟后再打开，同样，微波炉工作时千万不要强拉炉门，尽管此时微波炉会马上停止工作，但里面残留的电磁波还是会骚扰你一下。电磁炉、电火锅等加热电器的电磁辐射也很高，和微波炉不同的是，它们是开放工作的，更要注意安全。使用电磁炉时，要先关掉电源才能移开锅子，否则炉面空荡荡时，辐射更大。

（3）电脑　　从辐射量的角度而言，电脑确实不高。麻烦的是，现代人太离不开电脑了，每天要近距离地接触几个小时甚至十来个小时。据研究，电脑主机的背面是电磁辐射最强之处，在工作场所或家中放置电脑时，应注意避免正对它的后面，无法避免时，最好以屏蔽罩罩住电脑背后。据说，瑞典机场就用特制的屏蔽

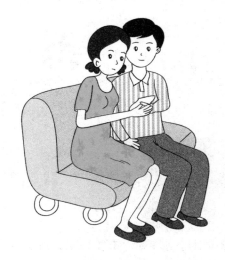

罩罩住与旅客接触的电脑背部，以保护站在电脑主机背后等待的旅客。还有，长时间使用电脑容易出现"颈肩综合征"，常常表现为指关节和腕、肩、颈、背部的疼痛，不利于全身的血液循环。另外，由于精神高度紧张还可出现神经衰弱。这些也会间接影响到生殖健康。

消除不必要的忧虑

有些年轻妇女对怀孕抱有一种担忧心理，一是怕怀孕影响自己的体型，二是怕分娩时难以忍受的疼痛，三是怕自己没经验带不好孩子，或是担心自己产后上班无人照管孩子。其实，这些担心都是没有必要的。毫无疑问，怀孕后，由于生理上的一系列变化，体型会发生很大变化，但只要按照科学的方法进行锻炼，产后体型

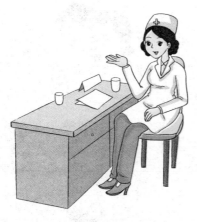

也可以得到恢复。事实证明，凡是在产前做孕妈妈体操，产后认真做健美操锻炼的年轻妇女，产后体型和身体素质都很好地恢复了原状。许多著名的女运动员、女演员都曾经生育过孩子，有些还多次生育，但她们的体型并没有太大的变化，其关键原因就在于认真锻炼。另外，分娩产生的疼痛也只是很短暂的一阵，只要能够同医

生密切配合，就能减少痛苦，顺利分娩。至于第三种顾虑，就更没有必要了。只要夫妻双方有责任心，掌握科学的养育知识，就一定可以有一个健康聪明的宝宝。如果夫妻双方因为工作或其他原因无法照顾孩子，也可以请保姆或者送到专门的托婴机构。

孩子是夫妻爱情的结晶，是夫妻共同生命的延续。为了夫妻间诚挚的爱情，为了人类的不断繁衍，做妻子的应该有信心去承担生育的重担。只要有强烈的责任感和坚定的信念，就一定能够克服所遇到的一系列困难，迎来宝宝的诞生，从而体验到人类最美好的情感——母亲的情感。

孕前为什么要补充营养

计划怀孕的妇女在怀孕前补充全面均衡的营养十分重要。

妇女营养不良，可导致不孕，这是因为，母体是否健康以及营养是否充足，直接影响卵子的活力。例如，严重营养不良的妇女会导致闭经而不孕；青春期女性营养不良可导致月经稀少甚至闭经，影响以后的生殖能力；一些妇女由于挑食、偏食严重，也会导致营养缺乏，进而造成不孕。

孕妈妈在孕前营养不足还会导致孕初胎儿缺乏营养。胎儿在母体内10个月的发育中，前1～3个月是胎儿的

各个重要器官如心、肝、肾、肠和胃等的分化完毕时期，3个月时胎儿的身体已初具规模，而且大脑也在急剧发育，因此，在这一关键时期，胎儿需从母体里获得足够而齐全的营养。这些营养的一部分需要孕妈妈孕前在体内储备，否则将会供应不足。同时，在怀孕以后的1～3个月这一关键时期，正是孕妈妈容易发生妊娠反应的时期，会出现恶心、呕吐、不想进食等反应，从而影响充足营养的摄取，如果孕前营养不足，体内无必要的营养储备，胎儿就不能从母体中摄取足够的营养素，从而影响胎儿早期的发育，出现分娩小样儿（足月出生体重小于2500克）的机会增多，甚至有的母亲由于孕前缺乏维生素A或锌而导致胎儿畸形。此外，孕前营养不良的妇女，可能发生乳腺发育不良、产后分泌乳汁不足的现象，因而影响新生儿的喂养。

如何补充全面均衡的营养

孕前的营养供给方案应参照平衡膳食的原则，结合受孕的生理特点进行安排。

第一，要保证热能的充足供给。最好在每天供给正常人需要的2200千卡热能的基础上再加上400千卡，以补充性生活的消耗，同时为受孕积蓄一部分能量，这样才能使"精强卵壮"，为受孕和优生创造必要条件。

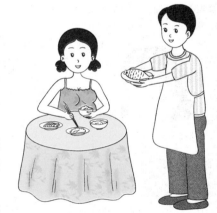

第二，要保证充足的优质蛋白质的供给。男女双方应每天在饮食中摄取优质蛋白质40～60克，保证受精卵的正常发育。

第三，保证脂肪的供给。脂肪是机体热能的主要来源，其所含必需脂肪酸是构成机体细胞组织不可缺少的物质，增加优质脂肪的摄入对怀孕有益。

第四，保证充足的无机盐和微量元素的供给。钙、铁、锌、铜等是构成骨骼、制造血液、提高智力的必备元素，因而需维持其在体内代谢的平衡。

最后是供给适量的维生素。维生素有助于精子、卵子与受精卵的发育与成长，因此建议男女双方多从食物中摄取。但是过量的维生素，如脂溶性维生素也会对身体有害，因此补充维生素制剂时也应慎重。

几种孕前宜吃的食物

水果　多吃水果对大脑的发育有很大的好处。胎儿在生长发育过程中，细胞不断生长和分裂，需要大量的热量和蛋白质，但合成细胞的每一个步骤都需要大量天然的有机化合物来促成，这种具有催化作用的特殊物质就是维生素。所以，经常食用水果的人，体内是不会缺乏维生素的。

小米、玉米　小米和玉米中的蛋白质、脂肪、钙、胡萝卜素、维生素 B_1 及维生素 B_2 含量均是大米、面粉所不及的，营养学家指出，小米和玉米是健脑、补脑的有益主食。

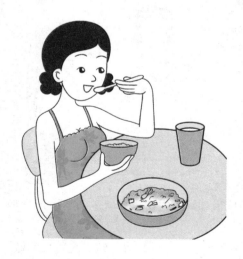

海产品　海产品可为人体提供易被吸收利用的钙、碘、磷、铁等无机盐和微量元素，对于大脑的发育和健康生长，防治神经衰弱有着极高的效用。

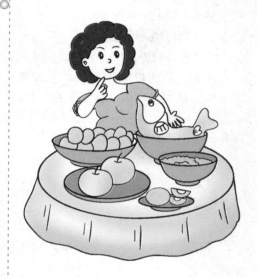

芝麻　《本草纲目》中说，芝麻具有"补气、强筋、健脑"的作用。黑芝麻含有丰富的钙、磷、铁，同时含有 19.7％ 的优质蛋白质和近 10 种重要的氨基酸，这些氨基酸均为构成脑神经细胞的主要成分。

核桃　核桃的营养丰富，其中脂肪约占 63％ ～ 65％，蛋白质占 15％～20％，糖占 10％左右，磷、铁和维生素 A、维生素 B_1、维生素 B_2 的含量也比较高。据测定，一斤核桃相当于 5 千克鸡蛋或 9.5 千克牛奶的营养价值，特别有益于大脑神经细胞。

花生　花生具有极易被人体吸收利用的优质蛋白。花生米产生的热量高于肉类，是牛奶、鸡蛋无法与之媲美的。花生中还富含各种维生素、糖、卵磷脂、蛋白氨基酸、胆碱等。

养成良好的饮食习惯

很多孕妈妈都知道在怀孕后补充营养，其实宝宝的健康与智力，尤其是先天性体质，往往从成为受精卵的那一刻起就已经决定了。这就对父母精子和卵子的质量以及受孕时的身体状况提出了较高的要求。为了保证母婴健康，必须从准备受孕时就开始调整自己的营养。

体重是衡量人体营养的指标之一。体重过低，表现为消瘦、乳腺发育不良，将影响胎儿发育和产后泌乳，并且不耐受分娩所带来的体力消耗，导致分娩不顺利，因此应加强营养，尤其是优质蛋白质和脂肪，使体重接近正常水平后再受孕。体重超重也会成为妊娠、分娩不顺利的因素，并成为妊娠高血压、妊娠糖尿病等疾病的危险因素。由于妊娠期间不能采用节食减肥措施，并且要保证胎儿的正常发育，因此肥胖的妇女应在孕前合理饮食，配合适量的体育锻炼，以达到或接近理想的体重，提高身体健康水平与适应能力。

研究表明，不少食物对胎儿的发育有不同程度的影响。如酒中含有较多的酒精，会影响精子和卵子的质量，如果夫妻一方长期过量饮酒就可能导致慢性中毒，一旦受孕，则可能导致胎儿畸形或出生后智力迟钝，因此建议夫妻在孕前3个月都要戒酒。还有吸烟，香烟中含有的尼古丁对受精卵、胎儿、新生儿的发育都有一定损害，孕妈妈在孕前3个月至整个妊娠哺乳期应戒烟。

服用叶酸增补剂

我国育龄女性体内普遍缺乏叶酸，主要是传统的饮食结构使食物中叶酸含量不够所致。另外，烹调方法

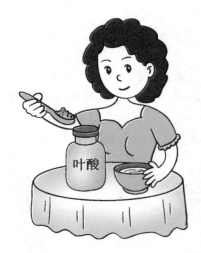

不恰当也会使食物中的叶酸遭到破坏。如果孕前孕后身体缺乏叶酸，就会使胚胎的神经管发育欠缺。导致无脑儿、脊柱裂、脑膨出等畸形儿出生。我国是世界上神经管畸形儿发生率较高的国家。

因此，怀孕前一定要摄取充足的叶酸。首先要改善饮食，注意食用富含叶酸的食物，如动物肝脏、肾脏、绿色蔬菜（菠菜、小白菜、苋菜、韭菜）、鱼、蛋、谷、豆制品、坚果；其次应改进烹调方法，做菜时不要温度过高，时间也不宜太长。最有效的

方法为：从怀孕前1～3个月开始口服斯利安或马特纳，一直服用到怀孕后3个月。但应特别注意，不要错服

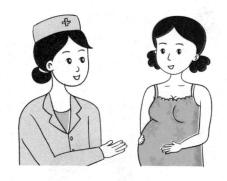

为叶酸片，因为叶酸片是治疗叶酸性贫血的药物，每片叶酸含量为5毫克，是斯利安片的12.5倍，一旦过多服用，就会引起不良反应。

准备良好的居住环境

房屋是孕育后代必不可少的条件，不论是宽敞舒适的住房还是狭小拥挤的住房，最首要的问题是解决阳光照射和室内保温。住在阴暗的房间内，孕妈妈及将来出生的孩子得不到阳光的照射，身体中钙的吸收就会受到影响，进而影响孕、产妇及孩子的骨骼发育。由于没有阳光，室内阴暗潮湿，还会增加产妇的产后病如关节疾患等。另外，在阴暗湿冷的室温中换尿布，还会增加婴儿患感冒等疾患的可能。所以，保持室内阳光充足是十分重要的。如果住房条件不好，应尽可能减少室外高大树木对室内阳光

照射的影响，同时将玻璃窗擦洗干净，增加采光度。冬季的住房更要解决保温问题，具体做法是增设取暖设备，维修好房屋等。

居室的布置应协调。房间的色彩应与家具的色彩相互配合，居室的色彩具有强烈的心理暗示作用：白色给人以清洁朴素、坦率、纯真的感觉，蓝色给人以安宁、冷静、深邃的感觉。这两种颜色都可以使人的神经松弛，体力和精力得到很好的恢复。房间内各种色彩的合理搭配，可以使紧张劳累了一天的孕妈妈回到家后尽快地去除疲劳。而选择孕妈妈喜爱的颜色、图案来装饰居室，更可使孕妈妈心情舒畅、精神愉悦，有利于腹中小生命的发育。

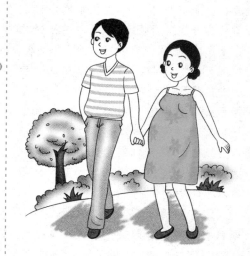

居住的环境应远离嘈杂。居室中的温度和湿度要适宜，温度、湿度太高或太低均易使人感到不舒适，不利于孕妈妈休息。另外，孩子出生后，可能需要保姆或父母的照顾，因此，房子是否有足够的空间，也是应该考虑的。

做好必要的经济准备

（1）**孕期的生活费用** 怀孕期间花费最大的是生活费用。从怀孕开始，就要调剂饮食，以满足孕妈妈身体对营养物质的需求。这就要求在计划怀孕时将这部分开支考虑在内。

怀孕使女性的身体外形发生改变，过去的衣服已经不能穿了，这就需要购置孕妈妈装、保护孕妈妈和胎儿的腹带等等。还要购买孕妈妈专用的化妆品，在计划孕期费用时，应适当考虑这些方面的开支。

（2）**怀孕后的医疗、生产费用** 在孕产期，为保证胎儿和孕妈妈的安全，同时为生产做必要的准备，例行的产前检查是不能免的。怀孕期间，有可能会出现许多意想不到的事情，如前置胎盘、早产等。在做费用计划时，应将这些可能出现的意外考虑在内。

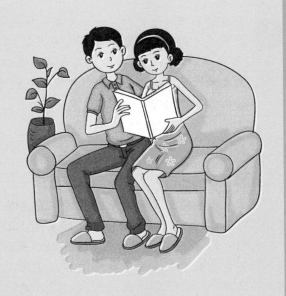

为了保证母婴安全，孕妈妈应在医院分娩，因此应考虑到分娩时的手术费用、住院费用以及新生儿出生后的费用。

在计划孕期和生产时的费用时，应适当地准备宽绰一些，以备临时之需。

（3）**相关的书籍和磁带** 怀孕前还应准备一些胎教音乐唱片、磁带等。音乐能够陶冶性情、加强修养、增进健康和激发想象力，因此，胎教音乐对于促进孕妈妈和胎儿的身心健康具有不可低估的作用。另外，还应该准备一些指导孕产期保健的书籍，以帮助孕妈妈科学正确地认识生命诞生的过程，实现优生优育。

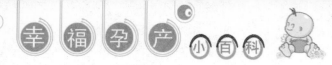

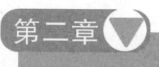

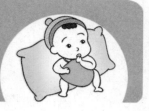

第二章

新生命的诞生

第一节 胎儿的性别是如何形成的

人们经过长期的研究和实验，发现决定胎儿性别的 X 型精子和 Y 型精子具有不同的特性：X 型精子活动力弱，"行动"慢，但生存时间较长，而 Y 型精子活动力强，游动性快，寿命稍短一点；X 型精子喜酸性环境，Y 型精子则喜碱性环境。于是，人们就根据它们的这些特点而采用一些方法来达到人工控制胎儿性别的目的。

新生命是怎样诞生的

初为父母的男女青年常常发出这样的感慨："奇怪，怎么就会有孩子了？真是不可思议！"现在，就让我们一起来揭开其中的奥秘。

1＋1＝1，这个式子在普通数学中绝对荒谬，但是在这里却又是恰如其分的，它包含了新生命诞生的全部过程。应当说，人类生命的开始是极为神秘的。首先是一个卵子从卵巢里出来，进入输卵管，之后又借助于输卵管的蠕动，沿着输卵管向子宫缓缓地移动，开始每月 1 次的例行旅行。此时如果夫妻同房，大量的精子先积存于阴道上端，之后以每分钟 0.3 厘米的速度进入并通过子宫，接着，又兵分两路向左右的输卵管挺进。一般射精后 30 分钟至 2 小时，精子就能到达目的地。一个体积大约只有卵子 1％的精子依靠鞭毛向前游动，必须在 24 小时内先后经过阴道、子宫颈口、子宫、输卵管峡部等重重关卡，才能与卵子相遇，其中的艰辛是不言而喻的。经过激烈的竞争，优胜劣汰，原来数以亿计的精子，最后只剩下几千个，这些得以幸存的一小部分精子，最终在输卵管的某一个位置和卵子相遇。这时，一大群精子迅速把卵子团

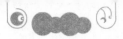

团围住，争先恐后地往卵子里钻。终于，有一个精子冲破难关，长驱直入，胜利夺冠。紧接着，卵细胞膜迅速改变状态，把其余的精子拒之门外。接下来，这个幸运的精子便甩掉了自己的小尾巴，头部的细胞核开始增大，直至与卵细胞核的大小拉平。于是，两个细胞核互相靠近融合在一起，各自所携带的遗传物质也结合在一起，组

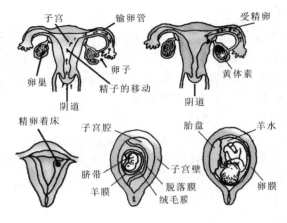

成了胎儿的第一个细胞——受精卵。这就是人们所说的"受精"。一个新的生命就这样诞生了。

受孕需要的条件

人类繁衍生息的过程其实就是男性和女性相互结合，完成生殖和孕育的过程。男、女生殖系统的健康、成熟及功能完善是这一过程的基础。

生殖的进行有四个基本条件。首先，有成熟、健康的卵子排出。生殖系统发育成熟的妇女双侧卵巢，每月排出一个卵子。卵子的排出和排出卵子的质量与年龄、全身健康状况、精神状态及外界环境变化都有关系。一般卵巢排卵大约在月经周期的中间，卵子排出后约存活 16～24 小时，在 12 小时内活力最好，如 24 小时内未受精则死亡。

其次，精液和精子的质量要有保证。精液的组成、酸碱度、液化时间、精子数量、形态及活力都决定着精子能否克服重重阻拦，并把握时机在合适的时间和场合使卵子受精，并且保证受精卵的质量。

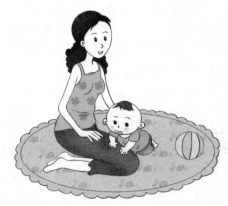

再次，要求女性的生殖器官正常。精子和卵子顺利进入输卵管壶腹部对女性的生殖器官的要求是严格的，要求女方子宫颈正常，输卵

管通畅，蠕动能力正常及盆腔内无粘连。正常子宫颈在排卵期宫颈粘液清亮稀薄，精子较容易穿过并钻入宫颈粘液中，进入后储存于子宫颈内；精子由宫颈不断地游向子宫腔内，游向输卵管。如果子宫颈有炎症，粘液粘稠厚密，精子难以穿过，其后的过程也就无从进行。卵巢把卵子排到盆腔内而后被输卵管伞端吸入输卵管内，输卵管蠕动推动卵子前进到达壶腹部。输卵管的通畅，蠕动能力正常及盆腔内无粘连，是收集、运送卵子的前提条件。受精后受精卵进入宫腔也需要这些条件的保证。

最后，子宫内膜在排卵后的分泌期改变。受精卵发育成桑椹胚、胚泡，植入子宫内膜后继续发育成长。此时胚胎是否能继续发育成长，取决于胚胎自身的生活能力和内膜能否分泌足够的营养。如果内膜有炎症或既往有炎症，尤其是子宫内膜结核形成疤痕，内膜则犹如贫瘠的土壤，基础环境不利，使胚胎不能或难于着床。

生男生女的奥秘

许多人在孩子出生之前就想知道孩子的性别，并依此来为孩子准备衣物、布置房间等；或是有一些人受封建思想的影响，重男轻女，希望生个男孩，可以续"香火"。但不管人们出于什么样的目的，他们总是希望能够按照自己的心愿去生男孩或女孩。那么对于生男生女，究竟能不能"未卜先知"呢？根据现代科学研究表明，答案是肯定的。

中国古代医学和西方医学史中都对胎儿性别的决定众说纷纭，直到200年前，人类对性别分化还是茫然无知。1677年，荷兰人安托尼万·列文胡克在显微镜下首次见到精子，150年后，德国人贝尔看到了哺乳动物的卵子，科学认识人类生殖奥秘的过程从此开始。1902年，美国人麦克鲁格发现了性染色体，使人们对性别决定开始有了正确认识。根据科学界对性染色体的研究，

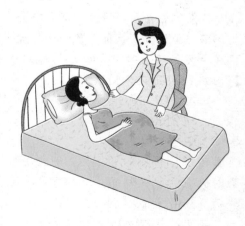

普遍认为性染色体中来自男性的Y染色体是生男生女的决定因素，决定胎儿性别的基因是睾丸决定因子（TdF），TdF基因的异位或缺失引起遗传性别和表现型之间的变异。这一研究成果具有划时代的意义，为人类发展性别控制和

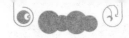

基因治疗技术提供了理论基础。但是，对性别决定因子的真实面目仍有待进一步研究。

人类的生殖细胞中，有 23 对即 46 条染色体，其中 22 对为常染色体，1 对为性染色体，女性的性染色体为 XX；男性的性染色体为 XY。生殖细胞在发育成熟时经过减数分裂，46 条染色体减少为 23 条。其中由于女性的性染色体为 XX，故分裂后卵子只含有一条 X 性染色体，而男性的性染色体为 XY，分裂后精子只含一条 X 或 Y 性染色体。胚胎的形成要求精子与卵子结合，受精后受精卵内来自父母双方的染色体融合，又恢复成 23 对，其中性染色体配对表现为 XX 或 XY。含 X 染色体的精子与卵子结

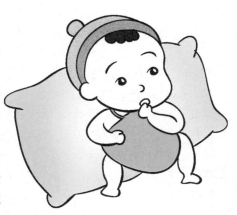

合，受精卵为 XX 型，胎儿发育为女性；含 Y 染色体的精子与卵子结合，受精卵为 XY 型，胎儿发育为男性。由此可见，胎儿的性别是由男性参与受精的精子是 X 精子，还是 Y 精子来决定的。男性一次射出含有大量 X 精子和 Y 精子的精液，而精子与卵子的结合是随机的，不以人的意志为转移。胎儿的性别除了取决于决定性别的性染色体外，也受其他一些因素的影响，如：

受双亲遗传物质的影响。许多资料都列举了这样两个例子：一例是英国有户居民，10 代共生了 35 个孩子，其中 33 个男孩，2 个女孩，可是一个女孩早夭，另一个出现男性化征象。另一例是法国人，3 代中生了 72 个孩子，全部都是女性。

受运动的影响。性别与运动也有一定的关系，如剧烈运动后血中肌酸、肌酐、乳酸等酸性物质增加，不利于 Y 精子活动，造成生女孩的几率大一些。

第二节　特殊情况下的怀孕

每对年轻的夫妻都想生育一个健康聪明的宝宝，但由于本身的某种特殊因素，使宝宝出生的风险几率高于常人。如果在准备怀孕前能根据自己的身体状况来治疗与调节，就能将危险降到最低程度。了解特殊情况下的怀孕，加以防范，就是献给自己宝宝的一份特别的爱。

未达到性高潮时怀孕

性高潮是夫妻间性生活和谐的标志，是促进夫妻感情的重要条件之一，对于优生优育也有着重要的意义。

对于生育能力正常的夫妻来说，受孕与缺乏性高潮感觉没有必然的联系，不少女性在生完小孩后，才逐渐出现性高潮感觉。能否受孕的关键问题在于夫妻双方是否健康和选择合适的时机，如果双方生理机能健全，精子、卵子健康有活力，只要在阴道内射精，就可以怀孕。甚至有报道，男女双方并未进行性交，但由于男方的精液沾附在女方的阴道口，便使其怀孕。对于生育困难的夫妇来讲，性交时达到性高潮对于受孕有着很重要的意义。国外学者研究生育能力有问题的男女后认为，性生活愉悦者较易怀孕，他们在进行性反应对生育能力有问题的男女（如精子数目较少、荷尔蒙不太正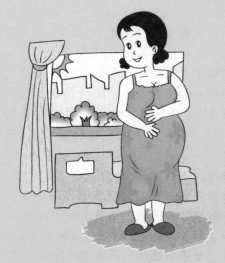常）的重要性的分析和调查时，发现在达到性高潮的性生活后，女性子宫颈里的精子数目多，随之怀孕几率增加。这一结论有两个理论依据：性高潮的肌肉震动对更有效地将精子吸引进入子宫有利；性嬉戏时间长可以使精子和卵子相遇的机会增加。

现代医学研究认为，性高潮不仅有利于促进生育，而且其重大意义在于有利于优生。研究表明，女性在性高潮时孕育的孩子更聪明。这是因为女性达到性高潮时，血液中的氨基酸和糖分能渗入阴道，使精子寿命延长、活力增加。

口服避孕药的妇女停药后怀孕

当今社会竞争激烈，许多年青夫妇都选择婚后暂时不要孩子，等事业有成，经济稳定后，再考虑生育之事。这是值得提倡和鼓励的，但有些人却又因

此而产生了疑问：避免生育当然就得使用避孕措施，现在的人们大多采用口服避孕药的方法避孕，很多人担心停药后怀孕会怀上畸形胎儿，因而忧心忡忡，甚至有些人要求人工流产。避孕药的致畸效应确实存在，但是也不必过于担心，研究表明，避孕药的致畸效应与停药后受孕的时间间隔密切相关，只要在停药后掌握好怀孕时机，胎儿的安全和健康就有保障。

国内外的医学工作者对避孕药的致畸效应进行了大量、细致的研究。研究资料显示：在妊娠前 6 个月内曾服用避孕药的妇女，其自然流产胎儿染色体畸变率有增高趋势；妊娠时误服避孕药以及停药后 1 个月内妊娠的婴儿，其先天畸形发生率有增加的趋势；大剂量避孕药对人体细胞 DNA 有损伤作用，但停药后可以修复。

药物避孕刚停药后不宜受孕。停药后 1～3 个月，机体即可恢复排卵，但此时不宜妊娠。避孕药有抑制排卵和干扰子宫内膜生长发育的作用，怀孕后产生质量不高或畸形胎儿的可能性也增高，最好在怀孕前 6 个月就停用。一般六次正常的经期后，身体基本恢复正常周期，这时尝试怀孕，受孕成功率和质量会有保证。在这期间可以用避孕套、子宫帽或体外射精等避孕措施防止怀孕。若在恢复正常周期前怀

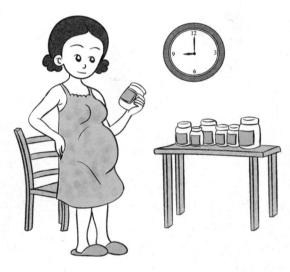

孕，胎儿的质量将难以保证，预产期的计算也较为困难。万一在此期间怀孕，应主动到医院就诊，向妇产科医生说明详情，咨询意见，必要的情况下可以进行染色体、羊水的检测及超声波检查，正确处理此次妊娠。

带环后怀上胎儿怎么办

节育环是目前最常用的避孕方法，但也常有因避孕失败而发生带环怀孕的情况出现。原因大多与环的脱落或异位（多为环下移）有关。

据统计，带环怀孕的胎儿约半数会发生流产、早产甚至死胎等情况。此外，也有些特殊情况，如节育环套在胎儿颈部、体部、四肢等，造成胎儿的发

育畸形。但如果节育环已脱落或位于胎囊外，则对胎儿不会有影响。

因此，一般认为，带环怀孕应尽量流产。但若因某些特殊情况不宜流产时，也可以继续妊娠分娩，关键是节育环必须在胎囊外。而且在怀孕中晚期，应定期做B超检查，以观察节育环的位置。

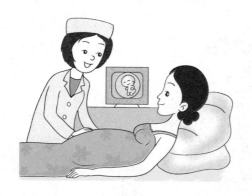

当前利用宫内节育器避孕已十分普遍。宫内节育器的种类很多，其避孕效果也因种类不同而有所差异，但均有一定的失败率。另外，放置的技术不过硬，节育器型号和子宫大小不匹配等，也会造成避孕失败。因此，带环受孕者并不少见。

带环怀孕的妇女可以正常分娩，分娩时节育器随胎盘、胎膜一起排出。但带环怀孕容易发生流产、早产，甚至影响胎儿发育，个别还会引起胎儿缺陷。从优生角度出发，这种胎儿不应该保留，应及时终止妊娠，同时取出节育器。如孕妇强烈要求保留胎儿，则应经过各种检查，确认胎儿是否无畸形、发育正常。

妇女放置节育器后，一旦停经，就要警惕受孕的可能性，应早日就医，明确诊断，及早终止妊娠。如延误到妊娠中期，则不得不引产了。

X线照射后怀孕

有放射性的光线能导致胎儿畸形、致癌和使遗传物质发生突变的作用。X线照射后的妇女要怀孕应在照射过后至少4周后才可以。许多人认为人们照射X线每次量很少，照射的时间又很短，所以不加注意。其实，医学早已证实就是这微小的照射量和短暂的照射时间，却能杀伤人体的生殖细胞，使卵细胞的染色体发生畸形变化和（或）基因突变。这样的卵子和精子结合后产生的受精卵将存在基因缺陷，如进一步发育将产生畸形或先天性身体和（或）智力缺陷。因此专家指出，为了孕妈妈及后代的健康，凡接受腹部X线照射的女性在其后的4周后再怀孕较为安全。

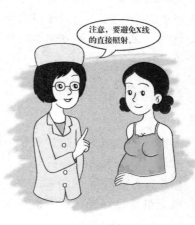

注意，要避免X线的直接照射。

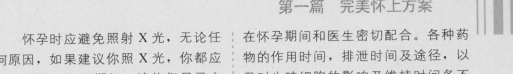

怀孕时应避免照射 X 光，无论任何原因，如果建议你照 X 光，你都应该说明你在怀孕期间，请他们另寻方法。若在有接受放射线照射的岗位工作，则应要求在怀孕期间调离。当然，在受孕之前最好不从事接触射线的工作，确保后代不受影响。

服药时能怀孕吗

有些药物对孕妈妈及胎儿的影响和伤害是极其巨大的，所以从孕妈妈自身和胎儿的角度考虑，为了安全起见，在服用药物前应咨询医生。如孕妈妈患有需要长期服用药物的疾病，计划怀孕前应询问医生，在医生指导下确定能否怀孕和适宜受孕的时间并在怀孕期间和医生密切配合。各种药物的作用时间，排泄时间及途径，以及对生殖细胞的影响及维持时间各不相同，怀孕前后的用药在医学上是复杂而危险的，需要有专业知识的医务工作者的指导。另外，如果你长期服用药物避孕，在刚停药后不宜受孕。避孕药有抑制排卵和干扰子宫内膜生长发育的作用，最好在计划怀孕前 6 个月就停用。一般六次正常的经期后，身体基本恢复正常周期，这时尝试怀孕受孕成功率和质量会有保证。在这期间可以用避孕套或子宫帽等避孕措施防止怀孕，但不能使用避孕药。若在恢复正常周期前怀孕，胎儿的质量将难以保证，预产期的计算也较为困难。

做过人工流产、剖宫产或早产后的怀孕

人工流产、早产的妇女应在至少 3 个月后才可以再次怀孕。因为人工流产或早产后子宫的恢复最少约需 3 个月左右，而有些器官的完全恢复时间还要更长一些，因此在 1 年后怀孕最好。

无论人流或早产，都已经进入了一个妊娠的过程，只要一开始妊娠，身体各器官都会为适应怀孕而发生一系列相应的变化，如子宫逐渐增大变薄；子宫峡部逐渐伸展拉长变薄扩张成为子宫的一部分；卵巢增大，停止排卵；乳房增大，腺管发育；心肺负担和功能增强，心排出量增加，血压变化，循环血容量增加；内分泌系统发生变化等。

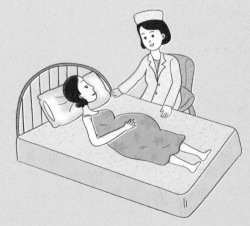

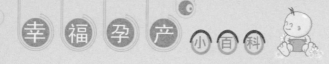
这一系列的变化的完全恢复，机体需要长时间的调整。妊娠是一个需要多方面、多系统协调配合的复杂精密的生理过程，无论哪一方面准备的不协调，都会影响妊娠的过程及质量。在机体，尤其卵巢功能，子宫内膜，激素和内分泌调整好之前发生的妊娠，卵子质量，受精卵着床和胚胎的发育都不可能得到很好的保证。

剖宫产后的妇女至少需要 2 年以上才能怀孕。因为剖宫产给子宫造成创伤、损害，子宫切开后，子宫壁留下疤痕组织。不仅子宫内膜的功能恢复，疤痕组织机化、修复需要较长时间，而且其弹性、韧性和厚度都与正常的子宫肌肉有很大的差别。在子宫疤痕还没完全修复时怀孕，由于以上差别的存在使得子宫正常的收缩节律性失调，在子宫扩大和（或）收缩的过程中肌纤维容易发生断裂。同时，手术后的子宫功能及内膜的修复如不彻底就怀孕，将不能为受精卵的着床和胎儿的发育提供良好的生长环境，如果术后过早怀孕、分娩，极容易发生不协调性宫缩、子宫破裂、胎儿死亡等一系列严重并发症及后果，可威胁母婴生命。

高龄怀孕为何不好

现在有很多女性，因为工作的忙碌和事业上的追求，都愿意晚生孩子。这种做法是对的。但是晚生孩子也不要超过专家建议的妇女最佳生育年龄段，即24～29 岁。

医学上把 35 岁以上的孕妈妈定为高龄孕妇。高龄妇女妊娠，会有一系列麻烦的问题，要担一定的风险，所以也有的称"高危产妇"。其中最突出的问题是先天痴呆儿和某些先天畸形儿的发生率较高。以最常见的先天愚型（伸舌样痴呆）为例，国外统计表明：35 岁以下的孕妈妈中发生率为 1/800 以下，35～39 岁孕妈妈中发生率为 1/250，40～44 岁孕妈妈中发生率为 1/100，45岁以上孕妈妈中发生率为 1/50。这是因为，高龄孕妈妈的卵子容易发生"老化"现象。育龄妇女年龄越大，卵巢中的卵子越容易衰老；卵子在卵巢中贮存的时间越久，接受感染、放射线等有害

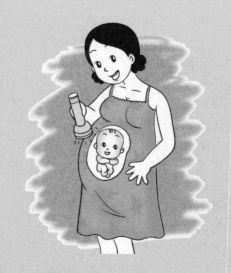

因素的机会越多。这些都会增加染色体突变的机会，给胎儿带来畸形变化的因素。

　　另外，高龄妇女妊娠期患有各种合并症的机会增加，如高血压、糖尿病等，这对母体健康和胎儿体质都不利。

　　还有，高龄妇女分娩时，由于骨盆、韧带及会阴肌肉弹性降低，会使产程延长，造成难产，手术助产的机会也增多，新生儿患合并症的机会也增多。

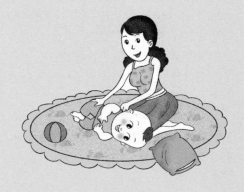

　　24～29 岁的妇女身体发育成熟，并正处在生育旺盛期，对妊娠、分娩期间的心理变化和精神刺激以及身体的变化都能很好地调解和适应，各方面已具备了做母亲的条件，能胜任哺乳与教育下一代的任务。如果妇女超过 29 岁生孩子，各方面的条件都不如 29 岁以前好；尤其不要超过 35 岁再生孩子，使自己成为高危产妇。

妇女早生孩子好不好

　　我国婚姻法规定男 22 岁、女 20 岁可以结婚，结婚后即可以怀孕生孩子。但是专家指出，妇女的最佳生育年龄是 24～29 岁。

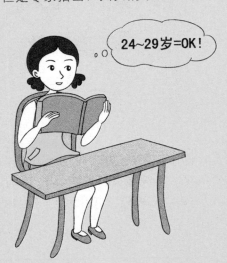

24～29岁=OK！

　　研究表明，妇女过早生育孩子对身心健康不利。一般女性在 20 岁以前虽然身体的重要器官已经逐渐发育成熟，但骨骼要到 23 岁以后才能完全钙化。若过早地怀孕生育，胎儿会与仍在发育的母亲争夺营养，而影响母子双方的健康。有人统计，早孕会提高产妇死亡率。年龄在 20～29 岁的产妇死亡率为 0.45%，而年龄在 20 岁以下的产妇死亡率高达 0.86%。早孕的妇女，婴儿死亡率也比较高，20 岁以下产妇，婴儿死亡率可达 10.9%，早生育的妇女

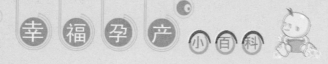

宫颈癌的发病率也比较高，20 岁以下生第一胎的妇女，宫颈癌的发病率比 25 岁以上第一胎的高 7 倍之多。

还有，年轻人刚结婚，还缺乏生活经验和照顾孩子的心理准备，加之青年人经济收入少，生了孩子还会增加经济负担。所以，早生孩子会打乱年轻夫妻的正常生活规律。

青年人正处在学习、工作精力旺盛的时期，应该抓紧时机多学习，努力工作，这对未来事业的发展大有好处。如果年纪不大就生孩子，势必给家庭生活和个人的工作、学习增加负担。

由此看来，青年妇女早生孩子对自身健康，孩子成长以及工作、学习和家庭生活都有不利之处。如果在 24～29 岁时再怀孕，以上不利条件都会有所改善，所以，相比之下，还是晚生孩子更好。

男性饮酒对优生有何影响

男性过量饮酒能造成阳痿或暂时性无能，同时，男性长期大量饮酒会造成生育能力减退。

酒中的主要有害成分是甲醇、铅、氰化物、杂醇油、锰等。长期大量饮酒，会发生性功能障碍。在醉酒者中有 50% 的男性和 52% 的女性性功能受损。现在已证明，酒可降低睾丸酮生成速度，扰乱体内睾丸酮分布，使循环的睾丸酮数量增加，不能被组织利用，从而影响精子的生成和精液质量。酒还会引起睾丸酮还原酶活性增强，导致生殖腺功能低下，男性会出现睾丸萎缩、阳痿以致不育等。

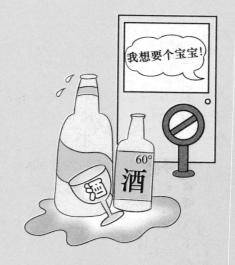

科学研究表明，乙醇明显损害人的大脑神经细胞及生殖系统。男性酒后同房使妻子怀孕，生育出低能儿、畸形儿的比率很高，说明乙醇不仅伤害生殖系统，而且会导致精子、卵子遗传基因的突变，对生殖细胞有强烈的毒害作用。男性酗酒可使 20% 的精子发育不全或游动能力差，这种精子如果和卵子相遇而形成受精卵，其发育形成的胎儿是不健康的。

妻子准备怀孕丈夫为何不可吸烟

香烟里的有害物质可以通过吸烟者的血液进入生殖系统，使精子发生变异，也就是使染色体和遗传基因发生变异。有人测验了 120 名烟龄 1 年以上男子的精液发现，每天吸烟 30 支以上者，精子的畸形率超过 20％，烟龄越长，吸烟量越大，精子的数量就越少，畸形率就越高，活动力也越低。精液中的精子数量的减少与新生儿先天性缺陷有直接关系，因为当精液中精子数量减少时，染色体发生畸变的可能性显著增加。精液中如果精子大量减少，当减到正常人数量的 1／4 或 1／5 时，便会形成男性不育症。

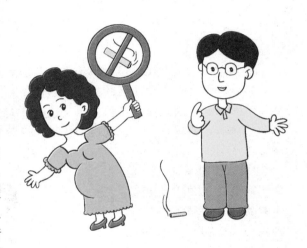

还有，吸烟男子在尼古丁等有害物质的刺激下，精子所需要的适宜的内环境遭到破坏，使精子发育不良，畸形或有缺陷的精子生成较多，结果会增加孕妈妈流产、死胎和早产的发生率，或者使婴儿出现形态功能等方面的缺陷。此外，丈夫吸烟也会使怀孕的妻子及胎儿受害，即被动吸烟的伤害。丈夫每天吸烟 10 支以上时，胎儿产前死亡率大大增加，胎儿畸形的比例也显著提高。所以，为了下一代，妻子怀孕前后丈夫要戒烟。

结核病患者何时生育好

结核病是一种消耗性疾病，处在活动期的病人有发热、贫血、缺氧和营养不良等症状，怀孕会加重结核病病情，还可能导致流产或早产。胎儿即使存活，宫内生长发育也会受到影响。如果结核菌经血液侵入胎盘，还可使胎儿染上结核病。因此，一定要在结核病得到有效控制后再考虑生育。

另外，结核病人怀孕后，如有下列情况应中止妊娠：

①肺结核伴有肺功能减退者，因其不能承受日益加重的耗氧负担，而且分

娩中可能出现母子生命危险。

②孕期呕吐严重、经保守治疗无效，全身情况不允许继续妊娠者。

③结核病出现活动性病变者，因其需及时做抗结核治疗，可能对胎儿产生不良影响。

现在，还主张给怀孕的结核病人做为期6个月的抗结核治疗，一般安排在妊娠28周到产后3个月，这样既可防止结核病复发，又不致对胎儿造成不良影响。药物选择方面，禁用链霉素和卡那霉素，可用异烟肼和乙胺丁醇。重症结核病可加用一般剂量的利福平。妊娠期间应定期复查，遵守医嘱。

患有高血压的妇女可以怀孕吗

患高血压的妇女是否可以怀孕，主要由高血压病的严重程度而定：

（1）患有早期高血压症的妇女妊娠后，30％～40％在妊娠早期及中期血压降到正常，到妊娠7个月血压又逐渐升高。没有明显血管病变的早期高血压病人，只要在孕期认真检查监护，母婴的预后一般都是良好的，所以可以怀孕。

（2）有眼底血管明显痉挛或硬化的高血压患者，如果怀孕，在孕晚期容易并发妊娠高血压综合征。这将加重其血管痉挛，影响子宫血流量，致胎盘绒毛缺血，使胎盘功能减退。胎儿在宫内缺氧，发育停滞，导致婴儿体重小于孕龄应有的体重，严重时可导致死胎。

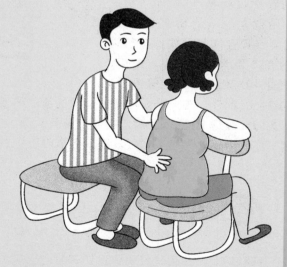

另外，胎盘绒毛缺血严重时，可导致绒毛坏死、出血，引起胎膜早期剥离，这是一种严重的并发症，直接威胁母婴生命。所以，患有这种高血压症的妇女不可怀孕。

因此，患高血压的妇女计划怀孕时，要请医生检查确定是否可以怀孕，切不可盲目怀孕。

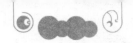

患肝炎的妇女能不能生育

肝脏是人体内重要器官之一，它除了参加体内所有物质的代谢过程外，还有分泌胆汁、排泄、解毒及合成某些凝血因子等功能。妇女患肝炎后，这些功能都会受影响，此时怀孕，由于妊娠期新陈代谢增加，肝脏负担加重，将会使肝功能进一步恶化。

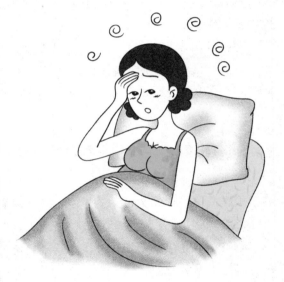

妊娠早期如患肝炎，会使恶心、呕吐、进食差等早孕反应加重，早孕反应又会影响肝内营养物质的补充，使肝炎病情加重。妊娠晚期本来负担已加重的肝脏如再感染急性病毒性肝炎，则易发生急性肝坏死（黄色肝萎缩），严重威胁孕妈妈及胎儿的生命。

一般患肝炎的孕妈妈并发妊娠高血压综合征者多，分娩时也容易因血液不易凝固而增加出血量。

患肝炎的孕妈妈发生流产、早产、低体重儿及胎死宫内的比例均比正常产妇高。患乙型肝炎的孕妈妈所生的新生儿 80%～90% 可感染乙型肝炎。

因此，孕妈妈妊娠早期如患急性肝炎，最好终止妊娠。妊娠晚期患肝炎者应积极治疗，产后母亲不应用母乳喂养婴儿，以减少产妇体力的消耗和避免传染婴儿。

癫痫患者可以结婚生育吗

癫痫是一种反复出现的慢性发作性疾病，对患者的身体、精神、婚姻等都会造成严重影响。癫痫病患者能否结婚生育，也是大家关心的问题。

（1）癫痫病人能否结婚　瑞典和日本等国家从优生学观点出发，禁止原发性癫痫病人结婚。我国对此尚无明文规定。就目前医学水平，癫痫病人如能

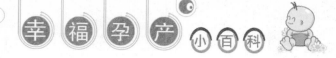

在医生指导下早期治疗，合理选药、用药，并长期坚持，预后一般比较好。因此，只要癫痫得到控制并且智力正常，是可以与正常人一样结婚的。

（2）癫痫病人能否生育，何时怀孕最好

①怀孕前已患有癫痫，病情又未能完全控制的患者，怀孕后由于体内的变化，可使癫痫发作次数增加；恶心、呕吐等早孕反应会妨碍抗癫痫药物的吸收，血药浓度下降。

②临床发现，未完全控制的癫痫患者出现妊娠并发症的几率比正常孕妈妈高2倍，分娩时引产和使用产钳的机会多于正常产妇，新生儿的死亡率也较正常孕妈妈高。

癫痫病人若想生育，必须提前认真做好准备。在连续系统服用抗癫痫药物治疗，保持3～5年无癫痫发作，脑电图正常后，先逐渐减量直至停药（应在6～14个月内逐渐减量至完全停药），停药后达到完全缓解时再怀孕。

妇女患心脏病时可否怀孕

根据心脏病对体力活动的影响，一般将患者的心脏功能分为四级：

心脏功能Ⅰ级：病人能胜任一般体力活动，如走路、洗衣、做饭等。

心脏功能Ⅱ级：从事一般体力活动轻度受限，如进行日常体力活动时有心跳、气短和疲劳感。

心脏功能Ⅲ级：从事一般体力活动明显受阻，如稍微活动即感心跳气短，安静休息时有不舒服的感觉。

心脏功能Ⅳ级：安静休息时有心跳、气短症状，睡觉时躺不平，必须垫高枕头或半卧位，有肝脏肿大和下肢浮肿等现象。

妇女心脏病以风湿性居多。患风湿性心脏病的妇女，属以下情况者不可怀孕：①心脏功能属于Ⅲ～Ⅳ级者；②有心力衰竭史者；③严重二尖瓣狭窄，经常气短咯血者；④有风湿活动，如关节肿痛、发热、血沉快者；⑤心脏明显增大者；⑥心脏病同时合并有其他全身性疾病，如肾炎、肺结核等；⑦有心脏内栓子脱落引起脑、肾或眼底小血管栓塞者。

如果患风湿性心脏病的妇女，无上述情况，而且心脏功能在Ⅰ～Ⅱ级者，可考虑怀孕。

有先天性青紫型心脏病者，如未经手术矫正，一般很少活到生育年龄，即

使能活到生育年龄，心脏也承受不了妊娠和分娩的负担，因此切忌怀孕。

患房间隔或室内间隔缺损、动脉导管未闭等心功能良好者，多能忍受妊娠和分娩对心脏负荷增加的负担，可在医生监护下怀孕。

患贫血性心脏病、血红蛋白低者，容易发生心力衰竭，因此，在贫血治愈以前不可怀孕，否则将会加重贫血，对母婴都有危险。

患有高血压心脏病和病毒性心肌炎的妇女，在疾病治愈前都不可怀孕，否则会因加重原有疾病而损害母婴健康。

 ## 宫颈糜烂影响怀孕吗

宫颈糜烂是由于损伤或病原体侵入而引起的宫颈的慢性炎症，妇科检查时呈红色细颗粒状病变，据病变范围分为轻、中、重三度。轻度宫颈糜烂多无明显症状，中、重度糜烂常表现为白带增多，呈白色黏稠状或淡黄色脓性，也可有血性，有的会伴有下腹胀及腰骶部疼痛。

由于炎症影响，阴道内环境改变，可导致功能失调，宫颈黏液异常，不利于精子穿透并影响精子活动及其活力，是不孕的原因之一。故有宫颈糜烂者应该积极治疗。

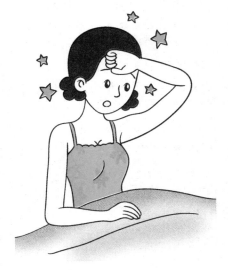

宫颈糜烂有很多治疗方法，目前常用的有物理治疗、药物治疗和宫颈锥形切除术。临床上用得最多的是物理治疗法。

物理治疗法是用各种物理方法将子宫颈糜烂面的上皮破坏，使其坏死脱落，尔后由新生的正常上皮覆盖，宫颈由糜烂变光滑。过去常用电烫法，现在新的治疗仪器不断问世，可选择的方法很多，如激光治疗、冷冻治疗、红外线凝结治疗和微波治疗等。由于电烫法易损伤宫颈管腺体而影响受孕，现已少用。

物理治疗法简便易行，疗效好，但在创面未完全愈合时要禁止性生活、盆浴及阴道冲洗。治疗后定期复查，在创面愈合后即可怀孕。一般情况下，治疗后至完全愈合需要 4～8 周。

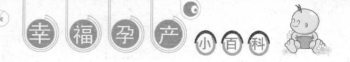
患有淋病的妇女怀孕有何危害

淋病是性病的一种，女性患淋病可侵犯生殖器官。淋球菌进入子宫颈和子宫腔，最后到达输卵管，并可危及盆腔腹膜和卵巢，形成盆腔炎，造成不孕。

如果输卵管发炎引起完全阻塞，即可导致不孕；如果其中部分阻塞，精子勉强通过并与卵子会合，形成的受精卵渐渐增大时，可能会在阻塞外停留，形成输卵管妊娠，即为宫外孕。当胚胎长到一定程度，输卵管就会破裂，引起盆腔内出血，或称宫外孕出血，对孕妈妈生命造成威胁。

怀孕期间感染淋病，患淋球菌性阴道炎的妇女，分娩时可通过产道感染婴儿，引起胎儿淋球菌性眼结膜炎，又称"脓漏眼"。如不及时治疗，可致小儿失明，一生残疾。

患梅毒妇女怀孕对下一代有哪些危害

梅毒是由梅毒螺旋体引起的疾病，可通过性交传播。梅毒是一种全身性疾病，除对妇女本身健康有危害外，怀孕后对胎儿危害也很大。

怀孕妈妈患梅毒可引起死胎或生出先天性梅毒儿，外表上最多见的是手掌和脚掌有很多水泡。如在梅毒病早期怀孕，胎儿受到的危害就更严重，往往出现死胎。先天性梅毒儿即使活着出生，由于内脏常有多种疾病，如肺炎，肝、脾、胰肿大、骨髓炎、中枢神经病变等，也容易夭折。

因此，妇女患有梅毒对下一代危害极大，不可怀孕。如果丈夫患有梅毒也能很快传染给女方，所以女方也不可妊娠。

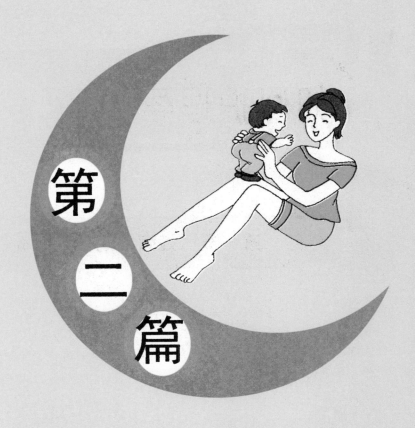

孕期保健护理

凡育龄妇女，婚后保持正常性生活而没有采取避孕措施的，约85%的人在第一年内就会怀孕。尽早知道自己怀孕后身体的变化有很多好处，可以提早对胎儿加以保护，避免有害因素对胎儿产生不良影响，如怀孕有异常情况可早做处理，搞好优生等。

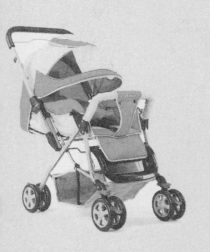

第一章　如何护理孕妈妈

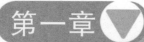

第一节　妊娠期的身体变化

有些妇女凭直觉就知道自己怀孕了，甚至能够说出自己受孕的确切日期，而有些妇女可能就全然不知。大部分女性都是由自己凭感觉或依自己的生理情形而发现的。其实判断自己怀孕并不难，有一些重要的征兆会提醒女性，她可能怀孕了。

怀孕的第一个信号是什么

怀孕的第一个信号是月经停止来潮。有性生活史的健康育龄妇女，平时月经规律，一旦月经过期 10 日以上应怀疑妊娠。停经是怀孕最早，也是最重要的症状，但不是特有的症状。其他原因也可引起停经，如产后哺乳、情绪波动、环境改变等，一般常见于悲伤、恐惧，包括惧怕怀孕或急切怀孕及环境改变等。

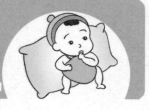

约 60% 妊娠妇女常出现头晕、乏力、嗜睡、厌食、恶心或伴有呕吐等早孕反应，其中恶心、呕吐常在早晨出现，在数小时内消失，即所谓"孕期晨吐"，也可在其他时间出现。早孕反应

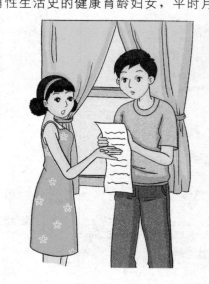

一般在停经 6 周出现，至 12 周后自然消失，极个别可持续至妊娠末期。妊娠早期因增大的子宫压迫膀胱常出现小便次数增多症状，随着子宫逐渐增大超出盆腔（孕 12 周后），尿频症状自然消失。乳房增大、胀痛也是妊娠妇女常见症状。

月经延期肯定就是怀孕了吗

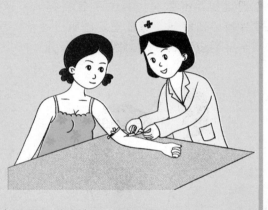

生育年龄的妇女，平时月经规则，一旦停经，首先应考虑是否怀孕，若出现恶心、呕吐、食欲不振、头晕、乏力等早孕反应，妊娠的可能性就很大了。需要指出的是，早期的宫外孕与正常妊娠有时不易鉴别。另外，应当排除由于全身疾病，如结核病、贫血、内分泌失调等原因引起的闭经。有些全身疾病也能出现类似早孕反应的症状。故凡有停经及恶心、呕吐、食欲不振的妇女，均应及时就诊，以确定是否正常妊娠。

根据基础体温能否判断已经怀孕

基础体温是指经过较长时间（至少 6～8 小时）睡眠，醒后尚未进行任何活动之前所测得的体温，它可以反映静息状态下的身体热能代谢情况。生育年龄妇女的基础体温与卵巢激素的周期变化有关。排卵后孕激素能刺激体温中枢，使体温较前升高 0.3℃～0.5℃，直至月经前 1～2 天或月经第一天体温才下降。因此，正常月经周期每天所测得的基础体温的连线呈双相型曲线；无排卵性月经周期缺乏孕激素作用，基础体温无周期性变化，呈单相型曲线。

基础体温呈双相型的妇女，停经后高温相仍持续不下降者表示体内持续有孕激素的作用，故早期妊娠的可能性大，如高温相持续超过 3 周，则基本可断定为早孕，这主要是妊娠后卵巢黄体不萎缩，一直分泌孕激素所致。故观察基础体温的表现是判断妊娠的简易方法，但应排除其他可致体温升高的因素，如感冒、全身感染性疾病等。为了确诊，常需加上其他早期诊断妊娠的方法，如妇科检查、尿妊娠试验、B超检查等。

确认怀孕后该怎么办

如果已确定怀孕，孕妈妈一定要学会自我调节，认识到怀孕是自然的生理过程，不要有过多的心理负担，要保持心情舒畅、保证充足睡眠。在怀孕早期应该到医院向医生咨询，同

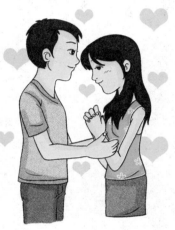

时做必要的检查，确保胎儿正常发育，了解孕期应注意的问题。如果你不愿意在医院建围产手册，到医院咨询和妇产科检查是必须的。每次检查时，孕妈妈的家属应尽量陪同。应注意孕妈妈的营养问题，尤其是在妊娠12周以前，很多孕妈妈会有不同程度的恶心、呕吐、厌食等，少数出现剧烈呕吐，不能进食，所以给孕妈妈准备一些清淡可口、量少质精的食品是必要的，孕妈妈应少食多餐，多喝水、

多吃蔬菜水果，也可吃一些花生、核桃、瓜子等坚果补充微量元素，必要时到医院进行补液、止吐治疗。

预产期应如何推算

人类的怀孕期是平均满 40 周（共 280 天），所以怀孕满 40 周的那一天就是预产期。因为一个月约 4 个星期，所以人们常说："怀胎十月。"可是每个月不都是 28 天，大月有 31 天，小月有 30 天，二月才 28 天，所以仔细算起来，妊娠 280 天其实是"怀胎 9 个月零 7 天"。

所以，月经规则的人，预产期以最后一次月经的月份加 9 或减 3，日期加 7 日即可得知。

例如最后一次月经为 1 月 1 日，则预产期就在 10 月 8 日；若最后一次月经为 10 月 10 日，则预产期即为第二年 7 月 17 日。

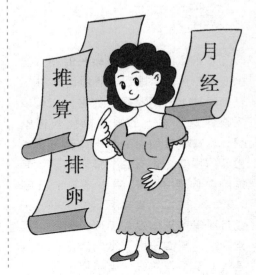

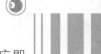
不过，这种推算法只适用于月经周期 28 天的女性，因此，23 日型的孕妈妈的预产期，需较 28 日型孕妈妈提前 5 天，而 35 日型的孕妈妈，则往后延 7 天。依此类推。

 ## 什么是早孕反应

约一半以上的孕妈妈在停经 40 天到 3 个月左右出现食欲不振、恶心、呕吐、厌油腻及炒菜味、偏食、挑食、发困、乏力、怕冷、流口水、头晕等症状，这些统称为早孕反应。

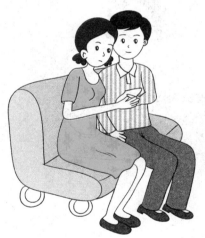

早孕反应症状轻重不一，少数孕妈妈呕吐频繁，吃什么吐什么，甚至喝水也吐；严重时可吐胆汁，呕吐物带血，体重明显下降，精神萎靡、脱水，酸中毒（尿有酮体）明显则会影响孕妈妈的健康，称为"妊娠剧吐"，属于病理妊娠。

一般认为，早孕反应的原因与早期胚胎绒毛所产生的绒毛膜促性腺激素密切相关，妊娠一旦终止，反应即可消失；此外，与孕妈妈的精神状况有关，不良刺激、过度紧张等可加重反应的症状。

发生孕期呕吐怎么办

轻症孕期呕吐对孕妈妈和胎儿影响不大，而重症者，由于进食少甚至完全不能进食，则可发生营养不良，维生素和矿物质缺乏，对孕妈妈和胎儿都会造成不好的影响，所以如果发生孕期呕吐，应该采取如下措施：

（1）消除精神紧张情绪 一般的讲，大多数妇女怀孕后，或轻或重地都会发生恶心、呕吐、嗜睡、乏力等早孕反应，一般在 12 周后会自然消失。因此孕妈妈应正确对待妊娠和分娩，保持心情舒畅、精神愉快，消除不必要的顾虑，更不

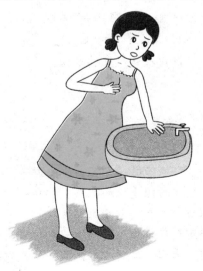

能将生儿育女看做是沉重的负担和痛苦，只要有坚定的自信心，完全可以顺利渡过。

（2）注意休息，加强营养　对一般的恶心、呕吐等早孕反应，应该注意休息，饮食上多吃些清淡可口、易消化的饭菜，不要吃油腻的食物。每次不要吃得太饱，可少吃多餐，同时多吃蔬菜、水果以补充维生素和矿物质。口服维生素 B_1 也有止吐作用，每次1～2片。

（3）及时就医　对反复呕吐、不能进食等重症情况，应去医院由医生做全面检查，必要时应住院治疗，以防止发生意外情况。

早孕反应的饮食调整

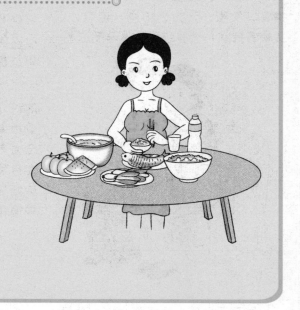

出现妊娠早孕反应时，孕妈妈往往会出现食欲不振、厌油腻、恶心、呕吐等症状，为避免导致营养不良，应合理调整饮食结构，少吃多餐，吃一些清淡的食物、汤类以及易消化的食物，如牛奶、鸡蛋羹、稀饭、烤面包片、馒头片、凉拌菜等，同时要注意保证充分的休息和充足的睡眠，多呼吸新鲜空气，保持心情愉快，避免紧张，由此可减轻早孕的症状。

发生妊娠剧吐是怎么回事

妊娠呕吐是孕妈妈在怀孕期间，主要指在早期（停经的1～2个月间）出现在半数以上孕妈妈身上的特有现象，如食欲减退、恶心、呕吐等，尤以清晨为甚，对食物的嗜好有改变，厌恶腥腻厚味，至妊娠10～12周后，这种现象便可自行消失。这是属于一种正常的生理现象。一般并不影响孕妈妈的身体健康，也很少需要治疗。但如果孕妈妈呕吐反复发作，不能进食，甚至呕血，且出现形体消瘦和脱水、酸中毒等情况时，这就超出了生理现象的范围，而是一种病理状态。医学上把这种情况称作"妊娠剧吐"，必须及时治疗，否则就会影响孕妈妈的健康以及胎儿的生长和发育，甚至还可诱发其他疾病或导致流产。

妊娠呕吐者禁食好吗

孕妈妈在孕早期发生呕吐，认为不吃东西或少吃东西可以减轻恶心呕吐，所以有的孕妈妈干脆采取禁食的方法，很少吃东西。其实，这种做法是不对的。

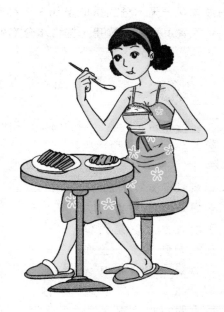

孕妈妈恶心、呕吐现象的产生，主要是由于增多的雌激素对胃肠内平滑肌的刺激作用所致。轻度恶心呕吐，可以不必治疗，更不要禁食或少吃。相反，如果多吃一些食物，还会感觉好一些，最好每天吃6次饭，少吃多餐，准备一些饼干，随时吃一点，清晨喝杯牛奶或豆浆更好。吃完饭后就卧床休息20～30分钟，恶心时再吃几块饼干，恶心就会好一点。孕妈妈和胚胎都需要营养，呕吐就减少了营养的供给，再少吃则更不利。

针对早孕反应，调整一下饮食是必要的，不要吃难消化的食物，多吃些淀粉类食物如面包、饼干、土豆、米饭等。不要吃油腻的食物和油炸的食物，以多吃水果、牛奶及少量含碳酸气的饮料为宜。

怀孕早期的其他反应有哪些

（1）疲倦　因为怀孕产生的疲倦，与过去的经历完全不同，尤其是在怀孕的前三个月里，孕妈妈的身体会强迫自己睡觉，会在白天感到极度的疲惫，这种异常的疲倦过了前三个月就会消退。当孕妈妈的身体渐渐习惯于怀孕时，就会恢复正常的精力。

在这个时期，孕妈妈要多为自己着想，好好照顾自己，才能让宝宝在自己的体内安心地成长。不要指望自己既是全能的主妇，又是完美的职业女性，尽可能多的将一些不必要的事情暂时放下。

（2）尿频　前三个月，尿意增加是最明显的。许多女性在怀孕期间容易出现膀胱感染，膀胱炎的症状是有明显的排尿方式改变，同时伴有尿频、尿痛、尿急，有时还有发烧的现象。如果怀疑膀胱发炎，最好尽快到医院检查。

（3）嘴馋　怀孕初期，很多女性会变得嘴馋或者没来由的嗜吃某种食物，不过，嘴馋现象大多会在怀孕的第三个月末减缓下来。

（4）口渴　口渴是孕妈妈身体正常的信号，表示孕妈妈和宝宝需要更多的液体，一天水分的摄取量约 8 大杯为宜（一杯约 250 毫升）。首选水和蔬果汁，饮食上可以多选用一些含水分高的食物，多吃蔬菜和水果。

怀孕后体重有什么变化

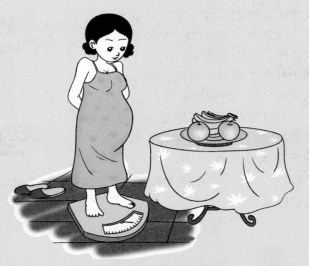

妊娠随着妊娠日期的增加，孕妈妈体重也增加，增加的重量个体差异较大。除胎儿、胎盘、羊水、子宫、乳腺及母亲血容量等增加外，孕妈妈的脂肪贮存亦有所增加，这是为储备能源作准备，整个妊娠期平均增加 10～12 千克。孕妈妈产前检查时，每次都要测体重，观察其变化，以便早期发现问题。一般妊娠晚期体重增加比早期明显，若有水肿时则体重增加迅速。在妊娠晚期需每周测体重，如果每周体重增加超过 500 克以上，即使孕妈妈并无明显的水肿表现，实际上组织间已有水分潴留，称之为隐性水肿，需及时就诊及治疗，以免水肿愈来愈严重而发生严重的并发症，危及母婴的生命。

怀孕后皮肤有什么变化

在妇女怀孕期间，因为雌激素和黄体素的分泌增加，出现皮肤色素的变化。

怀孕时可以发现乳头、乳晕、会阴部、肛门周围的颜色加深。另外在腹部可以出现一条黑中线，大体位置在肚脐部位向下到耻骨联合处，医学书上称为怀孕时的"黑中线"。还有70％的孕妈妈在脸颊部、额头和鼻子上会出现不规则的色素斑点，称为褐斑。随着怀孕月份的增加，在孕妈妈的乳房、大腿和腹壁上，可以见到波浪状的或者是凹陷的、紫色的条纹，这种条纹称为妊娠纹。最常见到的是在腹部的皮肤上。这种条纹在分娩后将退成白色线条。

在孕妈妈的胸部、颈部、脸、手臂和腿部还会出现小红点，这种红点称为血管蜘蛛痣。

怀孕的妇女很容易出汗，尤其是在分娩前的一段时间内，这是因为怀孕后，汗腺和皮脂腺的活动增加引起的，所以出汗多也是正常的，不必忧虑。

还有一种皮肤的变化，就是怀孕后的头发生长速度变慢，头发毛囊数目减少，但分娩后，头发毛囊的数目会大大增加，促使新发生长。

怀孕后乳房有什么变化

怀孕后，尤其是妊娠8周以后孕妈妈的乳房明显增大，这是由于妊娠期胎盘分泌大量的雌激素及孕激素刺激腺管及腺泡的发育所致。另外在胰岛素、皮质醇、甲状腺素、垂体生乳素及胎盘生乳素的共同参与下，使乳腺腺泡及腺管增生、脂肪沉积、结缔组织充血。孕妈妈在妊娠几周后即感觉乳房发胀，或有刺痛感及触痛。乳头很快增大，乳晕着色，出现皮脂腺散在隆起。妊娠后乳房的这些变化都是正常现象，目的是为产后做好充分的泌乳准备。但妊娠期并无乳汁分泌，在妊娠后期，挤压乳房时可有数滴稀薄的黄色液体，称为初乳。这是因为妊娠期大量的孕激素与雌激素有抑制乳汁分泌的作用。在分娩以后，才正式分泌乳汁。

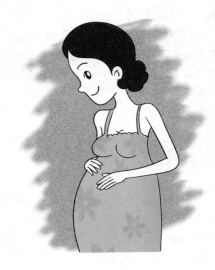

怀孕后胃肠系统有什么变化

怀孕后的肠胃系统也有所改变，造成孕妈妈许多不适。

恶心、呕吐是怀孕时最常见的肠胃反应。约 50% 的孕妈妈会出现恶心呕吐，一般常发生在怀孕早期。常发生的时间在每天早晨起床后或者是白天感到疲倦时。

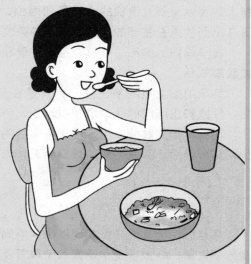

嗅觉和味觉会有改变，孕妈妈会改变以往的饮食口味，有的孕妈妈特别喜食酸，有的特别喜食辣，或者甜味食品。嗅觉特别敏感，闻到某种气味就会特别喜爱或厌恶。

唾液分泌增多，由于唾液中的酸碱度发生改变，容易患龋齿。另外，由于激素的影响，牙龈组织充血、肿胀，容易受伤及出血。所以孕妈妈要在饭后注意刷牙、漱口，讲究口腔卫生。

胃液分泌减少，影响铁质的吸收，因为铁质在酸性的环境下容易被吸收。

怀孕 20 周后，由于子宫的成长，使肠子向上、向两侧及后面移位，胃则向上移，同时由于激素的影响，容易出现肠、胃胀气和便秘的现象。怀孕期间胆囊内的胆汁排出量减少，容易产生血胆固醇过高，而使孕妈妈容易形成胆结石。

怀孕后子宫有什么变化

怀孕后，母体为适应胎儿的生长发育出现一系列变化，其中尤以子宫的变化最显著。在怀孕前子宫只有小鸭梨大，重 50 克，体积约 7 厘米×4.5 厘米×3.5 厘米。到足月妊娠时，子宫重 1000 克，增加了 20 倍，可容纳胎儿、羊水等 5000 毫升内容物，足月子宫长 35 厘米，宽 25 厘米，厚 22 厘米左右。子宫随着胎儿增长而增大，妊娠 3 个月（停经 13 周），在耻骨上 2～3 横指处可摸到子宫底部；妊娠 4 个月（停经 17 周），子宫底部位于脐与耻骨的中间；妊娠 5 个月（停经 21 周），子宫底部平脐，这时从外观可见腹部隆起；妊娠 31 周，子宫底部在脐与胸骨剑突之间；足月时，子宫底在剑突下 2～3 横指；当胎儿头入骨盆后，子宫底可降低。

为了保护胎儿能顺利分娩，分娩时强有力的宫缩，以及避免产后出血，子宫是全身唯一拥有三层肌肉的器官，为了减少分娩时子宫的阻力，自妊娠中期始，子宫颈的组织内口逐渐上延成为子宫下段，为分娩做好准备。

妊娠几个月时能看到孕妈妈腹部增大

随着孕期的进展，胎儿及其附属物（胎盘、羊水）日渐增长。至足月时胎儿重达 3～4 千克，胎盘、羊水各重约 0.5 千克，再加上子宫肌肉的增生及肥大，故妊娠后子宫按月增大。妊娠 3 个月内（自末次月经第一天算），子宫底尚未超出小骨盆腔，通过妇科检查方能查出增大；妊娠 4 个月左右，孕妈妈平卧时可在下腹正中扪及子宫的上缘，此时腹部外形尚无明显的变化；妊娠 5 个月后，子宫底升至肚脐水平或以上时则表现出腹部增大，双胎时更明显。

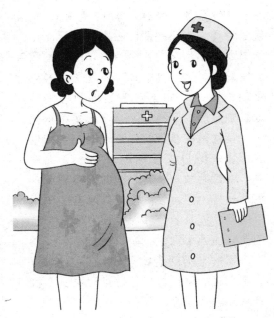

由于腹部增大是渐进性的，孕妈妈均能适应。但若在短期内迅速增大，则可引起胸闷、气促、心慌及不能平卧等压迫症状，乃属异常，应及时就医，查明原因。

由于孕妈妈身材的高矮、骨盆的倾斜度及腹壁松紧度的差异，腹部形态有所不同，部分孕妈妈腹部均匀性增大，显得腰部增粗；另一部分孕妈妈腹部向前突出，皆属正常。腹部前突并伴有明显下垂者称为悬垂腹，若发生于初产妇时，要警惕胎头与骨盆入口不相称。

怀孕后白带增多正常吗

怀孕后由于雌、孕激素增加的影响，宫颈和阴道随之发生变化。怀孕时宫颈血供增多，组织水肿，宫颈管内腺体增多，腺体分泌增加，所分泌的黏液可形成黏液栓，有防止病原体侵入子宫腔的屏障作用；阴道静脉丛显著扩张，黏膜的通透性增高。多方共同作用使阴道分泌物增多，表现为白带增多，呈乳白色，这是一种生理性改变，属正常现象。

由于怀孕期间白带明显增多，加上孕期代谢旺盛，汗腺分泌增加，所以孕妈妈应格外注意外阴清洁，勤洗外阴，勤换内裤，不穿过紧、过厚或化纤内裤。

另外，当怀孕期间白带增多并且伴有外阴痒，白带颜色、性状异常时，提示可能是念珠菌性阴道炎、滴虫性阴道炎或细菌性阴道炎所致，此时需治疗。

孕妈妈什么时候开始感到胎动

在怀孕 3 个月时（孕 12 周末），胎宝宝已发育成形。随着中枢神经系统的发育，宝宝的四肢在羊水中已能自由活动，左右腿可交替屈伸或双手伸向面部。到孕期 4 个月时，随肌肉和骨骼的发育，手脚均能活动，但因力气弱小，这时的运动还不能被母亲感受到，但在 B 超下可明显地观察到胎动。到妊娠 5 个月时，当孕妈妈精神集中，特别是在夜间躺在床上时，会感到腹部像有一只虫子似的一下一下地蠕动，就像手放在鱼篓外边时能感到鱼在跳动一样。您可爱的宝宝在子宫的羊水中蠕动、挺身、打嗝、伸展手脚，宝宝运动碰撞到子宫壁，妈妈就能感到胎动了。第一次胎动会给孕妈妈带来惊喜，这是生命的象征，是妊娠过程中一个极有意义的"里程碑"。

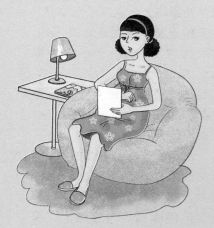

一般情况下，孕妈妈于怀孕 5 个月时开始感到胎动。随后胎动越来越活跃，到怀孕晚期又渐少。平均每小时 3～5 次，胎动正常是胎儿生存情况良好的表现之一，故胎动计数是监测胎儿安危的手段之一。

第二节　孕期需做的检查

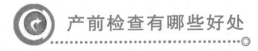

娠期的定期检查是绝对不可少的，因为在妊娠期间定期检查，可及早发现母体疾病、妊娠异常，及时采取治疗措施。定期检查的项目包括：血压、体重、浮肿、血、尿、子宫、乳房、胎儿（大小、姿势、心音）等；根据情况有时需做心电图。医生会根据检查结果，与孕妈妈交流，解答孕妈妈的疑问，并给予孕妈妈相应的医疗指导。

为什么要做产前检查

产前检查很重要，通过产前检查首先可以了解孕妈妈的健康状况以及有没有引起先天遗传性疾病和导致胎儿发育畸形的因素。尤其是孕妈妈患有慢性病（如心脏病、肺结核等）时，是否会因怀孕使病情加剧甚至危及生命，通过产前检查，就可明确是否应终止妊娠。其次，通过产前检查，可以了解骨盆和产道是否正常，能否自然分娩，如发现异常时要做好准备，以防临产时措手不及。

通过产前检查，掌握胎位或胎儿生长发育，对可疑畸形或其他异常情况进行必要的特殊检查。

通过产前检查接受医生指导，做好产前、产时的精神物质准备，保证妊娠与分娩的顺利进行。

育龄妇女在停经 40～50 天之间，可做 1 次妊娠确诊检查，以后到 7 个月每月检查 1 次。从 8 个月起每半个月检查 1 次，9 个月开始每周检查 1 次。检查中如发现异常应按医生指导进行防治。

产前检查有哪些好处

孕妈妈产前检查有利于孕妈妈身体健康和胎儿监测。孕期检查从怀孕后开

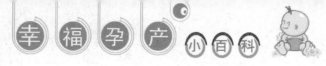

始，整个妊娠都应按时进行全面而系统的产前检查。产前检查有以下几点好处：

（1）通过全面健康检查，可以纠正孕妈妈身体的某些缺陷，如果发现孕妈妈有疾病不宜继续妊娠，或者发现胎儿有明显遗传性疾病时，可以及早终止妊娠。

（2）经常定期检查，可了解胎儿发育和母体变化情况，如有异常及早治疗。

（3）通过定期检查，可进行孕妈妈生理卫生、生活及营养指导，以便加强孕妈妈及胎儿的健康保护，有利于顺利渡过整个孕产期。

（4）通过全面系统的观察，可决定分娩时的处理方案，保证分娩安全。

（5）通过产前检查，医生可向孕妈妈说明产前产后应注意事项，打消不必要的顾虑，使孕妈妈掌握分娩时应如何与医务人员配合，顺利分娩。

产前检查应多久进行一次

以往产前检查从怀孕 5～6 个月才开始，常使某些内科并发症或遗传病需要终止妊娠者延误了治疗时机，另外，对孕妈妈的基础血压、基础体重也无从了解。围产医学的发展使产前检查的内容得到充实，产前检查开始的时间也提前到怀孕 3 月。在正常情况下，整个孕期要求做产前检查 9～13 次，孕 3 月进行首次全面检查，以后每月检查一次，孕 32 周后每 2 周检查一次，孕 36 周后，孕妈妈、胎儿变化大，容易出现异常，需要每周检查一次。发现孕妈妈或胎儿有异常情况时，应根据病情入院或增加门诊检查次数。如孕妈妈未按医嘱如期复查，应进行电话、通信联系或家访以防病情恶化，出现意外。

妇科检查会造成流产吗

妇女怀孕后要定期做产前检查，这有利于母婴的健康，有时为了弄清怀孕的情况，还需要做些妇科检查。不少孕妈妈对此不理解，甚至认为孕妈妈做妇科检查会引起流产，因而拒绝医生检查。其实这种认识是错误的。

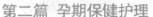

　　早孕时做妇科检查是通过阴道、腹部双合诊了解子宫的大小和质地，以确诊是否早孕，也给以后子宫的变化提供基础情况。在有宫外孕或可疑肿块时，更必须进行阴道检查，以尽早诊断，及时处理。

　　医生在做妇科检查时，尤其在考虑到妊娠可能时，动作会很轻柔，所以妇科检查不会影响胚胎发育，也不会造成流产。医生检查时，孕妈妈应积极主动配合，精神不要紧张，腹部应当放松，这样可使检查顺利进行，以便准确查出可能的病变所在，如果已经存在某些变异和早产、流产因素，流产也是无法避免的。

为什么产前检查要从怀孕早期开始

　　产前检查应从怀孕早期开始，而且首次检查应详细全面，这是非常重要的。其一，医生需要了解孕妈妈是否有不适合继续妊娠的情况，如严重的心脏病、肝脏疾病、肾脏疾病、血液病、糖尿病、急性感染性疾病、接触毒物或放射线等，若有此类情况，在怀孕早期行人工流产术终止妊娠，对身体损害较小。其二，有助于确定妊娠是否正常及妊娠周数。特别是月经周期不规律者，怀孕早期子宫的大小及B超检查对推算预产期有重要的参考价值。其三，可以了解生殖器有无异常，如炎症、肿瘤、子宫阴道畸形等。一旦到怀孕中、晚期，由于子宫增大，占据盆腔，会使肿瘤和

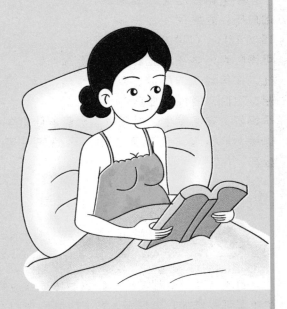

畸形的诊断变得非常困难。其四，怀孕早期的血压和体重能代表未怀孕时的水平，可作为孕妈妈的基础值，对某些妊娠晚期并发症的监测诊断有重要的参考价值。其五，尽早地接受孕期保健的指导，能减少妊娠并发症的发生。因此，产前检查要从怀孕早期开始。

为什么产前检查要测量血压

每次产前检查都要给孕妈妈测量血压。正常妊娠中期收缩压和舒张压比孕前稍低；孕末期恢复原状。在妊娠6～7个月后，约10％孕妈妈出现血压升高或伴有浮肿、蛋白尿，这就是妊娠常见的并发症——妊娠高血压综合征，对母亲、胎儿有一定危害，早期发现，及时治疗，比较容易控制病情。

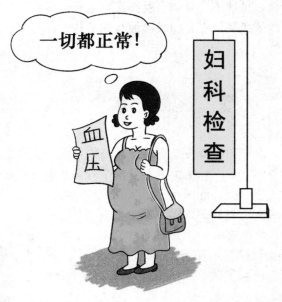

早孕期血压可作为基础血压。妊娠期间血压≥18.7／12kpa（140／90mmhg）可诊断为妊娠高血压综合征。在年龄大、肥胖、双胎、贫血、慢性高血压等孕妈妈更容易发生。血压过高会影响胎盘血循环，胎儿由于供血不足而生长迟缓，严重者可至胎死宫内；孕妈妈可因高血压危象而抽搐或心力衰竭致死。

为什么产前检查要测体重

每次产前检查都要给孕妈妈测体重（应知道孕前体重）。孕期母体和胎儿的重量都在增加，孕妈妈体重平均增长9～12.5千克，有资料表明，孕妈妈体重增加10.9～12.3千克者，围产儿死亡率很低；体重增加超过12.3千克，围产儿死亡率增高。所以，孕妈妈要合理地控制和调整体重。

孕期要供应孕妈妈更多的热量和营养物质，尤其是胎儿生长所必需的动物蛋白。妊娠末期，因母体组织间液体存贮量增多，表现为体表凹陷性水肿（显性水肿）；或仅表现体重增加（隐性水肿）。怀孕晚期，孕妈妈体重一般每周增加不应超过 0.5 千克，体重增长过多过快，大多因体内液体贮留过多所致。水肿常常是妊娠高血压综合征的初期表现，所以观察孕妈妈体重变化很重要。

为什么产前检查要查肝功能

肝脏是体内的重要器官，在物质代谢（糖、蛋白质、脂肪、维生素、激素）和解毒、免疫、凝血等方面起着重要作用。随着妊娠进展，肝脏负担也逐渐加重，肝功能有所改变，如转氨酶、胆红素、胆固醇可有增高，血浆总蛋白、白蛋白可下降。但由于肝脏贮备能力大，所以无明显症状，肝组织也无病变，产后很快会恢复正常。

妊娠期肝脏病以病毒性肝炎最为常见。绝大多数成年人对甲型肝炎已获得免疫，不再受传染。但在怀孕后初次感染了甲型肝炎，或者原来的慢性肝炎未完全治愈，妊娠以后病情加重时，孕妈妈的早孕反应常常比较重，易并发妊娠高血压综合征、产后出血、流产、早产、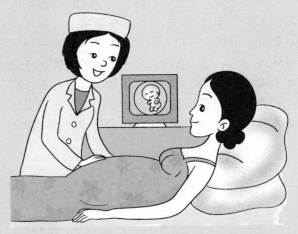死胎，新生儿死亡率也比正常孕妈妈分娩的新生儿高。乙型肝炎还可传染给胎儿和婴儿。

由于肝炎的常见症状如厌食、恶心、呕吐、乏力容易被误诊为妊娠反应，所以早孕筛查门诊除了详细询问肝炎病史或肝炎接触史以外，借助肝功能化验可及早发现肝炎，及时隔离治疗，这对于预防肝炎从普通型转为重型非常重要。急性肝炎或慢性肝炎的孕妈妈，妊娠对母、胎均不利，应动员做人工流产。

妊娠期急性重型肝炎容易危及母子生命，所以产前检查肝功是非常必要的。

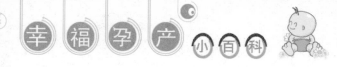

为什么产前检查要查血常规

血红蛋白（血色素）是血液中红细胞的重要成分，由蛋白和铁结合而成。红细胞输送氧和二氧化碳的功能主要通过血红蛋白完成。

孕期血容量约增加 50%，红细胞约增加 30%，血液相对稀释，称"生理性贫血"，以血红蛋白低于 100 克/升以下为孕妇贫血诊断标准。现在世界卫生组织的孕妇贫血诊断标准是血红蛋白低于 110 克/升。

血红蛋白中的蛋白来源于膳食，铁来源于膳食和每日正常破坏的红细胞，孕期母体与胎儿对铁的需要量增加，孕妈妈如摄入不足会引起贫血。贫血的孕妈妈红细胞数目少，携氧能力低，致使各组织器官有不同程度的缺氧。为了满足孕母和胎儿的生理需要，机体靠加快呼吸、心跳次数来代偿，严重贫血时可出现头晕、眼花、心慌、气短、无力、水肿等贫血症状，容易并发妊娠高血压综合征、胎儿宫内缺氧、胎儿宫内发育迟缓、早产等，分娩时对出血的耐受能力降低，易发生失血性休克，产后阴道、腹部伤口愈合能力差，产褥感染几率相对增加。

产前检查应每 1~2 个月复查一次血红蛋白，为预防妊娠期贫血，孕妈妈应注意多食含蛋白和铁的食物，必要时还需要补充铁剂。

为什么产前检查要查尿常规

尿常规检查包括尿液颜色、透明度、酸碱性、比重、蛋白质、糖，以及显微镜下红细胞、白细胞、管型等。产前检查尿常规着重于后 5 项。正常孕妈妈尿液蛋白阴性或仅有微量蛋白，不含糖，显微镜高倍视野下，白细胞不超过 5 个，无红细胞及管型。

首次产前检查，除详细询问有无肾炎，泌尿系统感染病史外，还应常规检查尿液。如尿液中出现较多蛋白质、白细胞、红细胞、管型并伴有高血压及肾功能减退时，不应继续妊娠。

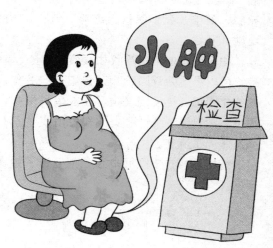

蛋白尿是妊娠高血压综合征的主要症状之一，为预防疾病发生、了解病情变化，每次产前检查都要查尿蛋白。尿蛋白的出现，表示肾脏有组织和功能上的损害。凡尿蛋白等于或大于＋＋，应住院观察、治疗。尿蛋白在＋＋＋以上，说明病情严重，应综合考虑临床、化验、B超、胎心监护等决定是否终止妊娠，以免胎死宫内。

尿常规化验出现尿糖，可能是妊娠期肾脏排糖阀降低或合并妊娠期糖尿病，需结合血糖、葡萄糖耐量试验的检查给予相应诊疗措施，并进行相关知识宣传，以减少妊娠期糖尿病的发生。

为什么产前检查要查血型

为孕妈妈查血型的原因有以下几点：

（1）**为输血做准备**　孕妇生产时由于某种原因引起大出血，如不及时输血，产妇会很快进入休克状态，危及生命。若事先已测好血型，就可即刻配血、输血。否则临时查血型会延误抢救时机。

（2）**预防新生儿溶血症**　胎儿的血型是父母双方遗传的。如母为 O 型、父为 A 或 B 型，子女可为 A、O 型或 B、O 型。人类还可通过多种途径接触 A、B 血型物质，而在血液中产生抗 A 或抗 B 的抗体。如孕妈妈与胎儿血型不合，O 型血的孕妈妈血内的抗 A、抗 B 体可通过胎盘到胎儿体内，使胎儿红细胞凝集、破裂，发生溶血。红细胞破坏过多，胎儿、新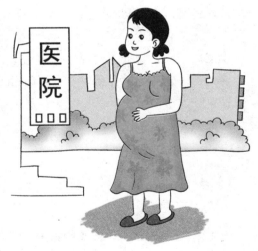生儿可出现黄疸、贫血，即新生儿溶血症，重者可在出生后24小时内出现黄疸，并能损伤脑组织引起核黄疸、脑瘫，造成终生残疾或出现心力衰竭而死亡。

凡 O 型血的孕妈妈，或有过新生儿溶血史的孕妈妈，都要于分娩前尽早测定血清抗体的浓度，浓度较高者服用中药可减少或中和抗体，以预防新生儿溶血和减轻溶血程度。

为什么产前检查要测量骨盆

分娩时胎儿通过的通道称为"产道"。其中子宫颈、阴道和外阴部，由于是肌层组成的柔软部分，所以分娩时有相应的伸缩性，但是骨盆是硬骨头，没有伸缩性。

由此可见，骨盆的大小对分娩有很大影响。测量骨盆可以估计骨盆腔的大小，预测分娩时足月胎儿能否顺利通过。

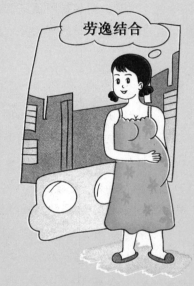

劳逸结合

一般来说，高大的女子，骨盆也大，胎儿也较大；瘦小的女子，骨盆也小，胎儿也较小。但也不能一概而论，也会有个别特殊的情况。

骨盆是产道的重要部分，常称为"硬产道"。分娩的快慢、是否顺利，都与骨盆的形状和大小有密切关系。骨盆形态虽正常，但径线短，也可能发生难产现象；相反，骨盆虽异常，但径线长，分娩也不一定有困难。所以在分娩前对骨盆进行详细检查是很重要的。一般在第一次产前检查时医生就会测量骨盆的各径线，在孕妈妈记录卡上记录以便查考。

为什么产前检查要查甲胎蛋白

甲胎蛋白是由胎儿肝脏及卵巢囊肿产生的一种蛋白质，主要在胎儿期出现，出生以后逐渐减少，以至消失。正常成年人血液中甲胎蛋白含量极低。随妊娠周数的逐渐增加，从妊娠 12 周孕妈妈的血中也逐渐出现一定水平的甲胎蛋白。20 世纪 70 年代初有学者发现羊水中甲胎蛋白增加常合并胎儿神经管缺陷，同时母血中甲胎蛋白的含量也相应增高。

从受孕的第 29 天起，胚胎的肝脏即开始合成甲胎蛋白。羊水中甲胎蛋白的含量，低于胎儿体液中的含量。妊娠 13～16 周羊水内的甲胎蛋白可达 2000～

3000 纳克/毫升，此后即急速下降，足月胎儿羊水中甲胎蛋白在 20~30 纳克/毫升。孕妈妈血液中的甲胎蛋白一般在妊娠 16 周时可测出，32 周达高峰，为 300~400 纳克/毫升，以后逐渐下降。孕妈妈个体差异较大。

当胎儿发生先天畸形，如无脑儿、开放性脊柱裂、内脏外翻等，胎儿体内的甲胎蛋白溢入羊水，使羊水中的甲胎蛋白含量增多，所以进入母血中的甲胎蛋白也相应增加，因此甲胎蛋白的检查具有十分重要的意义。

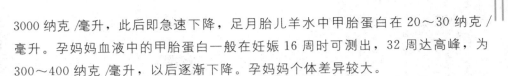

为什么产前要测量宫高、腹围

每次产前检查都要测量孕妈妈的宫高和腹围，这有什么意义呢？随着妊娠进展，孕妈妈的子宫高度和腹围也随之增长，根据增长速度，可了解胎儿宫内发育情况。

据国内统计，孕 16~36 周，宫高平均每周增加 0.8~0.9 厘米，36 周后减慢，为每周增加 0.4~0.5 厘米。腹围因孕妈妈胖瘦不一，变化较大，宫高及腹围对照，可靠性加大。

宫内胎儿发育迟缓、畸形、羊水过少、横位、子宫畸形、死胎等，均可使宫底低于正常值或增长速度减慢、停滞。多胎、羊水过多、巨大儿、畸胎、臀位等，可使宫高高于正常值或增长速度加快。如综合宫高、腹围分析，宫高增长慢而腹围增长快可能为横位、悬垂腹；宫高增长快而腹围增长慢可见于臀位；而羊水过多、双胎、巨大儿均可超出正常范围；两者增长均慢者，90% 生出低体重儿。结合 B 超测量胎儿，对鉴别胎儿正常和异常发育更有帮助。

用宫高、腹围的变化来监护妊娠，对提高围生质量有重要意义。

孕妈妈做 B 超有什么作用

孕妈妈进行 B 超检查是必不可少的。从医学角度来说，约 15% 的妇女怀孕是有一定危险的，胎儿的发育状况必须严格监视。B 超的作用如下：

（1）**观察胎儿生长发育及周围环境** 早孕停经 5~6 周就可以在宫腔中看出胎囊，随孕期的增加，可观察胎儿的发育情况，还可诊断有无流产的危险，可以确诊胎儿是否是宫外孕。妊娠晚期，超声波观察胎位、脐带和胎盘位

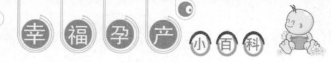

置，测量子宫内羊水的多少，以尽早发现胎儿宫内窘迫。

（2）发现异常情况

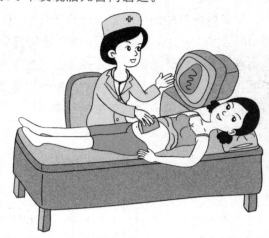

妊娠15～25周内，超声能够显示胎儿畸形、胎儿发育迟缓、胎儿不正、羊水多、脐带绕颈、前置胎盘、胎盘早剥或胎盘老化、葡萄胎、妊娠合并子宫肌瘤和卵巢肿瘤等。

但是，最近研究发现，B超检查对孕妈妈早期绒毛超微结构、细胞膜有直接损害，在胚胎发育过程中，可使流产及畸形率升高。通常在膀胱充盈的条件下，B超检查子宫和妊娠情况仅需1分钟就能完成。因而在孕早期，孕妈妈如没有特殊情况，应避免做B超；非做不可时，孕妈妈可先贮尿，使膀胱充盈，缩短B超检查时间，以便将时间控制在1分钟之内。

孕妈妈谨慎使用B超检查，所获得的益处远远大于其可能存在的危险，注意B超的安全要求，即可防止危险出现。

第三节　孕期日常生活与保健

现代人的生活节奏越来越快，人很容易由于过分紧张而出现疲劳不适或得病。孕妈妈也同样不可避免，即使工作不忙，也会因看电视、晚睡，或者精神紧张、压力大而出现亚健康症状。平常而繁杂的家庭生活，如果能用积极的态度和方法去对待，可能会变得很有滋味，这不仅能给每个家庭成员带来好心情，还有益于孕妈妈的健康，这对胎儿也是极有益的。

怀孕早期性生活注意事项

人与普通动物的区别之一在于能用理智战胜感情，控制生理上的需要。为了下一代的平安健康，夫妻必须做出理智的选择。性生活是夫妇婚后的正常生活，但当妻子怀孕后，如何过性生活却是应该高度重视的事情。为了保证胎儿的健康，妊娠头3个月应避免性交。

为什么妊娠头3个月要禁止性生活呢？这是因为，妇女怀孕后内分泌机能发生改变。在心理上，担心性生活会影响胎儿的正常发育和安全；身体笨重，不灵活，行动缓慢，不方便等，因此对性生活的要求降低。更重要的是，妊娠头3个月，由于胚胎正处于发育阶段，特别是胎盘和母体子宫壁的连接还不紧密，如果进行性生活，很可能由于动作不当或精神过度兴奋使子宫受到震动，致使胎盘脱落而造成流产。即使性生活时十分小心，由于孕妈妈盆腔充血，子宫收缩，也很容易造成流产。

对于孕妈妈表现出的对性生活的厌倦，丈夫应充分理解，可以采用其他方式交流夫妻感情。夫妇过性生活应该相互体贴和谅解，如果男方不能做到这一点，就容易造成孕妈妈的不愉快和夫妻感情上的隔阂。因此，在能不能性交的问题上，首先应考虑是否对胎儿有不良影响。在此阶段，应禁止或尽量控制性生活。

孕妈妈着装的注意事项

孕期妇女的衣着不同于往常。妊娠期间，妇女的生理机能和体型都发生了比较明显的变化。因此，孕妈妈的衣着应该以舒适、宽松、方便为原则。有不少女性为赶时髦，怀孕以后仍穿紧身衣、牛仔裤等，将身体紧紧地裹着，这种做法是不科学的。

（1）妊娠后，随着胎儿的发育，子宫慢慢变大，腹部逐渐向前隆起。由于内分泌因素的影响，孕妈妈的乳房逐渐丰满，为哺育未出世的小宝宝做好了准备。所以，孕妈妈应穿宽松、方便、舒适的衣服。

（2）孕妈妈的代谢十分旺盛，皮肤散热量增加，所以孕妈妈服的选择也比较讲究。一般应选用吸湿性强、手感好的纯棉面料，冬天从保暖性考虑，最好用毛织品。内衣

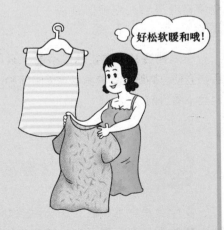

好松软暖和哦！

选用吸湿性能好、有伸缩性的材料，贴身的衣服要选用透气性好、保温性好、手感好的面料，化纤制品尽量不用。衣服要勤洗勤换。

孕妈妈如何选择内衣

（1）胸罩

怀孕时，乳房是从下半部往外扩张的，增大情形与一般胸罩比例不同，因此，不宜穿加大尺码的一般胸罩，而应该选择专为孕妈妈设计的胸罩，并随着乳房的变化随时更换。

从怀孕到生产，乳房约增加到两个罩杯大，孕妈妈应该在此基础上选择较为宽松的胸罩，以使乳房没有压迫感为宜，避免影响乳腺的发育。过紧的胸罩还会因与皮肤磨擦而使纤维织物进入乳管，造成产后无奶或少奶，因此不要选择过紧的胸罩。

（2）内裤

为防止腹部着凉引起流产、早产，要选择能把腹下区完全遮住的三角裤。

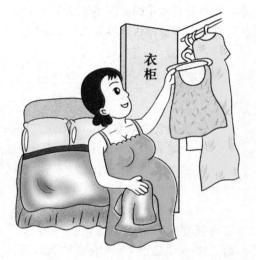

在怀孕期容易出汗，阴道的分泌物也增多，所以，制作三角裤最好选择具有良好透气性、吸湿性以及容易洗涤的纯棉面料。

三角裤的松紧带不可太紧，以免紧勒肚子和大腿根部造成不适。

（3）袜子

孕后期容易脚肿，袜口不能太紧，否则会使已肿胀的脚静脉回流受阻而肿得更厉害。选用宽松的棉袜，吸水性强，穿着时也不易滑倒。

孕妈妈不宜穿高跟鞋

女性喜欢穿高跟鞋，因为高跟鞋能增加身高，弥补个子矮的不足，就是身体不矮的人，穿上高跟鞋也会显得更苗条。同时，穿高跟鞋还可以使人挺胸收腹，显得精神。此外，高度适宜的高跟鞋（2~3厘米为宜），鞋底的造型正好符合正常人的足弓，这样可使脚掌受力均匀，无论是站立还是行走，都不会感到很累。有平底足的人穿高跟鞋还有矫形作用。

但是妇女怀孕后，身体情况有了变化，肚子一天一天增大，体重增加，身体的重心前移，站立或行走时腰背部肌肉和双脚的负担加重。这时如果穿高跟鞋，就会使身体站立不稳；由于身体加重，脚的负担也加重，走路或站立都会使脚感到吃力。因此，孕妈妈不宜再穿高跟鞋。另外，怀孕常常会使人的下肢静脉回流受到一定影响，站立过久或行走较远时，双脚常有不同程度的浮肿，此时若穿高跟鞋，由于高跟鞋的鞋底、鞋帮较硬，不利于下肢血液循环。

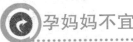 孕妈妈不宜使用的化妆品

爱美之心，人皆有之。但是在怀孕之后，特别要警惕某些化妆品中含有的化学成分对胎儿的危害。

（1）染发剂

孕妈妈应该禁用。曾有一位孕妈妈使用了染发剂后，第二天感到头痛，然后整个脸部都肿起来，眼睛无法睁开，随后出现了先兆流产的症状。据报道，染发剂对胎儿有致畸作用，因此孕妈妈为胎儿健康考虑，不能使用染发剂。

（2）冷烫精

在妊娠中期，孕妈妈的头发比较脆弱，极易脱落，使用冷烫精会加剧头发的脱落。

（3）指甲油

指甲油大多是以硝化纤维为基料，配以丙酮、乙酯、丁酯、苯二甲酸等化学溶剂、增塑剂及各色染料制成。这些化学物质对人体有一定的毒性作用，因此孕妈妈涂指甲油虽美化了自己的纤纤细指，却可能危害了腹中的胎儿。

（4）口红

口红是由各种油脂、蜡质、颜料

和香料等成分组成。其中油脂通常采用羊毛脂，羊毛脂除了会吸附空气中

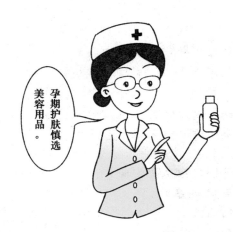

各种对人体有害的重金属微量元素，还可能吸附大肠杆菌。孕妈妈涂抹口红以后，空气中的一些有害物质就容易被吸附在嘴唇上，并随着唾液侵入体内，使腹中的胎儿受害。鉴于此，孕妈妈最好不涂口红，尤其是不要长期涂抹口红。

此外，有些化妆品的质量也令人担忧，其中含有铅、汞、砷等对人体有害的元素或大量的细菌。因此，孕妈妈选用时须格外当心。

如何解除孕期身体酸痛

怀孕中期以后，由于血液成分发生变化，以及胎儿头部压迫骨盆神经，容易造成腰背及身体各部分的疼痛。

此时，由于孕妈妈腹部膨胀、身材改变，腰部肌肉的负担加重，若平时不注意运动，体力就会变得很差，而且腰部及背部也特别容易酸痛。

解决腰酸背痛最简单的方法就是多运动，例如适度的健身操、有氧舞蹈、游泳等，都是很好的运动。同时平时应注意保暖避免受寒，感觉疼痛时可按摩，或者贴涂药膏，以减缓酸痛的程度。

孕妈妈不宜长时间看电视

电视机在工作时，显像管会不断产生一些肉眼看不见的 X 射线。我国电视机安全检测部门对电视机测定证实，电视机发射的 X 射线很弱，所以对人体不会产生多大危害。但若长时间看电视，特别是离荧光屏太近，就会引起头晕脑胀、疲乏无力、精神紧张，因而影响孕妈妈和胎儿的健康。孕妈妈应避免长时间看电视，并避免看刺激性较强的节目，看电视时应距离电视屏幕两米以上，看完电视后用清水洗脸洗手，尽量消除放射线对人体的影响。

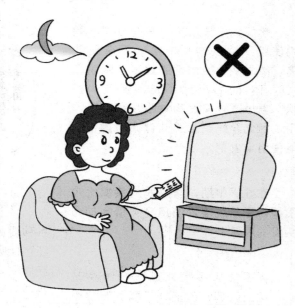

孕妈妈不宜睡席梦思床

孕妈妈不宜睡席梦思床，这是因为易致脊柱位置失常。孕妈妈的脊柱较之

正常状态，腰部前曲更大，睡席梦思床及其他高级沙发床后，会对腰椎产生严重影响。仰卧时，其脊柱呈弧形，使已经前曲的腰椎小关节摩擦增加；侧卧时，脊柱也向侧面弯曲。长此下去，使脊柱的位置失常，压迫神经，增加腰肌的负担。因此，孕妈妈睡席梦思床既不能消除疲劳，又不利生理功能的发挥，并可引起腰痛。

还有就是，不利翻身。正常人的睡姿在入睡后是经常变动的，一夜辗转反侧可达 20～26 次。研究认为，辗转翻身有助于大脑皮质抑制的扩散，提高睡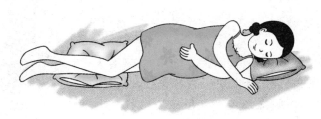眠效果。然而，席梦思床太软，孕妈妈深陷其中，不容易翻身。

孕妈妈仰卧时，增大的子宫压迫腹主动脉及下腔静脉，导致子宫供血减少，对胎儿不利，甚至出现下肢、外阴及直肠静脉曲张，有些人因此而患痔疮。右侧卧位时，上述压迫症状消失，但胎儿可压迫孕妈妈的右侧输尿管，使之易患肾盂肾炎。左侧卧位时上述弊病虽可避免，但却可造成心脏受压，胃内容物排入肠道受阻，同样不利于孕妈妈健康。

因此，孕妈妈不宜睡席梦思床。孕妈妈以睡棕绷床或硬床上铺 9 厘米厚的棉垫为宜，并应注意枕头松软，高低适宜。

 ## 孕妈妈能操作电脑吗

随着科学技术的进步，电脑已日益渗透到人们的工作、生活、学习中。越来越多的妇女从事与电脑有关的职业。怀孕以后，很自然就会关心，电脑对胎儿有没有影响。

世界卫生组织专家认为，操作电脑影响孕妈妈生育结局的原因很多，主要是工作疲劳和过度紧张，其次可能是来自电脑的极低频电磁场。

为生育一个健康、聪明的孩子，针对电脑操作中存在的一些有害因素，建议采取以下防护措施：

①如果工作条件允许，孕期头 3 个月暂时不接触电脑，即使在整个孕期，也不要长时间、连续工作，每工作 1 小时，到室外活动一会儿。

②作业姿势不能固定不变，长时间固定坐位，影响胎儿生长发育。

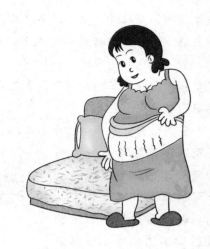

③电脑机房应定时换气，保持通风和空气新鲜。

④电脑排列应背靠背，以减少电磁辐射的强度。

减轻妊娠纹的方法

妇女怀孕以后，随着腹部增大，在腹壁上会出现一条条花纹，人们称它为妊娠纹或"花肚皮"。妊娠纹的花纹弯弯曲曲，两端细，中间宽，一条条平行或互相融合。大约70%的孕妈妈在怀孕5～6个月时显现，除腹壁可见外，臀部、大腿和乳房的皮肤也可出现。初孕妈妈此纹在妊娠期呈粉红或紫红色，常有黑色素沉着，皮肤柔软光滑，有变薄的感觉。分娩后，花纹色素消退，遗留灰白色或银白色有光泽的疤痕样花纹。妊娠纹实际上是皮肤的萎缩性变化，这种萎缩性改变与皮肤的高度伸展有关，但主要是由于孕期肾上腺皮质激素分泌增多，使皮肤弹性减弱，弹性纤维断裂所致。又由于真皮内血管管壁变薄而显现粉红或紫红色。分娩后花纹颜色变白，但不能消退。

要防止妊娠纹的发生，一方面要防治病理性妊娠，如巨大胎儿、羊水过多、多胎妊娠等，以减少因子宫过度胀大而使腹部过度膨胀的因素。例如合理调节饮食，避免营养过剩而产生巨大胎儿等。另一方面要加强腹部皮肤、肌肉弹力纤维的弹性，使腹部保持足够的弹性以适应腹部的膨胀。

这就需要孕妈妈在孕前注意体育锻炼，特别是要注意腹部锻炼，如做仰卧起坐、俯卧撑等。经常坚持腹部锻炼的人，妊娠纹的发生很少，即使有也很轻微。

孕妈妈不宜去的地方

怀孕期间，孕妈妈最好不去以下地方：

①人多拥挤的公共场所，如商店、影剧院等，以免染上感冒，影响孕妈妈和胎儿健康。

②噪声大的地方，如工厂车间、马路交叉路口、建筑工地，以免噪声刺激、损伤胎儿的神经系统和听力器官。

③不到卫生条件差的街头饭馆、流动餐车上购买食品、吃饭，以免患肠道传染病。

④太冷或太热的天气，不要在室外停留时间过长。

⑤尽量不去公共游泳场所，以免

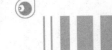

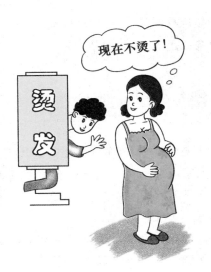

身体对钙、磷的吸收；防止孕妈妈缺钙引起的小腿抽筋，并有助于胎儿骨骼的发育；通过散步，产生适度的疲劳，能帮助睡眠；另外散步可以调整心情，消除烦躁和郁闷。

散步的方式：每天 1～2 次，每

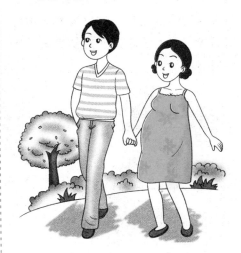

患生殖道传染病。

⑥不到有异常气味的场所，如刚喷洒过农药的田地里、果园、新装修的居室，以免影响胎儿神经系统的发育。

孕妈妈最适宜的运动

对孕妈妈来说，适度运动十分必要。运动可以增强心肺功能，助消化，促进腰部及下肢血液循环，减轻腰酸、腿疼。而且分娩时需要相当的体力，在孕期积攒和保持体力，关系到能否正常分娩。运动不足，容易引起食欲缺乏、便秘和肥胖。

这里说的运动，指的不是一般所说的那种体育运动。如果是从孕前就有长期坚持的体育项目，控制点运动量，可以继续做下去。

散步是妊娠时期较适宜的运动。其好处主要有：可以呼吸户外的新鲜空气，增加紫外线照射，促进孕妈妈

次半小时左右。要慢慢走，不要走得太急，不要使身体受到振动。尤其是孕早期、孕晚期要格外注意。夏天最好在阳光不太强的早晨或傍晚，冬天最好在暖和的下午。散步路线最好躲开人群稠密的地方。

工作疲劳如何休息

孕妈妈要顺应身体的自我感觉，想休息就休息，想睡就睡会儿，这是很自然的。如果违背身体的要求，不仅没有道理，而且没有好处。

（1）孕早期

孕妈妈身体对于妊娠还不适应，

很容易疲劳，或者浑身无力。此时，应躺下休息，或坐在椅子上，把腿伸直放在另一个椅子上。如果早孕期没有什么特别异常，觉得身体同以往一样，也要多加小心，注意休息。过度疲劳会引起各种各样的疾病，也容易感染病毒性疾病等。有过流产史或此次有先兆流产现象，一定要遵医嘱卧床休息。

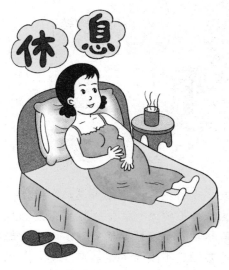

（2）孕中期

妊娠反应消失，孕妈妈情绪好转，往往容易不知不觉地操劳过度。这时应安排好工作及休息的时间，哪怕只有 5 分钟、10 分钟，缓解疲劳的程度就不一样。长时间总是一个姿势坐着不动，或者在全力以赴干一件什么事情以后，不休息是不行的。

（3）孕晚期

孕妈妈腆着肚子，行动不便，也特别容易疲劳。因此，只要有一点时间，

也要休息。应以休息为"主"，工作和家务事是"从"。

生病时如何使用药物

在妊娠中尽可能不要吃药。也有因便秘吃泻药而流产的例子。但是当患重感冒不见好转的时候，也要吃药。因为治好疾病也是重要的。

吃药的时候必须与医生商量，要遵医嘱。特别是泻药、安眠药、头痛药、驱虫药都要得到医师的指导才能服用。中成药也要得到医生同意。营养药也不能随便吃，也应与医师商量。

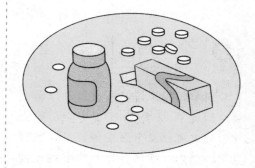

在妊娠中可使用的抗生素为青霉素类、红霉素及林可霉素。许多抗生素均对胎儿有害，常见的有：四环素、多西环素可影响骨骼的纵向生长，造成先天性肢体畸形，牙齿棕黄色（四环素牙），牙齿发育不良；链霉素、庆大霉素及卡那霉素可致先天性耳聋，肾脏损害；万古霉素亦可致耳聋及肾损害；氯霉素抑制骨髓机

能，新生儿灰白色或青紫；磺胺类可致新生儿病理性黄疸（胆红素脑病）；利福平可致泌尿系畸形，脑积水，甚至胎死宫内。

阿司匹林、非那西汀可致骨骼畸形，神经系统及肾损害。

巴比妥类镇静剂造成指趾短小畸形，鼻孔通连。安定可使胎儿发育迟缓。

激素类均有致畸作用。抗癌药亦有致畸作用，甚至可胎死宫内。

有些中药有堕胎、致畸及死胎作用，如巴豆、水蛭、斑蝥、牵牛、三棱、莪术、麝香、虻虫等。故服用中药时，一定向医生说明自己是孕妈妈、汤剂、成药中均有孕妈妈禁忌的药物，一定要多加小心。

孕妈妈的旅行、外出

流产多发生在妊娠初期和分娩前1个月，在这个时期应避免旅行。除此之外的一些时候，也应尽量避免旅行。不得已的时候，要注意把日程安排得宽裕些，还应有人陪同前往。

如果在妊娠中必须乘飞机时，更应多加小心。不仅要人陪同，还应事先与医生商量。

妊娠初期想去买点喜欢吃的食物，与好友聊聊天或看看电影，听听音乐会等还是可以外出的。另外我国多为职业妇女，不外出也不现实。如是农村也多为劳动妇女，不下地也不太可能。但外出时应注意一些问题，比如要随身携带《围产期保健手册》，天冷时多穿些衣服，戴帽子或头巾；乘车时应错开高峰人多时；避免到人群拥挤的场所去；穿平跟鞋，上下楼梯不要滑倒。

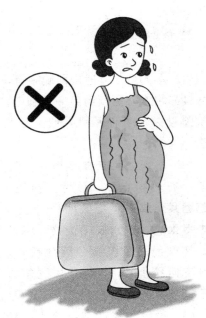

不要看恐怖片，不要去听摇滚乐。天气过于严寒或酷热均不要外出，身体不适当然不外出。遇有风疹流行时尽可能不到人群聚集和综合性医院或儿童医院去。

当然，产前检查的医院是要按预约时间准时去的。这些医院多为妇产科专科医院，传染风疹的机会小些。

到了妊娠后期，即满7个月以后外出则应特别小心，因腹部膨出上下车均不方便，应特别小心早产。

妊娠期前3个月和后3个月是应避免旅行的，以防流产和早产。但有时有意外情况迫不得已需外出旅行时，应特别注意安全问题，尤其在乘车时一定要找一个座位坐好，以防急刹车时出现意外，不要不好意思向坐者请求让座，对让座者一定要说声谢谢。

旅行不可骑自行车，不要自己驾驶汽车。乘飞机不仅要有家人陪同，最好还要有医生或助产士一同前往，尤其七八个月以后最好多小心些。

 ## 孕妈妈站立行走与坐姿

（1）孕妈妈站立时应两腿平行，双脚稍微分开，重心落在一只脚心，每隔数分钟即将重心更换到另一只脚心。孕妈妈站立姿势不良会导致骨盆底肌肉、韧带因过久负重而松弛，给分娩增加难度，延长产程，易造成阴部组织撕裂伤。

（2）孕妈妈行走应尽量保持与孕前一样轻松自如，后背应挺直，臀部绷紧，脚心平稳着地行走。不要走得太急，或用脚尖走路。切忌因为怀孕而昂首挺胸凸肚地行走，这样不但易疲劳，且视线被隆起的肚子遮挡，易发生意外。

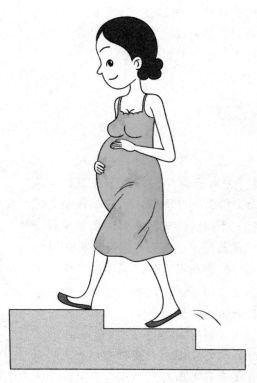

（3）孕妈妈屈膝下蹲拾物，背要直，足底平踏地面，也可以手扶物，单膝跪地，然后再起立。动作宜缓，不可猛然蹲下，猛然站起。不宜弯腰拾物。

（4）孕妈妈应坐硬质椅凳，不宜长时间坐软沙发。亦不宜坐得太矮，使得腹部受屈、受压。坐时动作应缓，不可用力猛然坐下，应先坐在椅边，再慢慢向内移，后背要直，靠在椅背上，使髋关节和膝关节成直角，大腿保持水平状态。

爱宝宝，不爱宠物

家有孕妈妈，请别再养猫、狗或鸟等宠物，因为这些宠物可能会传播狂犬病、出血热、肝吸虫病等疾病，也可能成为乙型肝炎的中间宿主，还有可能传播一种危害母婴双方的寄生虫病——弓形虫病。

如果孕妈妈时常抚摸接触感染了弓形虫的宠物，尤其是猫类，则极易被感染。由于弓形虫可迅速通过胎盘进入胎儿体内，约有三分之一的胎儿会受感染，从而引起胎儿先天性弓形虫病。同时，感染后还可能引起早产、流产、死胎，即使能存活下来的胎儿也多发育异常或畸形。

感染弓形体虫后，在急性期常常表现乏力、咽痛、肌肉痛及淋巴结肿大，当出现这些症状时，应尽快到医院就诊，确诊后往往需要终止妊娠。少数人感染此病后可无任何临床症状，这部分病人则容易引起误诊。

根据宠物的代谢特点，每年往往有1～2次"换毛"季节，此时动物的体毛和鸟类羽毛往往容易引起人类的过敏性疾病，一旦发生在孕妈妈身上，对胎儿的影响也是极大的。

 多呼吸新鲜空气，多沐浴阳光

呼吸清新空气对孕妈妈很重要，不要怕吹风感冒而不敢开窗。孕妈妈早晨起床之后，可以到绿化地带去做操或散步。树木多、有较大面积草坪的地方，尘土和噪声都比较少，有益健康。晚上最好能开些窗睡眠。若天太冷，可关窗，但在起床后，应打开窗户换换空气。

阳光中的紫外线可穿透皮肤表面，产生具有抗佝偻病、帮助体内钙质吸收的维生素 D_3。紫外线还具有杀菌和消毒作用。经常晒太阳，可以提高抵抗力，预防感染性疾病。所以，即便是冬季，只要天气较好时，也要到户外去晒太阳，每天不少于半小时。注意不要隔着玻璃窗，这样紫外线会被挡在窗外。

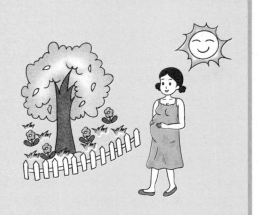

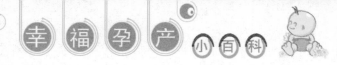

孕妈妈要学会多理解他人

家里、单位里，孕妈妈也常会遇到与他人意见不合的时候，此时最好不要固执己见，非要他人迁就自己，非要争个水落石出。我们都身处社会之中，每个人都有自己的意志，如果各不相让，社会及家庭就会变得可怕和难处，如果是怀孕的孕妈妈，就会给胎儿带来不安、不舒服的环境。所以孕妈妈要多从胎儿的角度、多从他人的立场想问题，尽量多理解他人的意见，即使不能理解，也要学会淡然处之，让它自行存在，相信这不会影响或削弱你的什么。遇事这样想了，一切就会迎刃而解了，即使是棘手的问题也会变得容易解决、沟通。

俗话说得好，后退一步，海阔天高。学会了理解他人的人，生活往往就容易、顺利得多。孕妈妈从保护胎儿考虑，更应该心胸开阔，不与人计较，尽可能避免争议和大动肝火。

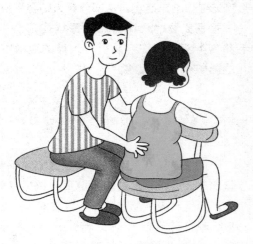

夫妻之间因为生活和工作的辛苦，往往也会有不少摩擦，相互间一定要学会体谅。有些娇惯的孕妈妈会因为怀孕而需要丈夫的无条件迁就，不这样就觉得委屈，其实这样的情绪对胎儿也是不宜的。怀孕有不适，固然需要丈夫更多的关切、体谅和生活上的帮助，孕妈妈自己也要多支持，多理解丈夫的不易和辛苦，并从为胎儿的角度出发，努力调整好情绪。善于理解他人、心胸宽阔，会使孕妈妈自身更有舒适感，因为它也能使你的气血更为畅通，从而有利于健康。

妻子怀了孕，当丈夫的自然应该多给妻子一些关心和体贴，平时适当减少一些社交活动和外部工作，少看一些足球，少做一些纯个人的事，下班后早些回家，多给妻子一些相处和共同娱乐的时间，细心帮助妻子解决一些生活小问题，有时间带妻子出去散散心、透透气，尽可能维护好妻子的情绪和心态，使她有幸福感和愉悦感。这对你们未来的宝宝是大有益处的，因为家庭和睦、妻子幸福，胎儿也一定会健康活泼聪明。

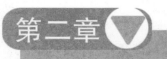

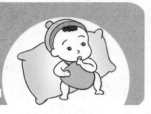

最佳胎教方案

第一节　胎教基础知识

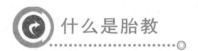

胎教，一方面是胎，一方面是教，它是胎与教相结合的学问。胎是受教育的实体，教是指胎儿在母体内能受到各方面的感化并接受教育、教养之意。胎教是指孕妈妈在各方面有意识地、主动地采取一些相应的措施，对胎儿进行良好影响的方法。

什么是胎教

　　胎教是指胎儿未出生前，在母体中接受的一种特殊的教育，是优生的保证。胎教包括胎儿和教育两个条件，是优生学和教育学相结合的一门新的科学。

　　现代医学把胎教的内涵扩展为：保持孕妈妈心情愉快、生活规律、饮食均衡、环境卫生、安静，创造最优良的条件以保证胎儿正常发育，并采用某些适宜的方法对胎儿进行感觉教育。胎教是通过母体对胎儿的综合影响来实施的。人们提倡在科学养胎基础之上进行胎教，着重加强孕妈妈和胎儿的沟通，强调孕妈妈对胎儿的刺激和影响，如开发音乐胎教法、语言胎教法、运动胎教法、抚摸胎教法、光照胎教法等具体胎教方法。这些具体而可行的胎教方法在继承传统胎教精髓的基础上，不仅完善了现代胎教的理念，而且对现代胎教理论进行了可贵的实践，使胎教真正成为一门系统的科学。

什么是广义胎教和狭义胎教

广义胎教（间接胎教）是指孕妈妈在妊娠期间，包括重视自身的健康和营养条件，同时重视周围环境的影响，努力培养积极的心理状态和情绪体验，以便让胎儿在宫内环境中受到良好的感应，使他们出生后健壮而聪明。或者说，广义胎教就是给孕妈妈创造优美的环境，通过母亲与胎儿正常的信息交换，使胎儿受到良好的宫内教育，促使胎儿的身心得到健康的生长发育。广义胎教的内容包括孕期保健、外界环境对孕妈妈的影响和孕妈妈情绪波动等，其中孕妈妈良好的精神生活尤为重要。

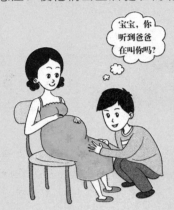

狭义胎教（直接胎教）是指根据胎儿生长发育特点，通过一定的手段，有意识、有规律地对胎儿的视觉、听觉、触觉等方面进行适宜的刺激，如对话、抚摸和光照孕妈妈腹部及听柔和的音乐、适当的运动等，促使胎儿进行反应，进而促进胎儿大脑功能和感觉运动器官的发育，达到对胎儿进行早期教育的目的。

胎教可以促进孩子智商的发育

近年来，胎教在国内外逐渐受到重视，许多研究结果表明，受过胎教的婴儿，智商普遍高于未受过胎教的婴儿。经过胎教训练的婴儿朦胧期短，智力发育快，语言能力强，动作协调敏捷。

一般来说，从胎龄5个月开始对胎儿实施定期、定时的声音和触摸刺激（包括胎教音乐、父母语言、爱抚讲话、父母用手轻轻抚摸胎儿或拍打胎儿等），这些刺激被胎儿感受后，可促进胎儿的感觉神经和大脑皮质中枢更快发育。用相同的声音刺激胎儿，可以引起胎儿大脑的粗浅记忆。这样坚持几个月，孩子出生后听觉就会比一般孩子灵敏，记忆力比一般孩子强。再加上出生后的营养充裕和不间断的早期科学教育训练，对孩子的脑发育尤其是智力开发极为有利。

科学研究表明，大脑细胞分裂增殖主要是在胎儿期完成的。它的发育有两

个高峰期：第 1 个高峰期是怀孕的 2～3 个月，第 2 个高峰期是怀孕的 7～8 个月。如果在脑细胞分裂增殖的高峰期，适当地供给婴儿丰富的物质和精神营养，脑细胞的分裂便可达到顶峰，为孩子具有高智商奠定了基础。调查表明，受过胎教（包括音乐胎教及运动胎教等）的孩子比没有受过胎教的孩子，其智商有明显的优势。

 ## 受过胎教的孩子有哪些特点

现代科学认为，胎儿的素质是可以随胎教而改变的。接受过胎教和未接受过胎教的孩子有很大区别。接受过胎教的孩子有如下明显的优点：

（1）睡眠好和不爱哭　经过胎教的孩子身体健康，体内营养充足，很少有不适感，自然睡眠良好。虽然婴儿在饥饿、尿湿和身体不适时也会啼哭，但得到满足之后啼哭便会停止。同时由于受过胎教的婴儿感音能力较好，每当听到母亲的脚步声、说话声时，就会停止啼哭。

（2）生活规律　由于胎教时多在白天进行活动，夜间父母睡眠，胎儿也静静地休息或睡眠，所以在出生后比较容易养成正常的生活规律。如在睡前播放胎教音乐或母亲哼唱催眠曲时，婴儿就能很快入睡，满月后就能养成白天醒、晚上睡的习惯。

（3）成长迅速　经过胎教的孩子明显较未经过胎教的孩子精力充足、更活泼、身体健康、生长迅速。一般新生儿出生后 3～5 天会出现体重下降 3％～9％的现象，受过胎教的孩子可以不出现体重下降现象，有利于新生儿迅速成长。

（4）能较早地与人交流　受过胎教的婴儿出生 2～3 天就会用小嘴张合与大人"对话"，20 天左右会被逗笑，2 个多月能认识父母，3 个多月就能听懂自己的名字。

（5）能较早地学会发音　受过胎教的婴儿 2 个月时会发几个元音，4 个月后会发几个辅音，5～6 个月后可发出声音并能表达一定的意思。

（6）能较早地理解语言　受过胎教的婴儿 4 个半月时能认出第一件东西，

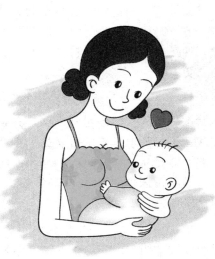

6～7个月时能辨认手、嘴、水果、奶瓶等。这样的婴儿能较早地理解"不"的意思，早期学会服从的孩子更懂事，更听话。他可以比较早地学会用姿势表示语言，会做"欢迎"、"再见"、"谢谢"等动作，也能较早地理解别人的表情，所以显得特别聪明可爱。

力，自己的事情能自己去完成，而且适应能力强，任何环境他们都能生活得很好。受过胎教的孩子想象力丰富，具有创造精神，对自己和别人以及社会能够表现出较强的责任心和义务感，遇事能通情达理。

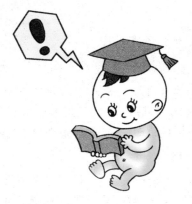

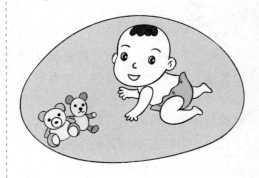

（10）**成绩优秀**　经过胎教的孩子，由于胎教的刺激，大脑发达，加之出生后早期教育，所以对知识渴望，记忆力强，理解知识快，当他们入学后学习成绩会比较优秀。

（7）**较早学会说话**　经过胎教和早期教育的孩子9～10个月时，就会有目的地叫爸爸、妈妈；但如果出生后不继续给予发音和认物训练，胎教的影响（收获）在生后6～7个月时就会消失。受过胎教和早期教育的孩子在20个月左右便能背诵整首儿歌，并且也能数数。胎教与早期教育结合更有益。

（8）**乐感强和智商高**　经过音乐胎教训练的孩子乐感都很强，并且喜欢音乐。音乐是启发智慧的一把金钥匙，这是因为音乐优美动听的旋律，易于激发大脑潜能，开发智力，提高智商。

（9）**适应能力和创造力强**　受过胎教的孩子有很强的独立生活能

美国胎教情况

美国在1979年由加利福尼亚州妇产科专家尼·凡卡创立了"胎儿大学"。

"胎儿大学"的课程从妊娠第5个月开始，每天上两节课，每节课用5分钟。每次上课前，母亲用手轻拍胎儿脚踢的部位，告诉胎儿："好孩子，现在上课了。""胎儿大学"开设了以下课程：

运动课：5个月的胎儿可以与母

亲玩游戏，当妈妈感到胎儿踢肚时，就轻轻地拍打被踢的部位，然后等待胎儿再次踢肚；大约过一两分钟，胎儿会再踢，妈妈再轻轻地拍打几下。

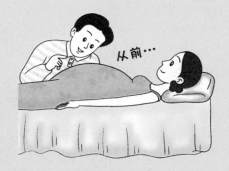

如此反复，经过一段时间，妈妈可以改变轻拍的地方，而胎儿也会往发生了变化的地方踢。这是抚摸胎教与运动胎教相结合的方法，至今仍被广泛采用，而且形成了模式。

音乐课：母亲把一个玩具乐器或耳机放在腹部，让胎儿听美妙的音乐。

语言课：母亲用传声筒对腹内胎儿讲话、重复字句。在胎儿7个月时，开始把外界的声音介绍给胎儿。母亲用扩音器每讲一个字，便用动作在腹部进行表示，如敲、摸、摇、提、划、压等。比如，妈妈一边用指头轻轻敲打腹部，一边告诉胎儿："好孩子，这是敲。妈妈在轻轻地敲你。"到第8个月，开始教那些形容光线、音乐和笑声的字句。最后一个月，开始教胎儿出生后半年需要接触和理解的字眼，如奶、吻、口、鼻、爱等。到胎儿从母体分娩出来的时候，他已经初步懂得15个词汇的意思。

尼·凡卡是因为成功地观察到外界声音的刺激，可使胎儿活动增加、

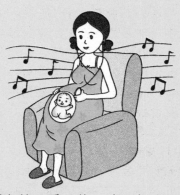

心跳加快而采用的运动、音乐、语言进行胎教的。尼·凡卡认为，这种胎教方法能使出生后的婴儿学习更容易，智力水平更高，生长发育更快些。

"胎儿大学"从1979年创办以来，已经培养了数百名"学生"。经过指导出生的孩子大都与众不同，这些孩子显得更聪明、更易于理解数学和语言、更快地认识父母等。事实表明，认真接受胎教的150名婴儿，在听、讲、使用语言方面的测验中都获得相当出色的成绩。可见，"胎儿大学"是对孩子进行出生前教育的良好课堂。

尼·凡卡在"胎儿大学"进行的胎教方法，至今仍被所有重视胎教的人所采纳。

 英国胎教情况

英国季斯特大学心理学院的音乐研究小组对11名孕妈妈进行研究，要求她们自选一首音乐，在临盆前3个月经常播放，古典音乐、流行曲或摇滚乐均可。

在婴儿出生后的一年内，这群母

亲不可给婴儿听任何音乐,待 11 名婴儿满周岁后进行测试,重播那首他们曾在母腹内听过的音乐,以及另播一些他们从未听过的同类音乐。结果显示,11 名婴儿都被那首他们在母腹内曾听过的音乐吸引,眼睛望向音乐来源的时间明显较长。另一组作为对照的 11 名普通婴儿则对任何一首音乐均无明显偏好。另外,科学家也发现婴儿较易为节奏明快的乐曲所吸引。这就说明,胎儿是有听力和记忆能力的。

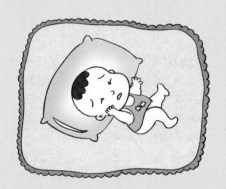

科学家一直以为婴儿记忆力只能维持 1～2 个月,但带领这项研究的拉蒙特指出:"我们知道母亲怀孕 20 周后,胎儿听觉已完全发展。如今我们发现原来婴儿能记得并且喜爱一年前曾在母腹中听过的音乐。"这项研究为音乐胎教奠定了理论基础。现在人们比较广泛地运用音乐胎教,而且有了新的发展,制成了音乐胎教器,有设备,有磁盘。音乐胎教是实施胎教的一种主要方式,且易于采用。其对母亲、胎儿都有教育作用。

英国心理学家克利福德·奥茨经过多年研究发现,音乐能帮助胎儿"治病",可使胎儿心脏、脉搏跳动更加规律,当胎儿的心脏跳动出现紊乱时,聆听音乐会使胎儿转危为安,出现正常心脏跳动。

 ## 法国研究胎教的情况

法国的巴黎健康卫生科学院在 20 世纪 80 年代也做了胎教方面的实验。孕妈妈从妊娠 8 个月开始,每隔一天就到科学院做一次音乐胎教。方法是将耳筒置于孕妈妈腹壁上,孕妈妈本人的耳朵则用耳塞堵住,使她听不见耳筒传出的声音,然后闭上眼睛,处于一种安静平卧的状态,每次都放同

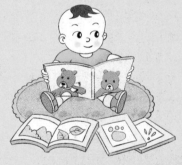

一种音乐,就这样一直持续到分娩。在孩子出生的第三天,他们为了测试孩子对出生前所听的音乐有无记忆,将孩子绑在试验的椅子上,下颌用托架托住,让他既能吸奶,双手也能自由活动;当他听到在子宫内听惯的音乐时,就会出现有节奏的吮奶动作,双手也随着音乐做出有节奏的摆动,当音乐停止或改放其他音乐时,婴儿就不再吃奶,双手也不再摆动或不规则摆动。这个试验说明,胎儿在出生前便可接受教育,因为孩子在胎儿期有记忆,出生以后有回忆。

日本研究胎教的情况

重视胎教并在民间广为流传的首推日本。从江户时代开始，胎教学说便和人们的经验结合在一起，以各种方式传了下来；直到西方医学进入日本，因尚未及时重新研究"胎教"的真正意义，才一度被误解成"胎教是迷信"。但近二十年来，日本借助于现代先进的技术与设备，一些医学专家及教育学专家，从胎儿医学、教育心理学和超前教育学等几方面，重新弄清楚了胎教的科学根据和施教方法，因而成为世界上在学术领域中提倡胎教的国家。

首先，日本的医学专家以胎儿镜直接触碰胎儿手脚等的刺激方法，观察和记录胎儿的听觉、视觉与触觉反应，证明了5个月以后的正常胎儿，可以听到外面传入子宫内的声音，并可见到外面透入子宫内的光线，以及经羊膜镜直接进入子宫内的光照，引起胎儿闭眼的动作。

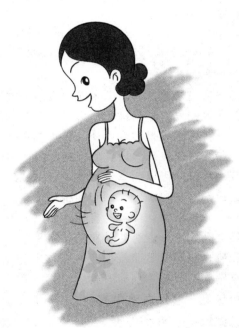

日本已故医学教授松冈本田先生，当他证实了母体外的声音确实能传到胎儿的耳朵后，便将子宫内胎儿所听到的声音、母亲的心音和血液流动声用录音机录下来，给刚出生的婴儿听，让他感到安心而停止哭泣。后来，他又制作了装有能发出这种声音的小布羊唱片，把小布羊放在正哭泣中的婴儿旁进行实验，婴儿果然立即停止哭泣而安详入睡。如果是出生一周左右的婴儿，则效果更加明显。这种现象反映出婴儿在母体内便已开始"声音的学习"，记住了在母体内熟悉的声音。

《英才造就工程》是日本科学家阿部顺一主持的项目。他通过自己的观察和科研，得出"后代的智力明显受到胎儿期间各种因素的影响"的结论，并对127名孕妈妈进行了科学的胎教指导，内容包括按他的规定进行体格锻炼、排演短剧、欣赏音乐、阅读书籍、互相交谈等。实验结果是令人兴奋的，在这127名孕妈妈所生的孩子中，有71％智力发展显著优于平均水平。

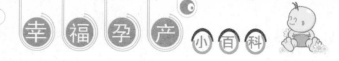

第二节 音乐胎教方案

音乐能促进胎儿的生长发育，对胎儿的生长发育起良好影响，这一点是可以得到科学解释的。当孕妈妈在打扫自己的房间、在厨房里做饭、在晾晒衣服时，只要有时间，就可以哼唱几首儿歌或轻松欢快的曲子，让胎儿不断地听到母亲动人的歌声，这样既传递了爱的信息，又有意识地播下艺术的种子。

什么是音乐胎教

通过对胎儿不断地传输优良的乐性声波，促使其大脑神经元的轴突、树突及突触的发育，为优化后天的智力及发展音乐天赋奠定基础，称为音乐胎教。

音乐胎教是古今中外各种学派主张在进行胎教时通常使用的方法。6 个月的胎儿可对音乐做出反应，甚至可以区分不同的乐器声音。生物学家认为，有节奏的音乐可以刺激生物体内细胞的分子发生共振，使原来过于静止的分子和谐运动起来，以促进细胞的新陈代谢。

专家认为，优美的音乐能够促进孕妈妈分泌有益健康的激素和酶，起到调节血流量及兴奋神经细胞的作用。从而改善胎盘供血状况，增加血液中有益成分。试验证明，对于频率 250～500 赫兹、强度为 70 分贝的音响，胎儿能做出应答反应。

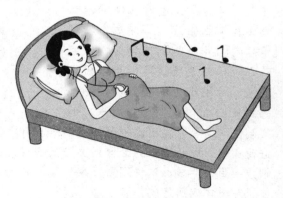

一般认为，音乐胎教可以从孕 16 周起，在胎儿醒时每天做 1～2 次，每次 5～20 分钟，随孕龄增加递增，但不要超过 30 分钟。孕妈妈距音响 1～2 米，或用胎教传声器放在胎头部位。响度在 65～85 分贝，不超过 90 分贝为宜。在胎儿收听的同时，孕妈妈也最好一起注意听。选择自己喜欢的胎教音乐带，最好不带歌词，随着音乐做自由的情景联想，借以调节情绪，达到心境平和、心旷神怡的意境。

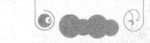
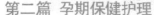

许多学者主张母亲自己给胎儿唱歌或哼乐曲，这样可以达到更好的胎教效果。因为母亲的哼唱可以使胎儿的情绪与母亲同步变化，而且母亲的声音更纯净自然，可以减少录音磁带的复杂噪声和交流干扰。也有人主张由父亲来哼唱，因为父亲的低频声音更易穿过腹壁被孩子接受。

音乐胎教的方法有哪些

父母若要对孩子进行音乐胎教，可以采用下面的方法：

（1）哼歌谐振法　　孕妈妈每天哼唱几首歌，最好是抒情歌曲，也可以是摇篮曲。哼唱时应心情愉快，富于感情，通过歌声的和谐振动，使小宝宝有一种"世界是美好的"感觉，能获得情感、感觉上的满足。

（2）音乐熏陶法　　母亲每天多次的音乐欣赏会产生许多美好的联想，如同进入美妙无比的境界，而这种感受可通过孕妈妈的神经体液传导给胎儿。

（3）耳机灌输法　　将耳机放在孕妈妈腹部，播放胎儿喜爱的乐曲，也能收到良好的效果，但每次不要让胎儿听得过于疲乏。

（4）母教子"唱"法　　胎儿虽有听觉但毕竟不能唱，孕妈妈可以想象自己腹中的小宝宝会唱。孕妈妈可以从音符开始，然后教一些简单的乐谱，通过反复教唱，使胎儿产生记忆印迹。研究证明，胎儿在6个月时已具备听觉，声音能经母腹传入子宫被胎儿接受，并能引起胎心率以及胎动的变化。科学家们研究发现，孕妈妈在怀孕6个月后反复朗读某一故事或重复听一支乐曲，新生儿在其出生后数小时居然表现出能辨认此故事或音乐的特殊反应。声音的振动、母亲情绪和呼吸的变化，都能对体内某些激素物质及有关的神经介质的分泌产生影响，这

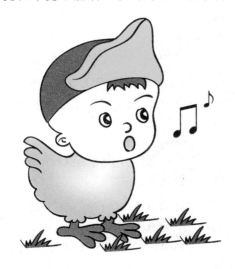

些激素物质可经过胎盘进入胎体，构成了"胎教"的物质基础。换言之，并非胎儿懂得音乐及故事，而是外环境改变（包括声音）可对胎儿大脑发育产生间接性影响。

胎教音乐有哪些种类

音乐虽然只有七个音符，但它却以变化无穷的组合方式，编织出一支支像行云流水，似炊烟缕缕，如雷鸣电击，如诗画般的乐曲，拨动千万人的心弦，使人心旷神怡，激发出人的内在潜能。

音乐的曲调、节奏、旋律、响度不同，对人体可产生不同程度的情感和理性共鸣，下面是乐曲产生作用的大概分组：

（1）**催眠** 如二胡曲《二泉映月》，古筝曲《渔舟唱晚》，德国浪漫派作曲家门德尔松的《仲夏之梦》等。

这类作品具有轻盈灵巧的旋律，美妙活泼的情绪，同时还具有安详柔和的情调。

（2）**镇静** 如民族管弦乐曲《春江花月夜》，古琴曲《平沙落雁》等。

这类作品优美细致，音乐柔和平缓，带有诗情画意。

（3）**舒心** 如《江南好》、《春风得意》等。

（4）**解除忧郁** 如《喜洋洋》、《春天来了》，奥地利作曲家约翰·施特劳斯的《春之声圆舞曲》等。

这类作品使人联想到春天，仿佛看到春天穿着美丽的衣裳，同我们欢聚在一起，曲调优美酣畅，起伏跳跃，旋律轻盈优雅。

（5）**消除疲劳** 如《假日的海滩》、《锦上添花》、《矫健的步伐》，奥地利作曲家海顿的乐曲《水上音乐》等。

这类作品清丽柔美，抒情明朗。

（6）**振奋精神** 如《娱乐升平》、《步步高》、《狂欢》、《金蛇狂舞》等。

这类作品曲调激昂，旋律变动较快，引人向上。

（7）**促进食欲** 如《花好月圆》、《欢乐舞曲》等。

音乐在胎教中有什么作用

音乐是一种有节奏的空气压力波，对人类的心理活动与生理活动有着极大的影响。音乐的物质运动过程与人体的物质运动过程比较一致。音乐的节奏作用于孕妈妈，也能影响胎儿的生理节奏，使胎儿从音乐当中受益。

（1）**在心理方面** 音乐除了艺术上的价值之外，还有各种生理的、心理的效应。心理学家认为，音乐能渗入人们的心灵，激起人们无意识超境界的幻觉，并能唤起平时被抑制了的记忆。胎教音乐能使孕妈妈心旷神怡、浮想联翩，从而改善不良情绪，产生良好的心境，并将这种信息传递给腹中的胎儿，使其深受感染。同时，优美动听的胎教音乐能够给躁动于腹中的胎儿留下深刻的印象，使他朦胧地意识到，世界是多么和谐，多么美好。

（2）在生理方面　经科学试验证明，体内有 100 多种生理活动具有音乐的旋律。悦耳怡人的音乐对孕妈妈和胎儿听觉神经器官的刺激，可促使母体分泌出一些有益于健康的激素，对心血管、内分泌和消化系统都有一定的促进作用。由于音乐旋律产生的声波刺激，乙酰胆碱的分泌也有所增加，从而可提高生物体内酶的活性，调节血流量和振奋神经细胞，还能使胃的蠕动变得规律，唾液和胰岛素分泌增多，促进新

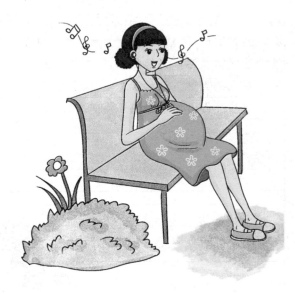

陈代谢，使母体的抗病能力增强。孕妈妈在接受胎教音乐时还能较好地改善和加强大脑皮质及神经系统的功能，并且使得母体与胎儿的生理节奏产生共鸣，进而影响到胎儿全身各器官的功能。

有试验证明，定期给一个 7 个月的胎儿播放胎教音乐，发现胎儿心率稳定，胎动变得舒缓而有规律，等孩子出生后再听这段音乐时，神情安详，四下张望，表现出极大的兴趣。经过一段时间的追踪调查，发现这样的婴儿耳聪目明，性格良好，各种动作发育也明显早于同龄婴儿。这表明了音乐胎教对后代生理上起到刺激作用，确有提高智力、增强体质的功能，能达到寓教于乐的目的。

怀孕中期应选择什么音乐

孕妈妈开始感觉出了胎动，胎儿也已开始有了听觉功能，这时的胎教音乐从内容上可以更丰富一些。通过音乐的欣赏，不仅陶冶了孕妈妈的情操，调节了孕妈妈的情绪，同时对胎儿也将产生潜移默化的影响。由于这时孕妈妈的身子还不是太笨，尚能从事各种家务，完全可以边干家务、边听音乐。怀孕中期

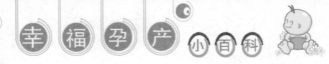

除了可继续听孕早期的乐曲外，还可再增添些乐曲，如柴可夫斯基的《B 小调第一钢琴协奏曲》、《喜洋洋》、《春天来了》等乐曲。尤其是柴可夫斯基的《B 小调第一钢琴协奏曲》，以新颖明晰的素材，表达了对光明的向往和对生活的热爱，曲调中充满了青春与温暖的气息。如果反复倾听这些小提琴与钢琴的合奏、有力的和弦、钢琴的伴奏及生动活泼的快板，就会觉得这支乐曲既好像是波涛起伏的大海，又像是和煦扑面的春风，好似灿烂的阳光铺满了生活的大地，真正感受到生活的美好。当腹内的胎儿接受了孕妈妈美好的心理信息以后，其胎儿也会与孕妈妈产生同感。

怀孕晚期应选择什么音乐

孕妈妈很快就要分娩，心理上难免有些紧张，况且这时胎儿发育逐渐成熟，体重已达 3～4 千克，会使孕妈妈感到笨重，心理紧张，行动有些不便，这时应选择既柔和而又充满希望的乐曲。如《梦幻曲》、《让世界充满爱》、《我将来到人间》，以及奥地利作曲家海顿乐曲《水上音乐》等。特别是《梦幻曲》，这是舒曼的钢琴套曲《童年情景》中最脍炙

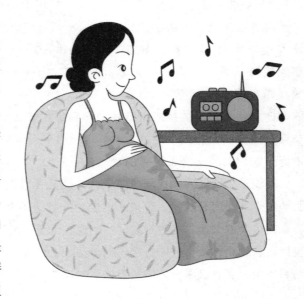

人口的一支乐曲。柔美如歌的旋律，各声部完美的交融以及充满表现力的和声语言，刻画了一个童年的梦幻世界，表现了儿童天真、纯洁的幻想。孕妈妈随着柔美平缓的主旋律，如进入沉思的梦境，在梦幻中出现美丽的世界，在那梦幻中升腾，仿佛看见一个漂亮、健康的宝宝，那期盼了好久好久的可爱小宝宝向自己走来。随着《梦幻曲》旋律的变化，孕妈妈就能在梦幻中从一幅图景转入另一图景。然后在曲调渐渐安静下来的时候，腹内的胎儿也在这无限深情和充满诗意的乐曲中安静地酣睡了。

第三节　语言胎教方案

充分利用语言手段，刺激胎儿的听觉器官，使胎儿的脑细胞和神经系统在分化、成熟的过程中，能受到经常性、有规律的调节和训练，这就是语言胎教。它有两种方法：一是直接对胎儿进行发音训练，或者教给胎儿一两句古诗、儿歌等；二是使用儿童语言对胎儿说话，给婴儿讲童话、讲故事。

什么是语言胎教

对胎儿进行语言训练是一种行之有效的胎教方法。美国"胎儿大学"的一个"小学生"在妈妈肚子里经过"胎儿大学"的语言学习后，出生仅仅9周居然能对录像机放映的节目说"哈罗"。

这个实例说明了这样一个问题，一个小生命在胎儿期就已经具备了语言学习的能力和记忆力。根据胎儿的这种潜在的能力，只要母亲不失时机地对胎儿进行认真、耐心的语言训练，那么等到胎儿出生后，在听力、记忆力、观察力、思维能力和语言表达能力等方面将会大大超过未经语言训练的孩子。

语言胎教的作用

胎儿具有一定的听觉和记忆能力，其在母腹中能经常听到的是母亲的讲话声。胎儿对母亲的声音感到亲切，最喜欢听，也容易在他头脑中留下记忆的痕迹。因此，不管母亲是否意识到，实际上已经时时在对胎儿进行语言胎教了。如果母亲具有比较高的文化修养，对话语言生动、幽默，注意语言美，那么即使是无意语言胎教，对胎儿也很有好处。

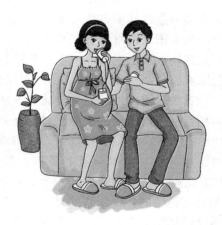

孕 30 周后的胎儿能听到声音，会对母亲的说话声音感兴趣，这实际上有了语言胎教的基础。语言胎教有两种：一是父母与胎儿的对话，起交流感情的作用；二是教胎儿学习语言，进行早期的智力开发，这是胎内或宫内学习的一种途径。这两种语言胎教实际上没有严格的区别，前者的对话以感情为主，但不可能不带有一些知识性，后者是以学习知识为主，但肯定要带有一些感情色彩。不论是前者还是后者，都和一般的语言对话和语言学习有所区别，因为它们的对象是腹内的胎儿，因而不能有很高要求，只能是刺激和感知，否则对胎儿有害无益。

怎样和胎儿对话

和胎儿对话，语言要形象化，要体现形象美，不能缺少描述性而进行枯燥无味的说教。

父母在对胎儿进行教育时要讲究内容的形象性和形象美，因为胎儿的思维带有很大的直观性和形象性，因此语言胎教更应突出并追求形象性和形象美。

首先，语言讲解要视觉化。不能对胎儿只念画册上的文字解释，还要把每一页的画面都进行描绘，仔细地讲给胎儿听。例如画册上画着金鱼，你就可以对胎儿说："这叫金鱼，你看它有红红的头，红红的尾，身上的鱼鳞闪耀着金色的光芒。它在水中游

起来慢悠悠的，圆圆的眼睛瞪着你，好像在对你说：'你看我这个金鱼公主是多么美丽呀！'……"这样，就是把画的内容视觉化了。胎儿虽然不能看到画册上画的形象或外界事物的形象，但母亲用眼看到的东西，又说给他听，胎儿可以听到，用脑感受到。

母亲看东西时受到视觉刺激，这种视觉刺激通过生动的语言描述就视觉化了，这种视觉化的语言让胎儿对外界事物会有一种感性认识。

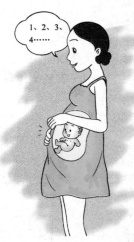

其次，要将形象与声音同时传给胎儿。先在头脑中把所讲的内容形象化，像看到影视的画面一样，然后用动听的声音将头脑中的画面讲给胎儿听，这就是"画的语言"。通过形象和声音输入到胎儿的头脑里了。

再次，要把形象和情感融合起来，创造出情景交融的意境。例如你到公园里去散步，一边走一边看，感到轻松愉快，有一种安详、宁静的情绪荡漾在心头。同时讲述着公园里有树木，有花草，有蝴蝶，还有很多儿

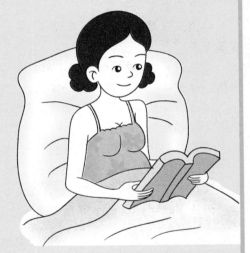

童玩耍，形成一幅美丽的画卷，做到情感化，胎儿更易接受。

在和胎儿对话时，只有将形象、声音、情感三者统一在一起，形象才活了，生动了，美了，母亲才能感到对话的有趣和快乐。这样，胎儿的听觉才会感受到美好的信息，心灵才会留下美好的痕迹。形象、声音、情感三者统一的语言胎教，它最大的特点就是具有审美性。

给胎儿进行英语启蒙教育

怎样对胎儿进行英语启蒙教育呢？其方法是：孕妈妈把一个袖珍耳筒式录音机固定在腹部，在妊娠期的最后 4～5 个月以英语儿歌的节奏摇晃腹中的胎儿，每天进行 2～3 小时，但一次绝不要超过 45 分钟。因为超过这个时间，胎儿就烦了，不听了。

研究发现，在妊娠 4 个半月时，胎儿的内耳和鼓膜是其唯一发育成熟的器官。因此，从这时开始，胎儿就非常注意外界的声音。胎儿已经能够用耳朵去听。

为了对胎儿进行英语启蒙教育，应选用温柔舒缓的英语歌曲，不能选用摇滚乐，否则，孩子出生后会很神经质。要进行英语启蒙教育，孕妈妈应学会感受胎儿的蠕动，以确定胎儿是醒着的时候，才能打开安放在腹部的录音机，而且，音量应该适当，绝不能过大，因为胎儿怕噪声。

一位英国教师认为："在胎儿期接受了英语启蒙教育的孩子，在学校学习英语只不过是一次简单的饭后散步，轻而易举。他们的发音好极了，比那些其父母精通两种语言的孩子们还要好。""如果在接受了产前英语启蒙教育之后，又继续接受正规教育的话，这个在母腹中就开始上学的孩子，其前途不可限量。"如果希望自己的孩子将来成为精通两种语言的人才，最好在胎儿期给孩子进行英语启蒙教育，并作为胎教的一个内容。

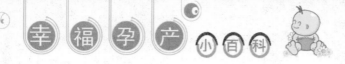

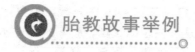

三个好朋友

花园里有三只蝴蝶，一只是红色的，一只是黄色的，一只是白色的。三个好朋友天天都在一起玩，可快乐了。

一天，他们正玩得高兴，天突然下起了雨。三只蝴蝶的翅膀都被雨打湿了，浑身冻得发抖。

三只小蝴蝶一起飞到红花那里，对红花说："红花姐姐，让我们飞到你的叶子下面躲躲雨吧！"红花说："红蝴蝶进来吧，其他的快飞开！"

三个好朋友一齐摇摇头："我们是好朋友，一块儿来，也一块儿走。"

他们又飞到黄花那里，对黄花说："黄花姐姐，让我们飞到你的叶子下面躲躲雨吧！"

黄花说："黄蝴蝶进来吧，其他的快飞开！"三个好朋友一齐摇摇头："我们是好朋友，一块儿来，也一块儿走。"

然后，他们又飞到白花那里，对白花说："白花姐姐，让我们飞到你的叶子下面躲躲雨吧！"

可是白花也说："白蝴蝶进来吧，其他的快飞开！"

这三个好朋友还是一齐摇摇头，对白花说："我们是好朋友，一块儿来，也一块儿走。"这时，太阳公公看见了，赶忙把乌云赶走，叫雨停下。

天终于晴了，这三个好朋友又一起在花丛中跳舞玩游戏。

小蚂蚁回家

秋天到了，小蚂蚁和大家一起出洞寻找食物。

小蚂蚁闻到一股香味，他离开了队伍，顺着随风飘来的阵阵香味，来到一棵桂树旁。桂树正开放着金灿灿的桂花。

他沿着树干不知爬了多少时候才爬到树顶的花瓣上。他仿佛来到了一个香喷喷的世界，全身都沾满了桂花的浓香。

小蚂蚁高兴极了。太阳光像条金色的被子，盖在身上，暖洋洋的，舒服极了。他不知不觉地睡着了。

小蚂蚁醒来，一看天色不早，就急急忙忙往家走。他看到了自己的窝，看到了窝口的两个小伙伴。

小蚂蚁连忙打招呼："喂，你们好哇！"不料，那两个小伙伴奇怪地望望

他，好像从来没见过他一样。他多么想快点回到窝里去呀！

可是往前一爬，那两个小伙伴竟把他当敌人，张开嘴，恶狠狠地朝他扑过来。接着从窝里又冲出一群蚂蚁，他们全是他的好伙伴，可是，现在全都翻脸啦。

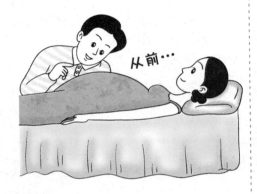

他边逃边喊："我是小蚂蚁呀！"直到伙伴们不再追了，他才停了下来，站在小河边伤心地哭了。

小蚂蚁多么孤独！他想不出自己做过什么坏事，伙伴们竟会这样恨他，咬他，赶走他。小蚂蚁想啊想，想起了小时候妈妈说的话："孩子，你要记住，我们每一群蚂蚁，就是一个大家族，都有一种特殊的气味。要是你失去这种气味，家里人就不认识你了，就会把你当敌人，非赶走你不可。"

是的，刚才我身上沾了花香，掩盖了原来的气味，怪不得伙伴们都翻脸了呢。想到这里，小蚂蚁真后悔呀，这可怎么回家呢！

有一只青蛙对他说："呱呱呱！小蚂蚁，快到河里洗个澡！"

小蚂蚁心里一亮：那不是可以把身上的香味洗掉吗？

小蚂蚁爬到好心的青蛙背上，痛快地在河里洗了一个澡。

小蚂蚁回了窝，小伙伴对他可亲热啦，一个个主动向他打招呼："喂，小家伙，好久不见了""你上哪儿去了？""我们可惦记你呢！"小蚂蚁笑着点点头，心想：以后可不能再到有特殊气味的地方去睡觉了！

胎教诗歌儿歌举例

大林寺桃花
作者：白居易
人间四月芳菲尽，山寺桃花始盛开。
长恨春归无觅处，不知转入此中来。

归园田居
作者：陶渊明
种豆南山下，草盛豆苗稀。
晨兴理荒秽，带月荷锄归。
道狭草木长，夕露沾我衣。
衣沾不足惜，但使愿无违。

春 晓
作者：孟浩然
春眠不觉晓，处处闻啼鸟。
夜来风雨声，花落知多少。

所 见
作者：袁枚
牧童骑黄牛，歌声振林樾。
意欲捕鸣蝉，忽然闭口立。

梅 花

作者：王安石

墙角数枝梅，凌寒独自开。

遥知不是雪，为有暗香来。

好 朋 友

三个好朋友，小猴小猫和小狗。
一二三，跟斗翻；四五六，把冰溜；
七八九，玩皮球。你找他，拍拍手，
他找你，手牵手。我们都是好朋友。

打 电 话

月牙月牙下来吧，我要用你打电话。告诉太阳公公：我们明天去郊游，请别下雨呀！

小哑巴和小喇叭

客人来到家，见了小佳佳，佳佳躲到妈身后，变成小哑巴。

客人刚坐下，跟妈把话拉，佳佳缠住妈，像只小喇叭。小哑巴和小喇叭，不是好娃娃。

小宝宝要睡觉

风不吹，浪不高，小小船儿轻轻摇，小宝宝啊要睡觉。风不吹，树不摇，小鸟不飞也不叫，小宝宝啊快睡觉。风不吹，云不飘，蓝色的天空静悄悄，小宝宝啊好好睡一觉。

第四节　抚摸胎教方案

在用手触摸胎儿的时候，别忘了同时还应轻轻地、充满柔情地对胎儿说话，让胎儿更强烈地感受到父母的爱意。父母也可以在触摸胎儿的时候与语言胎教结合进行，与胎儿对话，谈谈心，交流交流感情，憧憬一下宝宝出生后美好的生活，营造出温馨、亲密的气氛，这样有利于加深一家三口间的感情。

什么是抚摸胎教

很多孕妈妈习惯于抚摸自己的腹部，以感觉胎儿。这种抚摸虽然对胎儿有益，但却不是抚摸胎教。抚摸胎教是有意识、有规律、有计划地抚摸、刺激胎儿的感觉。

胎儿有感觉、有记忆，而且在孕8周时，胎儿还会开始活动。随着孕周的增加，胎儿的活动"技能"也不断提高。在B型超声波观察下，我们可以看见胎儿在子宫里的活动，他可吞咽羊水、吸吮手指、伸展四肢、转头、眨眼，甚至在羊水中玩弄脐带。对胎儿适时的安抚触摸，是一种良性刺激，它可通过皮肤感应传入胎儿大脑，促进其大脑的发育，使孩子更聪明。同时，它也能让胎儿及早感受到父母的爱意，有利于孩子出生后与父母建立起亲密融洽的关系。亲子触摸也能带给父母无穷的乐趣。通过触摸，父母可感受到那个从没见面的小东西的活动以及他对自己亲情触摸的回报——胎儿在习惯了父母的抚摸后，会主动迎接这种抚摸，可以母子共同做游戏、做体操。

　　抚摸胎教应在怀孕 24 周后进行。一般每天可进行 3 次，每次约 5 分钟。起床后和睡觉前是进行抚摸胎教的好时机，应避免在饱食后进行，这就形成了有意识的规律性。进行抚摸前，孕妈妈先排空小便，平卧床上，下肢膝关节向腹部弯曲，双足平放于床上，全身放松，此时孕妈妈腹部柔软，利于触摸。抚摸可由妈妈进行，也可由爸爸进行，也可轮流进行。先用手在腹部轻轻抚摸片刻，再用手指在胎儿的体部轻压一下，可交替进行。有的胎儿在刚开始进行抚摸或按压时就会做出反应，随着孕周的增加，胎儿的反应会越来越明显。当胎儿对刺激感到不舒服时会有不耐烦的踢蹬；习惯指压后，胎儿会主动迎上来配

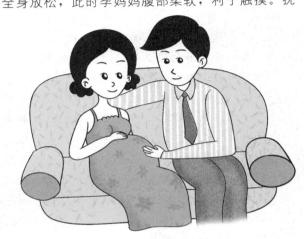

合活动。孕 28 周以后，轻轻的触摸配合轻轻的指压可区别出胎儿圆而硬的头部、平坦的背部、圆而软的臀部以及不规则且经常移动的四肢。当轻拍胎儿背部时胎儿有时会翻身、手足转动，此时可以用手轻轻抚摸以安抚之，这可以增强父母的亲子之情。

抚摸胎教的作用

　　据科学家研究，人类皮肤上有丰富的神经末梢。这些神经末梢极其敏感，非常有利于人体对外界迅速做出反应，免受损害。心理学家认为，皮肤还是一种心理器官，从胚胎发育来看，皮肤与神经系统同起源于外胚层，这说明胎儿的皮肤和胎儿的神经系统是"同宗"的，胎儿的皮肤在发育时，神经系统也在发育。如果给胎儿的皮肤以良好的刺激如抚摸，那么胎儿的神经系统也会受到良好的刺激，能促使胎儿的心理发育健康。因此，胎教中的抚摸训练具有极其

重要的意义，不可忽视。

有的研究者还指出，从生物学的角度来讲，皮肤和皮肤感觉发育最早，妊娠49天的胎儿就能对触觉刺激做出反应，这为抚摸胎教提供了有利的依据。由于胎儿在母腹内经常受到触觉刺激，因而新生儿的嘴唇、手掌、脚掌、前额、眼睑等处，对刺激的敏感性就相对高，已接近成人。这样，对胎儿以人为的或有意识的触摸训练更显得重要。既然胎儿在母腹内自然的触觉刺激可使其对刺激的敏感性达到比较高的程度，那么如果再给胎儿以人为的抚摸训练，胎儿的触觉敏感性就会达到更高的程度。

抚摸应是两个动作过程：一个是"抚"；一个是"摸"。"抚"能引起胎儿良好的触觉和动觉；那么"摸"就是通过对胎儿身体的局部刺激，促进和加快整体新陈代谢，从而调整胎儿身体各部分功能的协调统一，达到预防、治病、保健的效果。胎儿处于人体最初的生长发育阶段，在生理、心理方面，受到母体的影响。母体安则胎儿安，母体病则胎儿病。因此，胎儿预防疾病、保健和治疗疾病的问题显得更为突出。对胎儿来说，抚摸动作在一定程度上起到了按摩的作用，使胎儿无病可以预防、有病可以治疗，达到保健的目的。从现代医学角度来看，对胎儿抚摸主要是通过刺激末梢神经，促进血液淋巴循环和组织间的代谢过程，以协调各器官、组织间的功能，使胎儿机体的新陈代谢水平有所提高。

胎儿需要亲昵

胎儿需要的是母亲的爱。怎样给胎儿以爱呢？胎儿不但需要语言上的和煦春风、优美的乐曲，而且还需要有肢体的接触，柔情的生命的亲昵，这也许是母亲的本能吧！摸一摸你创造出来的小生命，也是生活中的一种乐趣，不要小看它的作用，腹内小宝宝可是有感觉的。

经常抚摸胎儿，可以激发胎儿运动的积极性，你也许不会明显感到胎儿发回的信号，这种信号缓慢而有节奏，只有亲身实践，才可能有清晰的感觉。

现代医学研究表明，孕妈妈子宫内胎儿活动的差异，能预示胎儿出生后活动能力的强弱。在正常情况下，胎儿时期活动能力强的婴儿，出生6个月后，要比胎儿时期活动能力差的婴儿动作发展更快些。

胎儿一般在怀孕后的第7周开始活动。胎儿的活动是丰富的，有吞吐羊水、眨眼、咂拇指、握拳

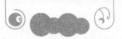

头、伸展四肢、转身、翻筋斗等。大约在 16 周以后，孕妈妈就可以感到胎动。

这时，孕妈妈不仅是通过抚摸胎儿和他沟通信息、交流感情，还应当帮助胎儿做"体操"。在母腹中就进行过体操锻炼的胎儿，出生后动作的发展，如翻身、抓、握、爬、坐等，要比一般婴儿早些，特别是小肌肉的发育更加明显。另一方面，手巧与心灵有密切关系，动作的发育间接表明大脑的发育状况。

给胎儿"做操"时间，应选择在胎儿精神良好的时候进行。至于什么时间胎儿精神状态良好，一般认为是早和晚，而且每次时间不要太长，以 5～10 分钟为宜。坚持给胎儿做操的孕妈妈，有时会有意料不到的效果，曾有一个产妇难产，胎儿心律不齐，医护人员准备给她剖宫时，产妇突然想起已到了"做操"时间，她立刻抚摸胎儿，胎儿很快安定下来了，而后

自然分娩，胎儿平安出生。

生命的亲昵，也包括丈夫在内。做丈夫的可用手轻抚妻子的腹部同宝

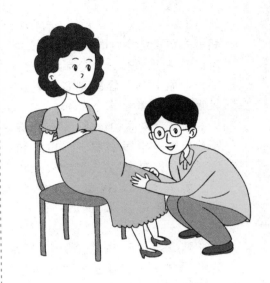

宝细语，并告诉宝宝这是父亲在抚摸，并同妻子交换感受，这样能使父亲更早地与未见面的小宝宝建立联系，加深全家人的感情。

 ## 什么时候开始做抚摸胎教好

一般认为，胎儿四五个月开始有胎动，即孕妈妈能感觉到胎儿翻身、踢脚等动作了，此时开始做抚摸胎教较合适。其实抚摸胎教可以开始得更早些，从孕妈妈知道自己已怀孕起，就可以开始抚摸胎教。孕妈妈调理好自己的情绪，内心充满愉悦，轻轻地抚摸子宫部位或胎儿，一边抚摸一边对胎儿说爱抚的话，这样的做法任何时候对胎儿都是有利的，绝对是一剂补药，所以从怀孕一开始就可进行。起初胎儿可能没有太大的感觉，不会有动作上的回馈反应，但孕妈妈这样做，在气血调理、在有利物质释放、在情绪安抚上的好处对胎儿身体、心理的成长绝对会有不可估量的、或是有潜移默化的好的作用和影响。

抚摸胎教该怎样进行

（1）怀孕头5个月： 孕妈妈可在每日午睡或晚上睡觉前做。平躺下后，先放松全身肌肉，调理好心情，使情绪处于宁静愉悦状态，同时暗示自己："我很放松，全身都放松了，内心微微地笑了。"然后把手放到子宫部位，温柔地、轻轻地抚摸，可以轻轻地用手掌绕圈子抚摸，加上温柔的、充满爱意的语言："宝宝你好吗？身体一定很舒服吧？妈妈和你说说话，你愿意吗？""宝宝想睡觉吗？妈妈爱你，很爱，好好长大吧。"只要是温柔的话，说什么都行。

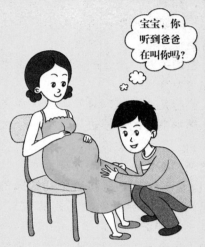

宝宝，你听到爸爸在叫你吗？

孕妈妈也可边轻轻抚摸胎儿，边轻轻地哼摇篮曲或其他旋律柔和的歌曲。一天有两次就可以，每次10分钟。

（2）怀孕5个月后： 孕妈妈可轻轻地用手掌沿子宫绕圈进行抚摸，也可先轻轻拍拍胎儿，告诉他妈妈要准备和他玩一会儿了；或在胎儿醒来用脚踢孕妈妈肚子时，在胎儿踢脚处轻轻按几下以表示对胎儿踢脚的回应，或在胎儿其他部位逗乐性地轻轻按几下以逗他活跃起来；也可在站着时轻轻托一托子宫底部，以逗胎儿活跃起来。专家们发现，孕妈妈这样做时，有时胎儿会回应性地以欢快的踢脚来回答母亲的引逗和抚摸，有时是孕妈妈按一下，胎儿踢一下脚，似乎是一应一答。孕妈妈在做这一切动作时，可同时说些温柔的、充满爱意的话，或轻轻哼一些曲调柔和的歌曲。同样每次做10分钟即可。可在每次躺下休息时做，也可在站立时、坐着时或胎儿踢脚时做，胎儿踢脚表明他正醒着并处于较活跃状态，此时做胎教，尤其是逗胎儿的胎教，是很合适的。孕妈妈在做抚摸胎教时，要注意不要按得过重，以免使胎儿不舒服；也不要以为抚摸胎教有好处，就不时地做，打扰了胎儿的休息，尤其是胎儿在睡觉时，不要去打扰他。一般胎儿踢脚时表明他正醒着，可以做一次；另外，孕妈妈每日中午睡前或晚上睡觉前定时做，胎儿会渐渐适应这个过程。

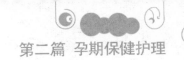

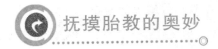

抚摸胎教的奥妙

　　孕妈妈本人或丈夫用手在腹壁上轻轻抚摸，引起胎儿触觉上的刺激，促进胎儿感觉神经及大脑的发育，称为抚摸胎教。研究表明，胎儿体表绝大部分表层细胞已经具有接受信息的初步能力，并且通过触觉神经来感受母体外的刺激，而且反应逐渐灵敏。

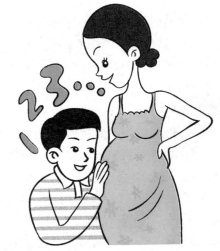

　　法国心理学家贝尔纳蒂斯认为："父母都可以通过抚摸的动作配合声音，与宫内的胎儿进行信息的沟通。这样可以使孩子感到愉快、舒服，并有一种安全感。"

　　进行抚摸胎教应定时，注意胎儿的反应。先要确定胎儿的位置，从胎头开始，然后沿背部到臀部和四肢，动作轻柔有序，以 5～10 分钟为宜。如果胎儿对这种抚摸反感，会马上用力蹬腿，试图挣脱，这时应立即停止抚摸。如果胎儿在受到抚摸后，过了一会儿就有蠕动的反应，说明他喜欢这种抚摸，你可以继续动作。

抚摸胎教宜选用的方法

　　我们不能简单地把抚摸训练看成就是动作表现而已，而应把它作为一门艺术，对此，中外有关专家都有专门的方法和技巧。例如美国创办胎儿大学的妇产科医生范德·卡尔提出一种"踢肚游戏"，可使胎儿更聪明。已怀孕 5 个月的孕妈妈和胎儿玩这种游戏，每次数分钟，一天玩 2 次。方法是当胎儿踢肚时，孕妈妈就在被踢的部位轻轻拍打或抚摸，然后再等胎儿第二次踢肚。一般的说，一两分钟后胎儿会再踢，这时孕妈妈再轻轻拍几下停下来。过不久，胎儿又会踢，孕妈妈此时应有意地改变拍的部位，对胎儿加以引导，胎儿会再往刚拍的部位踢。这种方法可以教胎儿对外来刺激做出反应。如此"玩"两个月后，孕妈妈就应该增加一些内容，除轻拍外，还加轻敲、轻摩、轻压、轻摇和轻划。做动作的同时，嘴里还要说相应的话，如"好宝宝，妈妈在轻拍你"，或"好宝宝，妈妈在轻敲你"等。

抚摸孕妈妈腹部有利于胎儿智力的开发。通过抚摸，把信息输入胎儿体内，刺激胎儿大脑，在刺激过程中开拓了新的神经链与脑细胞的通路。抚摸的动作有摸、搓、摇及轻轻打拍等。胎儿需要母爱，通过肢体上的接触，胎儿能感受到父母的爱意。抚摸的具体做法：孕妈妈平卧，全身放松，用手在腹部抚摸胎儿，用手指对胎体轻轻按几下，有的胎儿即能做出反应。一般每天可抚摸3～4次。随着子宫的增大，胎儿反应渐渐增加。当胎儿感到不舒适时，会做出蹬踢动作，习惯了母亲指压后，胎儿会主动迎上来。当能摸到胎头、背部或四肢时，可轻轻进行拍摸。有时胎体翻身，手足转动，也可以轻轻按抚胎儿身躯和肢体，同时与胎儿对话。怀孕第5个月后，丈夫也要参与抚摸和对话。

专家认为，需要爱抚是孩子的天性，胎儿受到母亲双手轻轻按抚后会发生蠕动，这是对母亲爱抚的反应。适当地抚摸训练，可引起条件反射，从而激发胎儿活动的积极性。良好的刺激可促进大脑功能协调发展，增进胎儿的智能发育。抚摸胎教可从妊娠第5个月起，到预产期前2～3周止，尤其孕晚期更是必要。

（1）抚摸动作：母亲每天临睡前排空小便，然后平卧床上，放松腹部，将双手放在腹部，捧着胎儿，按从上至下、从左向右的顺序随音乐节奏轻轻抚摸胎儿。每次5～10分钟，抚摸的时间应固定，宜在每天睡前同一时间进行。有习惯性流产、早产史及早期宫缩者，不宜采用这种方法。

（2）触压动作：随着音乐节奏，以中、食两指反复轻轻触压胎儿，和胎儿游戏玩耍，时间3～5分钟。六七个月后，能够摸到胎儿肢体时，可轻轻推动胎儿，使其在母腹内"散步"，进行"体操锻炼"，如果胎儿起了反应，在腹中"拳打脚踢"，应立即停止。

（3）叩击动作：双手稍握拳，轻轻叩击腹部，时间3～5分钟。

以上三种方法可以同时进行，也可分开进行。

傍晚时，胎动比较频繁，是做抚摸训练比较理想的时间，也可在晚上10时左右做。母亲在做抚摸训练时，可同时进行一些有利于激发母子情感的想象，想象腹中小宝贝漂亮的脸蛋、完美的体魄，并给可爱的小宝贝起个乳名，轻轻呼唤他……这些想象能增加母子生理、心理上的联系，对胎儿发育是有益的，为孩子出生后打下良好的基础。

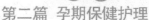

第五节　运动胎教方案

孕 妈妈运动时，可向大脑提供充足的氧气和营养，促使大脑释放脑啡肽等有益的物质，通过胎盘进入胎儿体内；孕妈妈运动会使羊水晃动，晃动的羊水可刺激胎儿全身皮肤，就好比给胎儿做按摩。这些都十分利于胎儿的大脑发育，出生后会更聪明。

什么是运动胎教

运动胎教，是指孕妈妈进行适宜的体育锻炼和帮助胎儿活动，促进胎儿大脑及肌肉的健康发育。它有利于母亲正常妊娠及顺利分娩。运动是胎儿生长发育的必由之路。早在怀孕第 7 周，胎儿就开始了自发的"体育运动"，从眯眼、吞咽、咂手、握拳，直到抬手、蹬腿、转体、翻筋斗、游泳，胎儿的全身骨骼、肌肉和各器官在运动中得到锻炼和发展，胎儿在运动中逐渐长大。所以，当怀孕到了第 18 周左右，母亲就可以明显地感觉到腹中的胎动。人们常说："生命在于运动。"胎儿的生命也在于运动。胎教理论主张适当适时地对胎儿进行运动刺激和训练，也就是说，要适时适当地进行一些"体育"胎教，促进胎儿的身心发育。当然，胎儿在腹中的运动与孕妈妈的适当体育活动是密切相关的，孕妈妈身体的运动会刺激胎儿的运动锻炼。

有人建议，在怀孕 3～4 个月后可以适当对胎儿进行宫内运动训练。做法是孕妈妈仰卧，全身放松，先用手在腹部来回抚摸，然后用手指轻按腹部的不同部位，并观察胎儿有何反应。开始时动作宜轻，时间宜短，等过了几周，胎儿逐渐适应以后，就会做出一些积极反应。这时可稍加一点儿运动量，每次时间以 5 分钟为宜。怀孕 6 个月后，就可以轻轻拍打腹部，并用手轻轻推动胎儿，让胎儿进行宫内"散步"活动，如果胎儿顿足，可以用手轻轻地安抚他。

如果能配合音乐和对话等方法，效果更佳。

对胎儿的运动训练，一般不宜在怀孕 3 个月内及临近产期时进行，先兆流产或先兆早产的孕妈妈也不宜进行。此外，手法要轻柔，循序渐进，不可操之过急，每次时间不宜超过 10 分钟，否则将适得其反。

研究表明，凡是在宫内受过"体育"运动训练的胎儿，出生后翻身、坐立、爬行、走路及跳跃等动作的发育都明显早于一般的孩子。身体健壮，手脚灵敏，智、体全面发展通常是他们的特征。因此，"体育"胎教也是一种积极有效的胎教。

运动胎教的重要意义

"生命在于运动"，运动可以促进胎儿生长发育得更好。早在第7周开始，胎儿就可以在母体内蠕动了，但这时由于活动幅度很小，只能借助B型超声显像仪才可以观察到，当胎儿发育到16～20周时活动能力大增，表现多种多样，如吸吮手、握拳、伸腿、眯眼、吞咽甚至转身、翻筋斗等。运动使胎儿逐渐强大，这时母亲也感到了胎动。

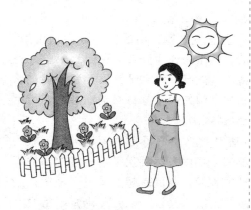

胎教理论主张对胎儿进行适当的运动训练，可以激发胎儿运动的积极性，促进胎儿身心发育。我们可以通过对胎动的观察来了解胎儿的健康，现代医学已经证明，胎动的强弱和胎动的频率可以预示胎儿在母体内的健康状况。有人曾对胎动强者和胎动弱

者进行观察，直到出生后，发现在宫内活动强者出生后其动作的协调性和反应的灵敏度上均优于出生前胎动弱者。凡是在母体内受过运动训练的胎儿，出生后翻身、爬行、坐立、行走及跳跃等动作都明显早于一般的孩子。因此说胎儿的运动训练确实不失为一种积极有效的胎教手段。有些孕妈妈对进行胎儿运动训练表示担心，认为锻炼会伤害了胎儿，其实这种担心是没有必要的，胎儿在4个月时胎盘已经很牢固了，胎儿此时在母体内具有较大的空间。而且环绕着胎儿的羊水对外来的作用力具有缓冲的作用，可以保护胎儿的安全。所以母亲对胎儿进行运动训练时并不会直接碰到胎儿，这一点孕妈妈可以放心。

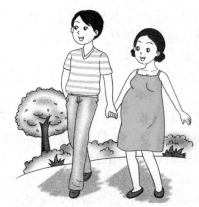

运动胎教有调节孕妈妈神经系统及增强心肺功能的作用，可帮助消化，促进代谢，有利于腰部及下肢的血液循环，可以缓解腰酸腿痛及下肢水肿症状。

在户外参加体育锻炼的好处很多，能够呼吸新鲜空气，接受阳光中的紫外线照射，从而把皮肤里的脱氢胆固醇转变成维生素D，以促进身体

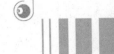

对钙、磷的吸收。这样，既有利于胎儿的骨骼与牙齿的发育，又可以预防孕妈妈患骨软化病。

参加体育锻炼，通过肌肉的收缩运动，能够增强腹肌的力量，防止因腹壁松弛造成的胎位异常及难产。由于平时的运动锻炼增强了腹肌、腰背肌、骨盆肌肉的力量和弹性，因此能够缩短分娩时间，预防产道损伤和产后出血。

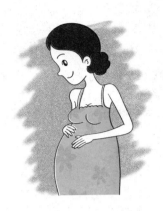

运动胎教的十大妙处

妙处 1　控制孕妈妈体重增长

运动可帮助孕妈妈身体消耗过多的热量，同时促进水钠代谢，减轻身体水肿，使体重不致增长过快。

妙处 2　减轻孕妈妈身体不适感

孕妈妈适当运动，可促进新陈代谢和心肺功能，加快血液循环，防止便秘和静脉曲张的发生，并可减轻日益增大的子宫引起的腰痛、腰酸及腰部沉重感。

妙处 3　增强自然分娩的信心

适当运动可使大脑运动中枢兴奋，有效地抑制思维中枢，从而减轻大脑的疲劳感。这样，可缓解孕妈妈对怀孕、分娩产生的紧张情绪，增加自然分娩的信心。

妙处 4　促进胎儿正常生长发育

运动不仅能增加孕妈妈自身健康，也可增加胎儿的血液供氧，加快新陈代谢，从而促进生长发育。

妙处 5　促使孕妈妈胎儿吸收钙

孕妈妈去户外或公园里运动，可呼吸大量新鲜空气，阳光中的紫外线，可使皮肤中脱氢胆固醇转变为维生素 D，促进体内钙、磷的吸收利用。既有利于胎儿骨骼发育，又可防止孕妈妈发生骨质软化症。

妙处 6　防止胎儿长成肥胖儿

经常适当运动，可控制孕妈妈体重增长，减少脂肪细胞，还可起到给胎儿"减肥"的作用，这样，既可防止生出巨大儿，有利于自然分娩，又为避免肥胖症、高血压及心血管疾病奠定了良好的先天物质基础。

妙处 7　帮助胎儿形成良好个性

孕期不适常会使孕妈妈情绪波动，胎儿的心情也会随之变化。运动有助于改善孕妈妈身体疲劳和不适感，保持心情舒畅，有利于胎儿形成良好的性格。

妙处 8　可促进胎儿的大脑发育

孕妈妈运动时，可向大脑提供充足的氧气和营养，促使大脑释放脑啡肽等有益的物质，通过胎盘进入胎儿体内；孕妈妈运动会使羊水摇动，摇动的羊水可刺激胎儿全身皮肤，就好比给胎儿做按摩。这些都十分利于胎儿的大脑发育，出生后会更聪明。

妙处 9　为顺利分娩创造良好条件

通过运动，可增强孕妈妈腹肌、腰背肌和盆底肌的力量和弹性，使关节、韧带变得柔软、松弛，有利于分

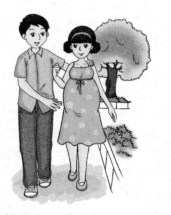

娩时放松肌肉，减少产道阻力，增加胎儿娩出的动力，为顺利分娩创造良好的条件。

妙处 10　有利于产后体形恢复

运动可使孕妈妈在分娩时减轻产痛，缩短产程，减少产道裂伤和产后出血。临床研究结果显示，坚持做孕妈妈体操的孕妈妈，正常阴道分娩率明显高于未做健身操者，产程也往往较短。

 适度运动增强体力

适度运动不仅有益身体健康，还能增强生产时所需要的体力。

（1）每天到公园走走　公园里有遮阳的大树、美丽的花朵，还有清新的空气，顺便活动筋骨，是休闲也是运动。

（2）逛百货公司　散步的好去处之一是百货公司，不但可以搜集各种婴儿用品信息，也可以顺便锻炼体力，一举两得。

（3）带着计步器散步　外出时，随身携带计步器，并定下目标，切实达成。先不要替自己定下高目标，在身体状况习惯之后，再增加"量"。

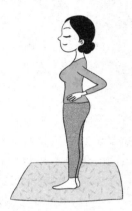

（4）孕妈妈体操　孕妈妈体操是个必须且适用于孕妈妈的运动方法。在做此项运动时，一旦发现身体不适或腹部发硬，即应该马上停止，躺下休息。某些属于高危人群的孕妈妈，例如有先兆性流产、早产、高血压等的孕妈妈，则最好避免该运动。

（5）带着随身听散步　有些孕妈妈觉得，散步是件很无聊的事。建议孕妈妈们带着随身听，听一些自己喜欢的歌曲，陪自己"散"个快乐的"步"。

（6）看电视做安产体操　医院的"妈妈教室讲座"以及《妈妈宝宝杂志》中，都会不定期地介绍安产体操。但是，大部分孕妈妈一想到必须在家里自我练习时，往往会觉得太麻烦而偷

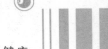

懒，不妨规定自己只有在做体操时，才可以看电视，以此来自我要求。

（7）每天步行到较远的市场买菜

为了避免运动量不足，买菜时，可故意走到较远的市场，以此增加每天的运动量。如果担心自己太累，回家时可改搭公交车或出租车。

适度进行家务劳动

"劳动是最好的医生"。这是当年流行在欧洲的一句名言。适当体能劳动能使人气血和畅、经络疏通、精神愉快，它显然对孕妈妈也是一种很好的活动。孕妈妈在家里擦擦桌子、洗洗菜、洗洗碗，步行或骑车去买点

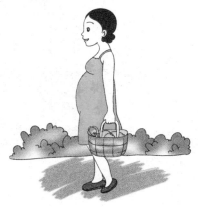

菜、做点饭菜，用手搓洗点衣服、织织毛衣、扫扫地、坚持走路、骑车或坐公共汽车上下班，在农村仍可参加不重的田间劳动，手脚老在活动，筋骨会更有活力、更结实，身体会更好，胎儿也会从中得益。实践证明，活动的母亲生的孩子远比不活动或少

活动的母亲生的孩子有活力、更健康。民间观察发现，原先的大户人家的孕妈妈由于经济条件好，无需自己从事体力劳动，结果难产比率较高，她们的后代懒散、肥胖、没出息的也较多。

现在的情况是，娇生惯养的女子较多，许多独生子女家庭的女子也到了结婚生子的年龄，其中有些孕妈妈显得很娇气，一怀孕就什么活都不敢干、不愿干了，动不动嚷嚷着不舒服就去躺在床上，动不动觉得累要去坐着休息，动不动要人来伺候自己。对此，我们的建议是，最好适当参加一些家务劳动，适当承担一些生活重担，这不会有害处，只会有好处。以前农村里，许多孕妈妈都是除了极重的劳动，从头到尾始终参加所有各类劳动的，有的甚至在农忙时节把孩子生在了田里。当然我们今天不必这么提倡，这样提只是希望娇气的孕妈妈们明白，劳动是不会有什么不好影响的。

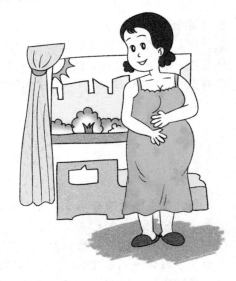

孕妈妈健美操

虽然在怀孕期间，女性身体变粗变笨是不可避免的，但是即便如此，也要坚持做力所能及的健身操。做健身操，可以使你继续拥有美丽的皮肤，有弹性的胸部，结实的臀部，并且为产后尽快恢复昔日的窈窕身材做准备。

（1）靠近体操：　这个运动可强化腋下至胸部的肌肉，预防乳房向两侧松弛扩散。若在热水里练习，将更有效果。

①挺直上半身，手臂平举于两侧，手肘与手臂成直角，吸气。

②一边吸气，一边让手肘保持向上，两手肘在脸的前方会合。以此动作重复30次。

（2）腹肌运动：　虽然游泳或散步等全身运动对于预防过胖有很好的效果，但若要防止妊娠纹及产后腹部松弛，腹肌运动不可缺少，也对生产有助益。怀孕期间不可做剧烈运动，但腹肌运动是允许的，最好是每天都做。下面介绍两组：

第1组

①坐下后，双手贴地，双脚伸直。

②一边吸气，一边把右脚向腹部弯曲过来，然后边吐气边把脚伸直。左右交换重复做10次。

第2组

①两膝弯曲仰卧，双手放在腹部上。

②边吸气边把脖子抬起，抬到不能再勉强的程度把气吐出来，然后脖子放下恢复原状，重复做10次。

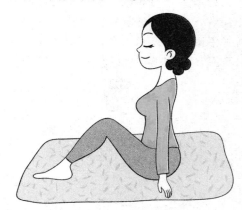

如何帮助胎儿做游戏

近几年来随着医学科学的发展和超声波的问世，人们发现胎儿在母体内有很强的感知能力。父母对胎儿做游戏胎教训练，不但提高了胎儿活动的积极性，而且有利于胎儿的智力发育。让我们通过胎儿超声波的荧屏显示来观察一下胎儿在母体内的活动情况：胎儿在某一天醒来伸了一个懒腰，打了一个哈欠，又调皮地用脚蹬了一下妈妈的肚子，这使他感到很满意。一个偶然的机会使胎儿的手碰到了漂浮在旁边的脐带，"这是什么东西？"很快脐带成了他的游戏对象，一有机会便会抓过来玩弄几下，有时还抓住脐带将它送到嘴边，这个动作使他产生了一阵快意。从胎儿这些动作和大脑的发育情况分析，科学家们认为胎儿完全有能力在父母的训练下进行游戏活动。

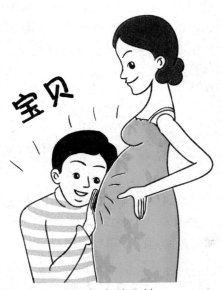

美国育儿专家凡德卡教授提出了一种"胎儿体操与踢肚游戏"胎教法，通过母亲与胎儿进行游戏，达到胎教的目的。在怀孕 5～6 个月母亲能感觉到胎儿形体的时候，即可对胎儿进行推晃式锻炼，即轻轻推动胎儿，使之在腹中"散步""荡秋千""踢腿"。当胎儿踢母亲肚子时，母亲可轻轻拍打被踢的部位，然后等待胎儿第二次踢肚，一般在一两分钟后，胎儿会再踢，这时再轻拍几下，接着停下来。如果拍的地方改变了，胎儿会向改变的地方再踢，注意改拍的位置离原胎动的位置不要太远。每天进行 1～2 次，每次数分钟。

实践证明，母亲的触摸运动实际上同时也是胎儿的"体操"锻炼。在母腹中接受过这种体操锻炼的胎儿出生后翻身、抓、握、爬、坐、学站、学走等各种动作都比没有经过体操锻炼的早一些，身体健壮，手脚灵敏。这种胎儿出生后的肌肉力量较强，特别是竖向的肌肉力量较强，甚至一出生就能坐起。

孕妈妈忌活动太少

有些妇女怀孕后十分害怕早产或流产，因而活动大大减少，不参加文体活动，甚至从怀孕起就停止做一切工作和家务，体力劳动更不敢参加。其实，这样做是没有必要的，对母婴健康并不利，甚至有害。

当然，孕妈妈参加过重的体力劳动、过多的活动和剧烈的体育运动是不利的，但是如果活动太少，整天坐卧休息也会使孕妈妈的胃肠蠕动减少，从而引起食欲下降、消化不良、便秘等，对孕妈妈的健康也不利，甚至会使胎儿发育受影响。因此，妇女在怀孕期间应注意做到适量活动、运动和劳动，注意劳逸

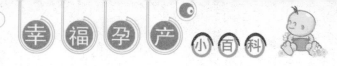

结合，掌握在与平常差不多的活动量就可以了。这样还可起到运动胎教的作用。

　　孕妈妈更不可一味卧床休息，整天躺在床上，什么活也不做，对母子都不利。同时，生活要有规律，每天工余、饭后要到室外活动一下，散散步或做一些力所能及的家务活，还要经常做些体操，这对增进肌肉的力量、促进机体新陈代谢大有益处。妊娠期间一般不要更换工作，但应注意避免体位特殊、劳动强度高以及震动性大的劳动工种。到了7～8个月后，最好做些比较轻松的工作，避免上夜班，以免影响休息和出现意外事故。临产前2～3周最好能在家休息。

◎ 孕妈妈忌过量或剧烈活动

　　孕妈妈适当运动和活动，可以调节神经系统的功能，增强心肺功能，促进血液循环，有助消化和睡眠，也有利于胎儿生长发育。但孕妈妈一定要禁忌参加过量的活动和剧烈的运动。

　　首先要忌肩挑重担，不要提举重物和长时间蹲着、站着或弯着腰劳动。这种过重的活动会压迫腹部或引起过度劳累，导致胎儿不适，造成流产或早产。

　　常骑自行车的孕妈妈，到妊娠6个月以后，不要再骑自行车，以免上下车不便，出现意外。

　　不要参加跑步、举重、打篮球、踢足球、打羽毛球、打乒乓球等体育运动，这些运动不但体力消耗大，而且伸背、弯腰、跳高等动作太大，容易引起流产。

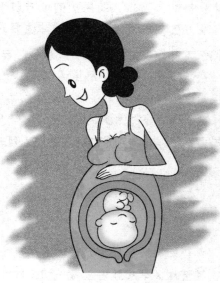

　　妊娠8个月以后，孕妈妈肚子明显增大，身体笨重，行动不便，有的孕妈妈还出现下肢水肿以及血压升高等情况，这时应尽量减少体力劳动，忌干重活，只能做一些力所能及的轻活，在家务劳动中，要注意不做活动量大的活儿，更不要劳动时间过长，使身体过于疲劳。

孕妈妈忌参加的劳动

孕妈妈参加适宜的劳动（或运动）有利于母体健康和胎儿生长发育。但如果参加劳动过累或参加有害健康的劳动，对孕妈妈及胎儿都不利，因此孕妈妈忌参加以下劳动：

（1）忌参加繁重体力劳动、剧烈的全身振动和局部振动的作业　如用人力进行的土石方作业和使用风动工具的作业；不要参加有跌落危险和距地面2米以上的高空作业；忌参加需频繁弯腰、攀高或下蹲的作业以及电焊作业等；孕妈妈劳动时不要搬动超过25千克的重物或推拉超过200千克的东西，以免引起早产、流产。

（2）忌参加有害的化学物质作业　妇女怀孕前后接触铅、苯、甲苯、二甲苯、氯丁乙烯、己内酰胺、汞和汞的化合物、镉、铍、砷、氮氧化物、氰化物、一氧化碳、氯气、二硫化碳、苯乙烯、环氧乙烷、苯胺和甲醛等化学物质，容易引起妊娠高血压综合征，出现下肢水肿、血压增高、尿中出现蛋白质，严重时会出现头痛、眼花、胸闷等症状，甚至发生抽搐。这些对孕妈妈健康和胎儿发育都会造成严重威胁。接触高浓度的铅、汞等工业毒物，还可使流产或早产的发生率增高。有害职业因素还会影响胚胎或胎儿的发育。受孕3～8周是胚胎各器官形成期，这时如受到对胚胎

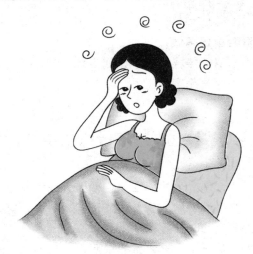

有毒性作用的有害职业因素，如高浓度的铅、甲基汞、砷及放射线的影响，常常会使胎儿出现先天性缺陷。有致癌作用的物质经过胎盘，也有产生致癌作用的可能。

（3）忌从事有放射线辐射危险的工作　这类工作容易辐射胎儿，发生畸形，孕妈妈应调离。

（4）忌工作环境温度过低或过高　温度过低，身体受冷，全身处于收缩状态，容易引起流产；温度过高，体能消耗过大，孕妈妈承受不了，会造成身

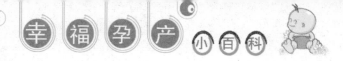

体和精神的疲劳，对孕妈妈和胎儿均不利。

（5）忌长时间走动的工作　孕妈妈在几小时内连续走动，体力消耗过大，还会使子宫下垂，不利保胎。

（6）忌单独一人工作　孕妈妈有很多不便，尤其身体活动不便，一旦发生事故或意外，无人发现和帮助，不利于安全，甚至发生危险。如果发生意外有人及时帮助，则可转危为安。

（7）忌频繁上下楼梯工作　频繁上下楼梯容易过累，而且极易引发子宫下垂，造成流产。

（8）忌振动或冲击能波及腹部的工作　这类工作对孕妈妈子宫刺激大，容易引发流产。

（9）忌参加不能得到适当休息的流水作业　这类工作一是劳累，没有缓冲时间；二是精神过度紧张，过度集中。这种工作无论体力消耗多少，都属于过重、过于紧张的劳动，孕妈妈应调离。

（10）忌长时间站立的工作　长时间站立的工作容易引起子宫下垂，不适合孕妈妈做。

以上情况均对孕妈妈身体不利，为了母子健康，要考虑调换一下其他能胜任的而又无害的工作。

厨房和餐厅的家务料理

大部分孕妈妈在孕初期因为妊娠反应，通常对油烟味非常敏感，所以，此时并不适合到厨房做饭或洗碗，不过，对于孕中期的孕妇而言，胃肠道的麻烦少些，此时便可以下厨了！

孕妇不宜提太重的东西，孕妇倒垃圾时，不要费力拉起，或是过分使用腹肌力量使肚子紧绷。总之，不要让物品的重量超过身体负荷。

厨房里还要经常清除油烟，如果孕妈妈平时使用化学成分的清洁剂清除厨房墙壁、器皿上的油烟的话，那么这时可采用另一种方式，也就是用类似锡箔纸类的美化贴纸贴到墙上，想要清洁墙壁时，只需将纸撕掉，就可以轻松又方便地达到清洁效果了。排油烟机的清洁也是同样道理，准妈妈可以购买滤网，将其整面铺上，如果油烟很多时，只需撕掉换张新的就可以了。

在餐厅收拾碗盘、擦桌子则要注意：如果家里的餐桌不靠墙放置，而且桌子的面积又大，那么孕妇若要收拾碗盘及擦桌子时，可先将桌面分成四等份，

手部配合腹肌的伸展幅度自然会缩小，宁可多移动身体，一小块一小块地擦，也不要将腹部紧靠桌面，拼命地要擦到桌子的对面。如果是圆桌，就可以围着圆心来擦桌子，也不要想要偷懒而拉扯到腹部的肌肉。简而言之，擦拭桌面的时候，孕妇的双脚要勤移动。

短途旅行也是一种很好的胎教

妊娠第 6 个月是最适宜孕妈妈短途旅行的时机。这时，胎儿渐渐安定，离生产还有一段时间，身体还比较便于活动，不妨选一个好天气，与胎宝宝、准爸爸一起享受一下外出度假的乐趣。

在制订旅行计划时，行程不要安排得太紧，不要过于劳累。一般而言，空气清新、宁静的地方最理想，最好离家不太远，如有绿色的草地、湖泊则是最佳的选择。孕妈妈如感到心旷神怡的话，胎儿也会从中受益。

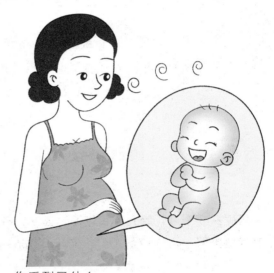

在大自然中呼吸新鲜空气、散步，规则的子宫收缩运动，对胎儿是最快活的皮肤刺激，同时也可以促进胎儿脑部的发育。另外一定别忘了：告诉胎宝宝你来到了什么样的地方，你看到了什么。

旅行时，孕妈妈和准爸爸也可一起讨论给宝宝取名，这些经验和过程将会成为日后最美好的回忆！

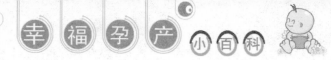

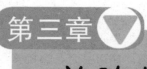

养胎与保胎

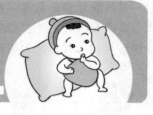

第一节　饮食营养与养胎

孕期营养对胎儿发育有着直接影响。营养不良的孕妈妈容易发生流产、早产、死胎、畸形和发育迟缓。因此，加强营养对孕妈妈和胎儿显得十分重要。

怀孕后如何进行饮食调节

妊娠头3个月，胎儿生长较慢，因此，孕妈妈所需营养与平时差不多。这段时间要克服恶心、呕吐反应，保持心情舒畅，坚持进食，经常变换饮食品种，不要强制无理的进食。当有食欲时，要选择喜欢吃的食物。在正常情况下，当妊娠呕吐减轻时，要考虑合理营养与平衡膳食。

妊娠4～7个月时，胎儿生长加快，孕妈妈的食欲大增，除了一日三餐外，可于下午加一餐。此期容易发生便秘，应多吃蔬菜和水果；水肿也常见，因此饮食宜偏淡，防止水潴留。妊娠的后3个月，胎儿生长特别快，要储存的营养素也特别多，要多吃些含动物性蛋白质、维生素较多的食物，对胎儿的生长和产后哺乳有一定的促进作用。

进入妊娠后期，由于孕妈妈的胃受到压迫，每餐的进食量会减少，使每日的进餐次数增加到4～5次，此时要注意避免发生营养缺乏。

孕妈妈可适当多吃的食物

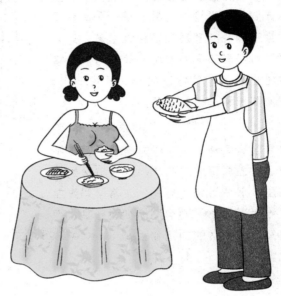

适合于孕妈妈的食物是那些高营养素、高能量、高蛋白及富含维生素和微量元素的食物，如鸡、鸭、鱼、肉、蛋、新鲜蔬菜以及水果、豆类及其制品、花生仁、芝麻、核桃仁、榛子等，这些食品中富含蛋白质、维生素、钙、铁、锌等多种营养素。

不同的妊娠时期，饮食应有所偏重。孕早期孕妈妈食欲下降，进食量受到影响，应多食一些蔬菜及水果，注意 B 族维生素的摄入。应注意补充维生素 C，可加入一些食物的调味成分，既可刺激胃酸的分泌，又可增进食欲和食入量。妊娠中晚期，胎儿的生长发育较快，营养物质的需要更多，应摄入充足的蛋白质、碳水化合物和脂肪，另外纤维素含量较多的蔬菜应多吃，可保持大便的通畅，预防便秘。

孕妈妈补充营养和胎儿发育有什么关系

（1）孕妈妈营养与新生儿出生体重　胎儿的生长发育完全依赖于母体供给营养，孕妈妈营养的好坏不仅关系着胎儿的生长发育，还关系着其一生的健康。据美国的一份调查研究表明，新生儿中有 15％为低体重儿，体重不足 2500 克，其中 2/3 为早产儿，其余为宫内发育迟缓，主要由于母亲营养不良所致。

（2）孕妈妈营养与胎儿大脑发育的关系　大脑的发育是在孕晚期和出生后第一年，关键的时期是妊娠最后 3 个月至出生后 6 个月。孕妈妈营养不良对胎儿

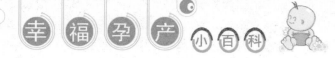

脑及神经系统发育影响的程度与脑组织发育阶段有密切的关系，如在脑组织细胞分裂增殖阶段，营养不良可使细胞分裂减慢等。

（3）孕妈妈营养与胎儿畸形　孕期某些营养素缺乏或过多，有导致胎儿先天性畸形的危险。孕早期缺乏锌或叶酸，胎儿可能发生神经管畸形，其中尤以无脑儿和脊柱裂为最严重。孕前和孕早期适当补充叶酸和多种维生素，可以预防神经管畸形的发生。孕期摄入过多的维生素 A，可导致胎儿先天性畸形，以脑膨出和脊柱裂多见。

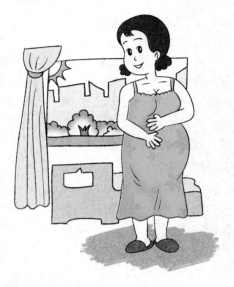

（4）孕妈妈营养与自然流产　流产原因有多种，其中母体有严重营养不良、贫血亦可造成流产，这常与孕妈妈维生素 E 供给情况有关。正常孕妈妈血清维生素 E 水平随孕期增加而升高，而自然流产妇女的血清维生素 E 水平下降，流产次数多者血清维生素 E 水平更低。

胎儿所需要的营养是从哪里来的

　　胎儿"寄居"在母亲的子宫里既不吃饭又不喝水，怎么还能生长发育呢？其营养是从哪里来的呢？原来这是胎盘和脐带的功劳。

　　胎盘就像一块椭圆形的大海绵，吸附在母体的子宫内壁上，表面有无数根绒毛深深地扎根于子宫内膜中，架起了胎儿与母体之间的桥梁。胎盘通过表面那无数根植入子宫内膜中的绒毛，从母体中不停地汲取氧气和营养物质，并进行合成、改造、浓缩、过滤及筛选。然后再由无数根绒毛的毛细血管源源不断地汇入脐带血管，进而带给胎儿，供其生长发育。脐带是母亲与胎儿之间联系的纽带，通常和胎儿一起漂浮在羊水中。脐带长约 55 厘米，有一条静脉血管和两条动脉血管。母亲血液中的氧气和营养物质，经过胎盘转换，从脐静脉中输送给胎儿，而胎儿的代谢废物又通过动脉输送给母体排出体外。

　　在整个胎儿期，由于胎盘与脐带不断供给营养，所以胎儿不吃不喝也能正常地生长发育。由母体输送给胎儿的营养物质主要有以下几种：

（1）糖类 葡萄糖作为胎儿主要热能来源，它完全来自母体。葡萄糖是以微绒毛膜上的合胞体滋养层作为载体通过胎盘的。母体血浆中葡萄

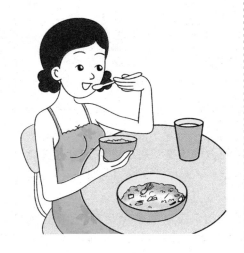

糖浓度足够高时，有利于胎盘对它的汲取。在正常情况下，葡萄糖是胎儿大脑唯一的能量来源。而胎儿心脏和中枢神经系统的血流量相对比成人多，必须保证这些器官有足够的葡萄糖供给。当胎儿近足月时，心脏的代谢能量由葡萄糖转向脂肪酸，这样能增加胎儿中枢神经系统葡萄糖供应量。

来自母体的葡萄糖既经胎盘输入胎体，也在胎盘内形成糖原。胎儿需要时，胎盘糖原再分解为葡萄糖而输入胎体。直到妊娠后期，胎儿肝脏逐渐成熟，使其合成及储存糖原量逐渐增加而胎盘储存糖原量则逐渐降低。储存的肝糖原是调控胎儿期到新生儿

早期生长发育的关键。临床观察到许多宫内发育迟缓新生儿的早期患病，常与肝储存糖原减少引起的低血糖症有关。

（2）氨基酸、多肽及蛋白质 氨基酸也是经胎盘主动转运的，酸性氨基酸在胎盘中浓度最高，释放速度最慢，碱性氨基酸次之，中性氨基酸较快。所有多肽几乎不易通过胎盘，即使能通过，其速度极慢而且数量甚微。少数蛋白质可以通过胎盘，如白蛋白、运转蛋白及免疫球蛋白C等。蛋白质最终含氮代谢产物可以自由通过胎盘，若母亲因肾脏疾病而尿素氮增加，则胎儿血中尿素氮也会增加。

（3）脂类 一般认为，必需脂肪酸如亚油酸、亚麻酸能经胎盘的单纯扩散进入胎儿体内；脂肪分解后的

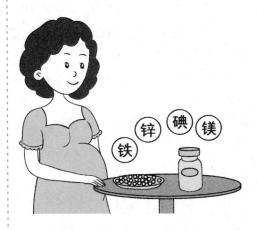

游离脂肪酸也能通过胎盘；胆固醇经胎盘转运至胎体不但速度慢而且数量少；磷脂可能是经胎盘降解后进入胎体再合成；因脂肪氧化不全产生的酮体极易通过胎盘。

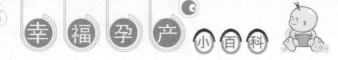

（4）无机盐　无机盐中的钾、钠及镁，是通过简单扩散转运的；但钙、铁就不是这样。妊娠过程中，胎儿血清钙水平高于母体，反映胎儿能吸收母体钙并贮存，最后沉积在胎儿骨骼中。

（5）维生素　水溶性 B 族维生素、维生素 C 很容易通过胎盘。胎儿血中维生素 B_2 较母体高 4 倍，维生素 C 的浓度亦高。维生素 E 在脐血中较低。胡萝卜素能通过胎盘转化成维生素 A，并贮存于胎儿肝中。维生素 K 也能通过胎盘。

哪些果品有利于胎儿的大脑发育

在植物食品中，有些果品是健脑佳品，孕妈妈多吃这类食物，对胎儿的脑发育十分有益。

（1）鲜枣和干枣　鲜枣维生素 C 的含量丰富，每 100 克可食部分含量可达 540 毫克，酸枣中含量更高，为 830～1170 毫克。枣中的维生素 C 在人体中的利用率高达 86.3%。

干枣中每 100 克含蛋白质 3.3 克，脂肪 0.4 克，碳水化合物 73 克，此外还含有相当多的有机酸、胡萝卜素、B 族维生素、维生素 C。

（2）花生米　每 100 克花生米含蛋白质 26.5 克，脂肪 45 克，碳水化合物 20 克，还含有钙、磷、铁等。蛋白质大部分是球蛋白，脂肪中脂肪酸的组成是油酸、亚油酸、花生酸。

（3）柿子和柿饼　鲜柿子中每 100 克含水分约 76.5 克，蛋白质 0.4 克，糖类 14 克，胡萝卜素 0.85 毫克，维生素 C 43 毫克，钙 147 毫克，磷 19 毫克，铁 0.8 毫克，维生素 B_1 0.02 毫克，维生素 B_2 0.01 毫克，烟酸 0.1 毫克。柿饼营养含量比鲜柿子高。

（4）葡萄和葡萄干　鲜葡萄每 100 克含水分 84～92 克，蛋白质 0.3～0.9 克，脂肪 0.1～0.8 克，碳水化合物 8.5～13.4 克，胡萝卜素 0.01～0.41 毫克，维生素 B_1 0.01～0.18 毫克，维生素 B_2 0.01～0.03 毫克，烟酸 0.1～0.8 毫克，此外还含有维生素 C、钙、磷、铁等成分。葡萄所含营养成分有健脑作用，还可抗血栓形成，预防脑血管和心血管疾病。葡萄干含糖、铁量较高。

（5）柑橘　柑橘品种很多。以金橘为例，每 100 克含水分 81.1 克，蛋白质 1 克，脂肪 0.1～0.4 克，碳水化合物 7.3～16.8 克，胡萝卜素 0.1～0.64 毫克，维

生素 B₁0.4 毫克，维生素 B₂0.4 毫克，维生素 C 16～56 毫克，维生素 0.36～
0.52 毫克，钙 60 毫克，磷 15 毫克，铁 1.05 毫克。

（6）核桃、栗子　核桃仁每 100 克含蛋白质 15.4 克，脂肪 63 克，此外
还含有钙、磷、铁及各种维生素。在脂肪酸的组成中，不饱和脂肪酸、亚油酸
分别占 63%、16%，维生素 B₆ 的含量也相当高。

栗子每 100 克含蛋白质 5.3 克，脂肪 1.7 克，碳水化合物 65～70 克，胡
萝卜素 0.3～0.4 毫克，维生素 B₁0.6 毫克，维生素 B₂0.15 毫克，烟酸 0.5～
2.2 毫克，维生素 C 34 毫克，维生素 E 2.04～23.85 毫克，钙 25 毫克，磷 93
毫克，铁 1.5 毫克，其脂肪中大部分是多聚不饱和脂肪酸，可有效补充脑的需
要。蛋白质中氨基酸的组成部分如天冬氨酸、谷氨酸的含量很高。

（7）其他坚果类食物　葵花子、南瓜子、西瓜子、松子、榛子、榧子、银
杏、莲子、菱角也都是健脑食品。

哪些蔬菜有利胎儿的大脑发育

蔬菜中的健脑食品主要有香菇、金针菇、黄花菜、南瓜等。

（1）香菇　香菇营养丰富、全面，每 100 克含蛋白质 21 克，脂肪 1.3 克，
粗纤维 32 克，碳水化合物 29 克，
胡萝卜素 20～120 微克，维生素
B₁0.19 毫克，维生素 B₂1.3 毫克，
尼克酸 24.8 毫克，钙 35 毫克，磷
289 毫克，铁 7.3 毫克，另有其他
维生素、矿物质及 30 多种酶和 18
种氨基酸。

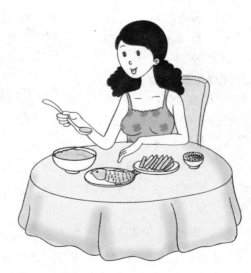

（2）金针菇　金针菇营养全
面、丰富，每 100 克干品含蛋白质
31.2 克，脂肪 5.78 克，粗纤维
3.34 克，碳水化合物 60.2 克，钙
16 毫克，磷 280 毫克，铁 9.8 毫克，
尼克酸 23.4 毫克，还含有维生素
B₂、维生素 C、胡萝卜素以及 8 种
人体所必需的氨基酸，其中赖氨酸的含量特别多。

（3）黄花菜　黄花菜又名金针菜，含有丰富的蛋白质、脂肪、钙、铁

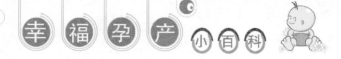

等，还含有较多的维生素 B_1，其安神健脑作用明显。

（4）南瓜 南瓜每 100 克含蛋白质 0.5 克，脂肪 0.1 克，钙 30 毫克，磷 9 毫克，铁 1.1 毫克，胡萝卜素 0.2 毫克，维生素 B_1 0.05 毫克，维生素 B_2 0.06 毫克，维生素 C 5 毫克，碳水化合物 15.5 毫克。

哪些维生素与胎儿智力发育关系密切

大脑的生理功能除与蛋白质、磷脂、不饱和脂肪酸等有关外，还与维生素的摄入有密切关系。所以，妊娠期切不可忽视维生素的摄入。

（1）维生素 A 有促进胎儿生长发育的作用。孕妈妈对维生素 A 的需要量比平时多。如成年人每人每日需要维生素 A 5000~6000 国际单位，而孕妈妈需要量则应在此基础上增多 20%~60%。

（2）维生素 B_{12} 维生素被认为是一种维护智力的营养素。膳食中维生素 B_{12} 供给不足，不仅对周围神经有影响，而且对中枢神经系统也有损害。临床研究表明，人体缺乏维生素 B_{12} 可患"智力衰退性精神病"。这种病人的思维判断能力、记忆能力和自制能力都下降，甚至出现语无伦次及性格改变等严重情况。

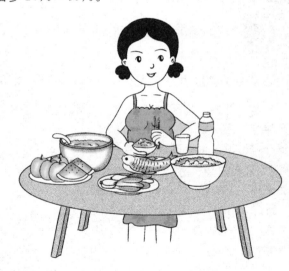

（3）叶酸 叶酸能增强人的智力。膳食中缺乏叶酸，除了可以引起智力减退外，还可以使人产生头昏、头痛、记忆力减退、急躁、烦闷及不安等精神方面的症状。

（4）烟酸 烟酸与人的智力发育关系极大。人体发育早期缺乏烟酸会影响智力发育，主要表现为反应迟钝、恐惧及言语行动混乱。如果烟酸长期供应不足，则会出现"进行性痴呆症"，使智力受到全面的影响，严重者还可能发生癫狂。

（5）维生素 B_6　　维生素 B_6 对神经系统有着至关重要的作用。缺乏维生素 B_6 会出现周围神经炎。婴儿缺乏维生素 B_6 时会发生惊厥。

（6）维生素 B_1　　维生素 B_1 有维护智力及促进智能活动的功能，早已被人们熟知。如果膳食中缺乏维生素 B_1，中枢神经活动便会受到影响。维生素 B_1 严重缺乏还会引起"大脑型脚气病"，并有严重的精神病变。急性维生素 B_1 缺乏者最主要的症状是精神混乱及昏迷。

哪些谷类食物有利胎儿的大脑发育

由于脑所需要的营养素主要含在植物中，这里介绍几种有利于胎儿大脑发育的谷类和豆类食物。

（1）谷类

谷类健脑食物主要有大米、小米、糯米、黄米。这四种谷类米仁构造基本相同，都是由谷皮、糊粉层、胚乳和谷胚四部分组成的。谷皮主要由纤维素、半纤维素组成，也含有一定的蛋白质、脂肪和维生素。在糊粉层中纤维素含量较多，蛋白质、脂肪和维生素含量也较高，如果经过细加工，大部分会被处理掉，而粗加工时保存则较多。胚乳是整个谷粒的主体部分，绝大部分是淀粉。谷胚由胚芽、胚轴、胚根和子叶等部分组成，其 B 族维生素和维生素 E、蛋白质、脂肪、矿物质的含量都比较丰富。

（2）麦类

以麦为名的谷物有大麦、小麦、荞麦、燕麦、莜麦等。

用大麦芽与糯米面熬炼加工成的麦芽糖富有营养，为滋补佳品。由于它是自然糖分，属于自然食品，因此

食用后不会像长期过量食用白糖那样损害智力。荞麦面中的赖氨酸、色氨酸含量较多，脂肪中的油酸、卵脂酸、亚麻酸都是不饱和脂肪酸，有健脑益智之效。

莜麦又称青稞，含不饱和脂肪酸较多。

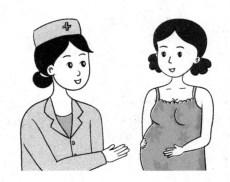

燕麦的蛋白质和脂肪含量都相当高。但其所含蛋白质与其他各类食物不同，其中全蛋白、中球蛋白占 80%，有软化血管降低血脂的作用，对健脑有益。

小麦营养丰富，但由于加工不同，其营养成分略有区别。标准粉比富强粉营养损失少，因此营养价值更

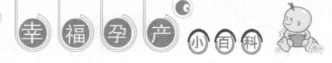
高些。一般每 100 克标准小麦粉含蛋白质 9.4 克，脂肪 1.9 克，碳水化合物 72.9 克，钙 43 毫克，磷 330 毫克，铁 5.9 毫克，维生素 B_1 0.1 毫克，烟酸 4 毫克。

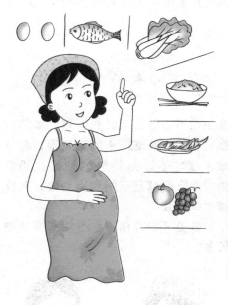

（3）玉米

玉米含蛋白质、脂肪、糖类、维生素和矿物质都比较丰富。每 100 克含蛋白质 8.5 克，脂肪 4.3 克，碳水化合物 72.2 克，维生素 B_1 0.34 毫克，维生素 B_2 0.1 毫克，烟酸 2.3 毫克。玉米所含脂肪为精米、精面的 4～5 倍，而且含不饱和脂肪酸。有一种甜玉米，蛋白质中的氨基酸组成以冬氨酸、谷氨酸含量较高，脂肪中的脂肪酸主要是亚油酸、油酸等聚不饱和脂肪酸，对智力发育更为有益。

（4）豆类

豆类主要指大豆、毛豆和豆制品。

每 100 克大豆含蛋白质 40 克，不仅含量高，而且是适合人体智力活动需要的植物蛋白。因此，从蛋白质角度看，大豆是高级健脑食品。大豆中谷氨酸含量非常多，每 100 克可含 6.61 克。每 100 克大豆含脂肪 20 克。在这些脂肪中，油酸、亚油酸、亚麻酸等优质聚不饱和脂肪酸又占 80% 以上。这就更加说明大豆是高级健脑食品。此外，每 100 克大豆还含钙 240 毫克，铁 9.4 毫克，磷 570 毫克，维生素 B_1 0.85 毫克，维生素 B_2 0.3 毫克，烟酸 2.2 毫克。这些营养成分都是进行智力活动所必需的。

与黄豆相近的还有黑豆，其健脑作用比黄豆还显著。

毛豆是灌浆后尚未成熟的大豆。带豆荚的毛豆含有较多的维生素 C，每 100 克可达 30 毫克，煮熟后仍含有 27 毫克。

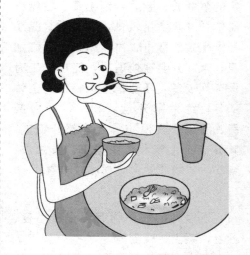

豆制品中，首先值得提倡的是发酵大豆，经发酵，整个大豆变成黑

色，此时称豆豉，含维生素 B_2 非常丰富，每 100 克大豆含 0.56 毫克，比发酵前的 0.3 毫克提高将近 1 倍。维生素 B_2 在谷氨酸代谢中起着非常重要的作用，而谷氨酸是人脑中的重要物质，可提高人的记忆力。

豆腐也是大豆制成的。每 100 克豆腐中含蛋白质 35.3 克，脂肪 19 克，钙 120 毫克，维生素 B_1、维生素 B_2 含量也很高。因此，豆腐也是非常好的健脑食品。其他豆腐类食品，像冻豆腐、豆腐干、豆腐丝、卤豆腐干等，都有益健脑，可交替食用。

豆浆和豆腐脑（豆乳），它们所含的油酸、亚油酸、亚麻酸等聚不饱和脂肪酸都相当多，孕妈妈应经常食用。

（5）薯类

主要是指红薯，也叫白薯、甘薯、红苕、山芋、地瓜等，每 100 克含水分 67.1 克，蛋白质 1.8 克，脂肪 0.2 克，碳水化合物 29.5 克，钙 18 毫克，磷 20 毫克，铁 0.4 毫克，胡萝卜素 1.31 毫克，维生素 B_1 0.12 毫克，维生素 B_2 0.04 毫克，烟酸 0.5 毫克，维生素 C 30 毫克。其所含糖类主要是麦芽糖和葡萄糖，性质温和，易于吸收。

（6）芝麻

芝麻又称胡麻，每 100 克含脂肪 61.7 克，蛋白质 21.9 克，钙 564 毫克，磷 368 毫克，铁 50 毫克。

芝麻油又称香油、麻油，约有 80％是聚不饱和脂肪酸。

芝麻酱每 100 克含蛋白质 20 克，脂肪 52.9 克，碳水化合物 15 克，钙 870 毫克，磷 530 毫克，铁 58 毫克，还含有胡萝卜素、维生素 B_1、维生素 B_2、烟酸等。

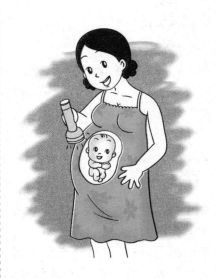

孕中期如何安排饮食

妊娠早期，胎儿生长缓慢，孕妈妈基本不需要特殊的营养；妊娠 4 个月以后，胎儿生长发育较快，孕妈妈食欲增加，饮食中应保证有充足的各种营养素，含有热量、蛋白质、各种维生素、矿物质及微量元素等的食物的供给要比非孕期妇女有所增加。膳食重点应是富含蛋白质的食物，限制脂肪和糖类的摄入，并适量限制食盐。

在妊娠 4 个月后每日饮食应包括以下基本内容：

鸡蛋	1～2 个
瘦肉（包括动物内脏、鱼虾）	100 克
豆类（包括鲜豆、干豆、豆制品）	100～150 克
蔬菜	500～750 克
谷类	400～500 克
油及糖	适量

另外，每周要适当食用些海带、紫菜、虾皮、海米等，补充膳食中的碘和钙。还可选用芝麻、花生、核桃、葵花子。每日最好饮 1 杯牛奶，吃 200～250 克水果。

孕中期应怎样增加营养

孕中期一般是指怀孕 4～6 个月，在此期间宝宝生长加快，平均每天约增加 20 克，孕妈妈需要补充大量蛋白质、无机盐、维生素及微量元素。因此，此期应有意识地增加营养，注意五大营养素的摄取。

（1）优质蛋白质　人体所需的氨基酸有 20 种，其中 8 种是人体所不能合成的，必须从食物中摄取，这些氨基酸称必需氨基酸。富含必需氨基酸的蛋白质则为优质蛋白质，如奶类、蛋类、肉类、鱼虾、豆制品及果实类食物中所含的蛋白质。应注意将动物蛋白与植物蛋白食物混合食用，以增加蛋白质的利用率。

（2）脂肪　脂肪中脑磷脂、卵磷脂及 DHA 是胎儿大脑细胞的主要原料，孕妈妈摄入充足，对胎儿脑发育很重要。全脂奶、肥油、黄油、可油、棕榈油以及其他植物油及谷类等脂肪含量都很丰富。但应注意，动物性脂肪胆固醇含量较高，过多摄入可导致高胆固醇血症，而植物性脂肪能降低动物性脂肪中的某些胆固醇，因此孕妈妈可混合食用，但也要适量，过多则可引起肥胖。

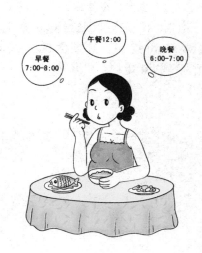

（3）**碳水化合物** 谷类如大米、小米、玉米、薯类和蔬菜水果中均含有丰富的碳水化合物。孕妈妈所需热量除了可由蛋白质和脂肪提供外，其余则由糖类即碳水化合物补充。其摄入量通常每日可在怀孕前的基础上增加 50～100 克。一般来讲，若产前检查中每周体重增加 350 克左右，则说明摄入量是合理的。

（4）**维生素** 与母婴密切相关的维生素有维生素 A、维生素 B_1、维生素 B_2、维生素 B_{12}、维生素 C、维生素 D、维生素 E 等。维生素缺乏会造成胎儿宫内发育迟缓、出生低体重儿、流产、早产等，因此孕期应注意补充维生素。新鲜蔬菜和水果、蛋黄、肝、肉类等食物均富含多种维生素。

（5）**矿物质** 如钙、铁、锌、碘等。奶和奶制品是很理想的钙源，含钙丰富且吸收率高；虾皮、小鱼、海带、豆制品等含钙也很高；强化钙食品和钙片也是补钙的有效措施之一。多吃动物肝脏、瘦肉、禽类、鱼类、豆制品，可预防缺铁。同时应多吃蔬菜水果，增加维生素 C，以增强肠道对铁的吸收能力。

妊娠晚期如何安排饮食

在妊娠中晚期，早孕反应多已停止，胎儿生长发育增快，中期每天体重增加约 20 克，晚期更为迅速。此期孕妈妈饮食可按其经济条件、饮食习惯及妊娠需要做适当安排。为保证妊娠中晚期营养需要，孕妈妈饮食中应包括以下食品：

（1）**鲜奶** 牛奶、羊奶含有丰富的必需氨基酸、钙、磷、多种微量元素及维生素 A、D 和 B 族维生素。有条件者每日可饮用 250～500 克。应鼓励喝不惯奶的孕妈妈从少量喝奶开始，以后逐渐增加。食后如有胀气不适，可将牛奶煮沸，稍冷后加入食用乳酸、醪糟汁或浓缩果汁制成酸奶食用。当然，如喝奶后引起腹泻，也不要强求饮用。

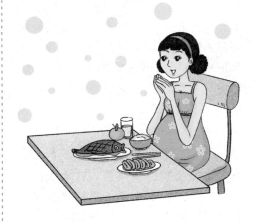

（2）**蛋** 蛋类是提供优质蛋白质的最佳天然食品，也是脂溶性维生素及叶酸、维生素 B_2、B_6、B_{12} 的丰富来源，铁含量亦较高。蛋不仅烹调方法简单多样，甜、咸均可，并宜于保存。若条件许可，尽可能每天吃鸡蛋 1～3 个。

（3）**鱼、禽、瘦肉及动物肝脏**
这些都是蛋白质、无机盐和各种维生素的良好来源。孕妈妈每天饮食中应摄入 50～150 克。如有困难，可用蛋

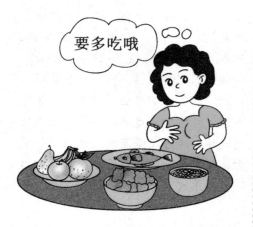

要多吃哦

类、大豆及其制品代替。鱼和蛋是最好的互换食品，可根据季节选用。动物肝脏是孕妈妈必需的多种维生素、叶酸、尼克酸及铁的良好来源，也是供应优质蛋白质的良好来源，每周至少吃 1～2 次，每次 100 克左右。

（4）**大豆及其制品**　大豆及其制品是植物性蛋白质、B 族维生素及无机盐的丰富来源，豆芽还含有丰富的维生素 C。农村或缺少肉、奶供给的地区，应每天进食豆类及其制品50～100 克，以保证孕妈妈和胎儿的营养需要。

（5）**蔬菜水果**　绿叶蔬菜如冬寒菜、大白菜、小白菜、豌豆苗、乌鸡白菜、塔菜、菠菜，黄红色蔬菜如甜海椒、胡萝卜、番茄等，都含有丰富的维生素、无机盐和纤维素。孕妈

妈每天应摄取新鲜蔬菜 250～750 克，其中有色蔬菜应占一半以上。水果中带酸味者，既合孕妈妈口味又含有较多的维生素 C，还含有果胶。每天应供给新鲜水果 150～200 克。黄瓜、番茄等瓜果蔬菜生吃更为有益。蔬菜、水果中含纤维素和果胶对防治妊娠期便秘十分有利。

（6）**海产品**　应经常吃些海带、紫菜、海鱼、虾皮、鱼松等海产品，以补充碘。内陆缺碘地区应食用加碘食盐。

（7）**硬果类食品**　芝麻、花生、核桃、葵花子等，其蛋白质和矿物质含量与豆类相似，可经常食用。

各种食品的供给量，以中等身材、从事脑力工作的孕妈妈为例，为满足妊娠中晚期热能需要，在上述各类食品均能按要求提供的前提下，每日应摄取主食 400～500 克、炒菜用油 40～50 克。另外，对妊娠中晚期发生浮肿、低钙血症等并发症和患有糖尿病者，妊娠时的饮食都有一些特殊要求。

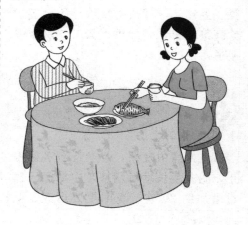

上班族孕妈妈怎样科学补充营养

对于忙碌的上班族们，一日三餐常常是这种情形：上班路上边走边解决早餐，午餐以快餐为主，晚餐买些外卖食品回家吃。这样一来自然要担心，怀孕后仍这样生活会影响胎儿的健康吗？

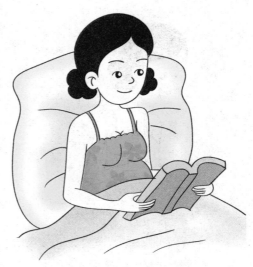

人体所必需的六大营养素（碳水化合物、蛋白质、脂肪、矿物质、维生素、水）并不是炸鸡、披萨和汉堡所能包含的，所以对于一个忙碌的职业女性来说，怀孕后应当学会放慢脚步，好好地调整一下饮食习惯，不论怀孕前您的饮食习惯多随意，为了肚子里的宝宝，您一定不要再这样无所谓。当然，巧搭配也可使速食成为健康食品。比如，现在许多速食店都提供了丰富的速食生菜沙拉，您还可以淋上一些橄榄油或醋等；可以吃个蔬菜汉堡解解馋，也可以全麦片面包代替汉堡，再夹上些番茄等。工作之余，还可为自己准备些水果、酸梅、坚果、酸乳酪等。

此外，还应注意少吃一些有添加物或色素的加工食品。这些食品虽经检验通过，"基本上不会"危害人体健康，但并不意味着"绝对不会"危害人体健康。由于胎儿体内的解毒系统不完善，比如肝脏尚未发育完善，有毒化学物质可能会蓄积于体内，当达到一定量时就可能会致病。

兔唇是怎么回事

兔唇医学上称为唇裂。胎儿在胚胎发育时期，面部形成时有几个突起需要融合，如果受某些因素影响而没有融合或融合不完全，则可形成唇裂。本病可单独出现，也可合并腭裂（口腔顶部硬腭没有融合）。形成这种情况的具体原因还不清楚，可能与以下几种因素有关：

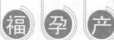

（1）**营养因素** 孕妈妈食物中如果缺乏维生素 E、B 族维生素、维生素 A、叶酸等，胎儿就可能形成唇裂、腭裂及神经系统畸形等。因此妊娠妇女特别是妊娠呕吐严重者，一定要注意补充维生素。

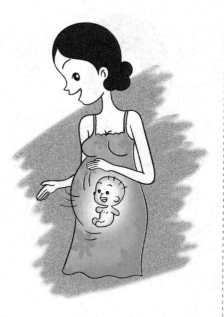

（2）**机械性因素** 如在胚胎发育时期，面部突起应该融合的地方被胎儿的肢体占据，则可妨碍融合而形成唇裂。其他情况还有胎儿舌发育过大、羊膜囊过紧或有其他的粘连物等。

（3）**病毒感染** 胚胎发育时（怀孕头 3 个月）若孕妈妈受到风疹病毒、疱疹病毒等病毒感染，亦可发生唇裂。

（4）**内分泌因素** 怀孕初期，各种原因造成的孕妈妈体内肾上腺皮质激素分泌增加均可能导致畸形。

（5）**遗传因素** 唇裂的发生有家族聚集性，兄弟二人或姐妹二人可发生同样的畸形。据研究，该病属多基因遗传病。

（6）**药物** 某些抗生素、磺胺类药物等可引起胚胎发生畸形。因此，妊娠早期孕妈妈应慎用药物。

由此可见，孩子唇裂与孕妈妈吃不吃兔子肉毫无关系，这种说法是没有科学根据的。

孕妈妈要多喝牛奶

妇女在妊娠、哺乳期间，由于生理的变化及分娩、孕育胎儿、分泌乳汁的需要，对多种营养素的需要量较平时增多。牛奶含有丰富的优质蛋白质，其中含有人体生长发育所必需的氨基酸，其消化吸收率可达 98%～100%，而豆类蛋白质的消化吸收率

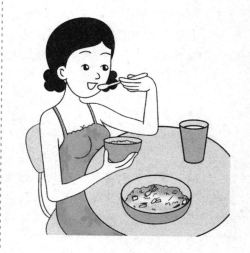

仅为 80％。我国规定孕妈妈对优质蛋白质的日摄取量为 13～18 克，平均 15 克。因此，孕妈妈每日饮用 500 克牛奶即可满足对蛋白质的需求。牛奶中还含有几乎全部已知的维生素，特别是含有大量的钙质，约为 1000～1100 毫克/升，不仅含量丰富，且吸收率高达 70％，而一般的补钙食品仅为 30％左右。由此可见，牛奶是孕妈妈极优的钙源。因此，在孕妈妈的膳食构成中增加乳与乳制品的比例，对于提高母亲及未来婴儿的营养水平，增强其体质具有重要意义。

 孕妈妈不宜食用的食物

（1）含咖啡因的饮料和食品

孕妈妈大量饮用含咖啡因的饮料和食品后，会出现恶心、呕吐、头痛、心跳加快等症状。咖啡因还会通过胎盘进入胎儿体内，影响胎儿发育。

（2）辛辣食物

辣椒、胡椒、花椒等调味品刺激性强，正常人多食亦可引起便秘，计划怀孕或已经怀孕的女性食用大量这类调味品后，同样会出现消化功能的障碍。

（3）糖

糖在人体内的代谢会大量消耗钙，孕期钙的缺乏会影响胎儿牙齿、骨骼的发育。

（4）味精

味精的主要成分是谷氨酸钠，血液中的锌与其结合后便从尿中排出，味精摄入过多会消耗大量的锌，导致孕妈妈体内缺锌，而锌是胎儿生长发育，尤其是神经系统发育的必需品，故孕妈妈要少吃味精。

（5）人参

中医认为，孕妈妈多数阴血偏虚，食用人参会引起气盛阴耗，加重早孕反应、水肿和高血压等症状。

（6）罐头食品

罐头食品中含有的添加剂，是导致畸胎和流产的危险因素。

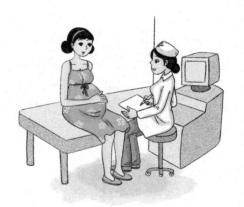

（7）熏烤食品

熏烤食物是用木材、煤炭做燃料熏烤而成的，在熏烤过程中，燃料会散发出一种叫苯并芘的有毒物质，污染被熏烤的食物。而苯并芘是多环芳烃化合物的代表，是目前已知的强致癌物质之一，它进入人体后，会使细胞核的脱氧核酸的分子结构发生改变，从而导致机体癌变。

(8) 油炸食品

食品专家认为，一些反复加热煮沸、炸制食品的食用油内，可能含有致癌的有毒物质。油炸食品都经过高温处理，食物中的维生素和其他营养素都受到了较大的破坏，其营养价值大打折扣，且油炸食品含油脂过多，不利于健康。

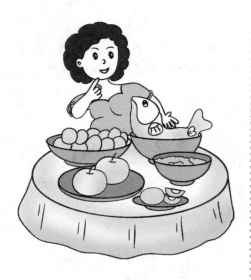

(9) 冷饮

过食冷饮会使胃肠血管突然收缩，胃液分泌减少，消化功能减退，若消化机能本来就不好的孕妈妈，就可能出现腹泻、腹痛等症状，有伤脾胃。现代医学证明，胎儿对冷刺激敏感，过多吃冷饮，胎儿会躁动不安。有的冷饮还含有色素或添加剂，这些成分对健康无益，对胎儿更有害。

(10) 久贮的土豆（马铃薯）

众所周知，发芽的土豆有毒，多数人已有警惕，但未发芽而久贮的土豆也不可吃。因为土豆含有生物碱，其含量因其品种、播种地区、贮存时间的不同而有所差异，久贮的土豆生物碱含量会升高。土豆生物碱有致畸作用，主要是致神经管畸形。

(11) 热性香料

八角茴香、小茴香、花椒、胡椒、桂皮、五香粉等都属于热性香料调味品。这些香料使食品色、味更好，刺激食欲，是有利的一面，但热性香料容易消耗肠道水分，使肠道分泌液减少，造成肠道干燥、便秘。有些孕妈妈不适应这些东西，食后胃肠不适，大便困难。特别是有妊娠呕吐、溃疡病或痔疮的孕妈妈，最好不要吃。

(12) 山楂

山楂可以开胃消食，甜酸可口，颇受有早孕反应孕妈妈的青睐。但是，现已证明，山楂有兴奋子宫作用，促使子宫收缩，若大量食用山楂，可能导致流产。

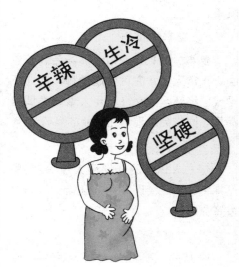

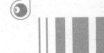

（13）菠菜

菠菜的含铁量不多，并非补血的理想食物。菠菜含有大量草酸，草酸可影响人体对钙和锌的吸收，而钙和锌是人体不可缺少的元素，孕妈妈过多食用菠菜，无疑对胎儿发育不利。

（14）巧克力

过多食用巧克力会使孕妈妈产生饱腹感，因而影响食欲，其结果是身体发胖，却缺乏其他必需的营养。

 孕期如何增加蛋白质

孕妈妈必需摄入足够的蛋白质以满足自身及胎儿生长发育的需要。妊娠全过程中，额外需要蛋白质约2500克，这些蛋白质均需孕妈妈在妊娠期间不断从食物中获取。因此孕期注意补充蛋白质极为重要。孕期蛋白质摄入不足，不仅影响胎儿的体格发育，而且会影响胎儿中枢神经系统的发育。胎儿期蛋白质供应不足，胎儿大脑发育不能正常进行，成人后脑细胞数量要比正常人少，智力低下。母体子宫、乳房和胎盘的发育，分娩过程中的消耗以及产后哺乳，都需要蛋白质。蛋白质供应充足，可避免或减轻妊娠期贫血、营养缺乏性水肿及妊娠中毒症的发生。妊娠中期即应开始增加蛋白质供给。世界卫生组织建议，妊娠后半期每天应增加9克优质蛋白（300毫升牛奶或两个鸡蛋或瘦肉50克即可供给9克优质蛋白）。如以植物性食物为主，每天应增加蛋白质15克

（干黄豆40克，或豆腐200克，或豆腐干75克，或主食200克，均可提供15克蛋白质）。我国的饮食以植物性食品为主，故孕妈妈应从妊娠中期开始每天增加蛋白质15克，晚期每天增加25克。条件许可时，尽可能使动物性蛋白质占总蛋白质摄入量的2／3为好。

体重55千克、从事极轻体力劳动的孕妈妈，妊娠中期每天应摄入蛋白质80克左右，轻体力劳动者应摄入85克。妊娠晚期极轻体力劳动者应摄入蛋白质90克，轻体力劳动者应摄入95克左右。

 孕期如何增加热能

怀孕初期，孕妈妈的基本代谢与正常人相似，所需热能也相同。但妊娠中晚期，其基本代谢率比正常人增加10％～12％，即每天要比普通妇女所需的9205千焦（2200千卡）增加920.5～1841千焦（220～440千卡）。妊娠4个月后，胎儿生长、母体组织增长使脂肪及蛋白质蓄积过程加速，各种营养素和热能需要量急剧增加，直到分娩为止。但如果怀孕最后2个月热能增加太多，会使胎儿长得太大，影响顺利分娩。我国营养学会建议，妊娠4个月以后应每天增加1674千焦（400千卡）的热能。世界卫生组织建议，在妊娠早期每天增加628千焦（150千卡），中期以后每天增加1646千焦（350千卡）。热能主要来

源于碳水化合物。根据我国的饮食习惯，碳水化合物摄入量占总热能的70％～80％，甚至高达90％。在副食供应较好的条件下，妊娠期间应尽可能使碳水化合物摄入量占总热量的60％～65％，这样可以保证蛋白质及其他保护性食品的摄入。至于脂肪摄入量，除烹调用适量的油脂外，不宜过多进食油腻食品，以免影响其他营养素的摄入。蛋白质是构造、修补机体组织与调节正常生理功能所必需的，因此尽可能不要用它来供给热能，蛋白质的摄入量应占热能的15％左右。

孕期为什么要补充钙和磷

人一生中决定牙齿整齐坚固的关键时期是胎儿期至婴儿期。早在妊娠4～5月时，乳牙已经开始在牙囊内钙化，8个月时牙齿和骨骼钙化加速，至出生时全部20个乳牙俱已形成，第一对恒牙也已钙化，恒牙大部分在出生后3～4个月开始陆续钙化。如果孕妈妈的钙、磷供应不足，胎儿就会从母体的骨和牙齿中夺取大量的钙以满足自己生长的需要，使母体钙代谢为负平衡，从而易患骨质软化病。胎儿共需30克钙，为正常母体贮存钙量的2.5％。胎儿体内钙、磷含量随体重增长而增加，怀孕中期胎体仅含1克钙，晚期约增加20余克。在妊娠期间，胎儿体内每天要积聚近300毫克钙。孕妈妈本身也要贮存30克钙以满足哺乳时泌乳的需要。母体贮存钙主要在孕期的后5个月，每天约贮存200毫克，故孕妈妈要比正常妇女每天多摄入300毫克钙。我国营养学家建

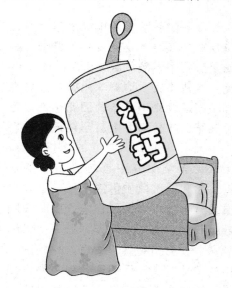

议，妊娠中期钙的供应量为每天800毫克，晚期为1500毫克。缺钙的主要症状是骨和牙齿发育不正常、骨质疏松软化、凝血异常、肌肉痉挛，在孕期较常见。牛奶、豆制品、硬果类、芝麻酱、虾皮、海带为钙的良好来源。草酸会影响钙的吸收。蔬菜中含钙丰富且草酸含量少的品种有苋菜、香菜、小白菜、苜蓿菜、蒜苗等。饮食钙供给不足时，可用葡萄糖酸钙、乳酸钙、碳酸钙等药物补充，亦可用骨粉补充。骨粉不仅含丰富的钙，而且钙、磷比值亦适宜，是一种较为理想的钙来源。

孕期为什么要补充铁

妊娠期间母体血液容量增大，而红细胞数量并未相应增加，故血红蛋白含量减少。妊娠 30～32 周时，血红蛋白降到最低点，易发生妊娠生理性贫血。妇女每次月经约损失铁 10～30 毫克，故平日贮备的铁就不足；妊娠过程中还需铁 1.0～1.6 克，故孕妈妈每日应多摄入 3～5 毫克铁。食物铁的吸收率低，平均为 10% 左右。少数孕妈妈偏食，只吃淀粉、糖、泡菜，更易发生贫血。在诊断贫血时，除检查血红蛋白和红细胞数量外，还应检查血清、铁，以发现潜在性缺铁。孕妈妈应多吃含铁丰富的食物，如肝、蛋、海产品、硬果及豆类。另外，胎儿除本身造血和合成肌肉组织外，肝脏还要储存 400 毫克左右的铁，以供出生后 6 个月内消耗。母乳中含铁极微，而婴儿通常无贫血，这都依靠出生前的贮存。我国营养学家建议，孕妈妈的铁

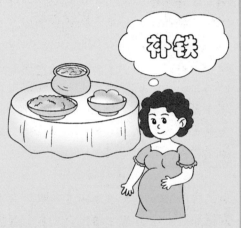

供给量为每天 18 毫克。当食物中的铁难以满足生理需要时，可给予铁强化食品或铁制剂，以硫酸亚铁和延胡索酸亚铁最好。每天可补充 30 毫克铁，最好同时服用维生素 C 和叶酸，以促进铁的吸收和利用。

 ## 孕妈妈饮水需注意什么

怀了孩子，连喝水也有讲究：

（1）起床后喝一杯新鲜的白开水　　日本的一项研究表明，白开水对人体有"内洗涤"的作用。早饭前 30 分钟喝 200 毫升 25～30℃ 的新鲜开水，可以温润胃肠，使消化液得到足够的分泌，以促进食欲，刺激肠胃蠕动，有利定时排便，防止便秘。早晨空腹饮水能使其很快被胃肠吸收进入血液，使血液稀释，血管扩张，从而加快血液循环。

（2）切忌口渴才饮水　　口渴是大脑中枢发出要求补水的救援信号。感

到口渴说明体内水分已经失衡，脑细胞脱水已经到了一定的程度。孕妈妈饮水应每隔 2 小时一次，每日 8 次，共 1600 毫升左右。

以下几种水孕妈妈不能喝：

（1）久沸或反复煮沸的开水　例如大锅炉里的水，因为水在反复沸腾后，水中的亚硝酸盐、亚硝酸根离子以及砷等有害物质的浓度相对增加。喝了久沸的开水以后，会导致血液中的低铁血红蛋白结合成不能携带氧的高铁血蛋白，从而引起血液中毒。

（2）没有烧开的自来水　自来水中的氯与水中残留的有机物会相互作用，产生一种叫"三羟基"的致癌物质。

（3）贮存时间过长的开水　孕妈妈也不能喝在热水瓶中贮存超过 24 小时的开水，因为随着瓶内水温的逐渐下降，水中含氯的有机物质会不断地被分解成为有害的亚硝酸盐，对孕妈妈身体的内环境极为不利。

（4）保温杯沏的茶水　茶水中含有大量的茶碱、芳香油和多种维生素等，如果将茶叶浸泡在保温杯中，维生素被大量破坏，茶水苦涩，有害物质增多，饮用后易引起消化系统及神经系统的紊乱。

第二节　疾病防治与保胎

妊娠是一个复杂、精密，而且脆弱、危险的生理过程。这一过程极易受各种因素的影响而出现损害和异常。问题一旦产生对胎儿来说，造成的危害更大，而且有一些是不可逆转的。这就要求每对夫妇，在生活中，尤其是计划怀孕和妊娠时，要严加注意，避免产生或接触有害因素。

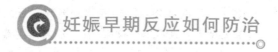

妊娠早期反应如何防治

　　妇女怀孕后，由于肌体分泌出大量的雌激素，刺激肝脏，从而使人体产生应激性胃肠反应，出现食欲不振，择食，厌恶油腻，吃了不合意的食物则觉恶心，甚至呕吐，吐后仍能吃进自己想吃的东西，这些症状多在妊娠40天左右出现，到妊娠3个月后，多可自然消失，这叫做早孕反应。早孕反应一般对工作、生活没有多大影响，不需治疗，只要注意调节饮食，适当休息即可。饮食上要清香新鲜，富有营养，容易消化，适合自己的胃口，如新鲜水果、蔬菜、豆浆、牛奶、藕粉等。同时要注意色、香、味的搭配，少食多餐，少吃油腻煎炸厚味之品，蛋白质的摄入应少些，避免辛辣刺激性食物。每天进餐的时间最好避开出现呕吐的时间，如早晨吐，可在起床前喝一杯茶吃点东西，吃后休息一会儿再起床。口含或进食少量甜酸味、甘草味、姜味的食品，可以减轻恶心，促进食欲，坐下进食可使恶心消失。反复多次呕吐后，要适当卧床休息，保证充足的睡眠时间，卧室要空气流通，寒暖适中，但不必整日躺在床上。要保持精神愉快，解除顾虑，增强抗病信心。亦可少量服用维生素 B_1、B_6 各10毫克及维生素C 100毫克，每天3次。中药陈皮10克，竹茹6克，姜半夏10克，白术10克，木香6克，砂仁6克，生姜3片，水煎，少量多次分服，效果很好，也没有副作用。

妊娠呕吐怎么办

　　有些孕妈妈从怀孕40天左右开始，即发生恶心呕吐，并且逐渐加重。严重时不能进食、进水，叫做妊娠呕吐。如果发生妊娠呕吐，首先在精神上不要过于紧张，解除思想顾虑，树立信心，然后根据症状的轻重，采用不同的措施。如症状较轻，可注意适当休息，饮食宜高糖、高维生素、易消化、少量多餐，以适合自己的口味为原则。同时服用大量维生素 B_1、B_6 及维生素C，并服镇静、止吐药，如鲁米那0.03克，每天3次，氯丙嗪0.5毫克，每天2～3次。中药可用陈皮10克，竹茹6克，姜半夏9克，黄连6克，

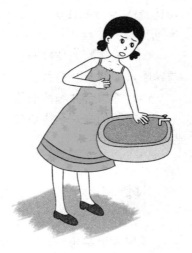

生姜 3 片，以伏龙肝（灶心黄土）100 克水煎后澄清汁煎药，分 2～3 次服。若病重，则应住院治疗。入院后应先禁食 12～24 小时，并及时输液以补充热量及时纠正脱水，常用 5%～10% 葡萄糖或 5% 葡萄糖盐水 1500～3000 毫升，加入维生素 C 1000～1500 毫克静脉滴注，每日 1 次，一般连用 3 天，呕吐即好转。如有酸中毒，应静脉滴注 5% 碳酸氢钠，同时肌注维生素 B_1 25～50 毫克，或氯丙嗪 12.5～25 毫克或针刺内关、足三里，镇静止吐。中医依据疏肝和胃、降逆止呕的原则，选方用药效果也很好。待呕吐停止后再试进食时，应以清淡而富于营养的食品，少量多餐为宜。

孕妈妈感冒后怎么办

感冒是一种小病，平时发生感冒的人也较多，但对孕妈妈来说，其危害甚大。孕妈妈的免疫能力较差，容易受到病原体的侵害，因此，相对来说较未怀孕时更容易患感冒。

感冒病毒对孕妈妈有直接影响，感冒造成的高热和代谢紊乱产生的毒素有间接影响。而且，病毒可通过胎盘进入胎儿体内，有可能造成先天性心脏病以及兔唇、脑积血、无脑儿和小头畸形等。而高热及毒素又会刺激孕妈妈子宫收缩，造成流产和早产，新生儿的死亡率也增高。那么，孕妈妈感冒后怎么办？

（1）轻度感冒，仅有喷嚏、流涕及轻度咳嗽，则不一定要用药。只用些克咳敏、维生素 C 即可，但要注意休息。也可用些感冒冲剂和感冒宁等中成药，一般都很快自愈。

（2）出现高热、剧咳等情况时，则应去医院诊治。退热用湿毛巾冷敷，40% 酒精擦颈部及两侧腋窝，也可用柴胡注射液。应注意多饮开水和卧床休息。

（3）高热时间持续长，连续 39℃ 超过 3 天以上的，应去医院治疗并做产前诊断，了解胎儿是否受影响。

（4）感冒合并细菌感染，应加用抗生素治疗。

最重要的是，孕妈妈应注意生活和卫生，杜绝感冒的发生，保证胎儿健康生长。

糖尿病对孕妈妈、胎儿及新生儿有什么影响

糖尿病对孕妈妈、胎儿及新生儿的影响，取决于糖尿病的严重程度和是否

得到有效的控制。糖尿病对孕妈妈的影响常表现在以下 5 个方面：

（1）容易并发高血压综合征，这是因糖尿病患者大多有小血管内皮细胞增厚及管腔狭窄，其发生率比普通孕妈妈高 4～8 倍，因此子痫、胎盘早期剥离、脑血管意外的发生率也相对较高。

（2）容易发生泌尿系统感染，这是因糖尿病患者白细胞多有缺陷，趋化性、吞噬作用、杀菌作用均明显下降所致，严重的可发展成败血症。

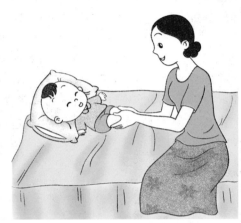

（3）产程进展缓慢，这是因为糖尿病产妇糖利用不足，能量不够所致，有的还会发生产后子宫收缩不良性出血。

（4）糖尿病孕妈妈容易羊水过多，其发病率可高达 8%～30%，严重的因羊水骤增，可导致孕妈妈心、肺功能失常。

（5）手术产率提高，因为糖尿病的孕妈妈巨大胎儿的发生率高，有时还要因胎儿的紧急情况结束分娩，需要进行手术，这样就使手术产率提高，同时手术所引起的并发症也相应增高。

糖尿病对胎儿及新生儿的影响是多方面的。一是由于母体血糖高，进入胎儿循环后，使胎儿胰岛增生，产生大量胰岛素，促进了蛋白质、脂肪酸的合成，抑制了脂解作用，因而容易发生巨大胎儿。二是容易发生畸形，其原因目前尚不清楚。三是因糖尿病常伴有严重血管病变，或因其他产科并发症，胎盘供血受到影响，功能下降，容易发生死胎、死产。对于新生儿则因母体血糖供应中断，可以产生反应性低血糖症及肺泡表面活性物质不足，因而常发生呼吸窘迫综合征。

 ## 糖尿病人怀孕后应注意什么

糖尿病对孕妈妈及胎儿均有较大影响，其程度取决于糖尿病是否被有效地控制，控制得越好越稳定，并发症和母婴死亡率越低。糖尿病人怀孕后，应定期做产前检查，每 1～2 周 1 次，查空腹血糖、尿糖，及时发现尿酮症，检查眼底血管，有无动脉硬化。在饮食方面，轻型患者适当控制碳水化合物的摄入，蛋白质及脂肪量基本照常。经过反复调整保持尿糖阴性至（＋）左右，能从事日常工作和劳动，又无饥饿感即可。中型及重型者，除饮食控制外，应用胰岛素治疗，使血糖控制在 5～6 毫摩尔/升，尿糖控制在（一）～（十），一般不用促进胰岛素分泌的药物。糖尿病孕妈妈应在 35～36 周入院待产，凡出现以下情况者，应考虑终止妊娠：如尿内经常出现酮体；合并妊娠高血压综合征；羊水迅速增多；并发血管病变，眼底小动脉硬化或肾功能减退；胰岛素需要量突然下降；胎儿窘迫等。

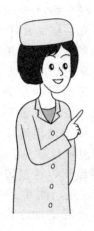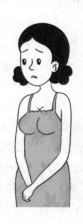

患肝炎的人怀孕后应注意什么

妊娠合并肝炎，在饮食、护理及药物治疗上与非孕期基本相同，应注意隔离，所用物品要消毒；适当休息，防止疲劳；饮食要高蛋白、低脂肪和富含维生素；补充适量糖，服用保肝中西药物等。由于妊娠不但常使肝炎加重，而且还可传染给胎儿，因此怀孕后应去医院进行检查，由医生决定是否能够继续妊娠，一般来说，如怀孕在 3 个月以内，最好施行人工流产，终止妊娠；如到了妊娠的中、晚期，因用药物及人工流产术都不适宜，所以一般不宜终止妊娠，只有在各种治疗无效，病情严重恶化时，方可慎重考虑终止妊娠。由于肝细胞的坏死，使各种凝血因子不足，分娩时会发生难以控制的出血，因此在预产期临近时，应到有输血条件的医院待产，同时不论有无出血倾向，每天均应肌肉注射维生素 K 120 毫克，临产前每天还要加用 20 毫克静脉注射；分娩

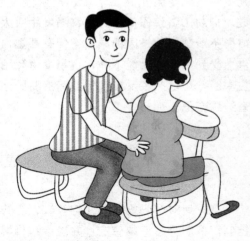

时要尽量争取阴道分娩，如果产程过长，或自然分娩有困难，可考虑剖宫产，若出血严重，应立即输新鲜血，并静脉滴注催产素。产后感染易导致肝功能迅速恶化，故应积极防治，在选用药物时应避免选用四环素、红霉素等对肝脏有

损害的药物，可选用对肝脏损害少的氨基苄青霉素、琥珀酰氯霉素等广谱抗生素。乙型病毒性肝炎患者的婴儿，有条件可注射乙肝表面抗原的免疫球蛋白。病毒性肝炎的产妇乳汁中，有 50％以上有肝炎病毒，所以肝炎患者产后不宜哺乳，婴儿也要隔离 4 周。回乳时不要使用雌激素，可服炒谷芽、麦芽等。

孕妈妈为什么容易患肾盂肾炎

肾盂肾炎是妊娠期常见的并发病之一，据调查，孕妈妈得肾盂肾炎的发病率为 0.5％～2％，妊娠 4 个月后更容易发病。病变有时是双侧性的，但以单侧性的较多见，如果单侧发病，则多见于右侧。其致病菌以大肠杆菌最常见，感染途径为上行性感染。孕妈妈容易发生肾盂肾炎，其重要原因是由于内分泌激素主要是孕激素的影响，使输尿管平滑肌松弛，管腔扩大、蠕动能力降低，因而尿流缓慢，以致肾盂和输尿管中有尿液潴留。此外，妊娠期增大而沉重的子宫在骨盆边缘压迫输尿管，也影响了尿液的畅流，这为细菌的繁殖创造了条件。妊娠后肾脏的血流量和肾小球的滤过率都比平时增加 30％以上，各种营养物质如葡萄糖、氨基酸等容易通过肾脏过滤进入尿中，使尿中含有的营养物质增多，又有利于细菌的繁殖。此外，由于输尿管和膀胱连接处的括约肌松弛，排尿时膀胱收缩，膀胱中带有细菌的尿液也可以逆流到输尿管中去。由于肾盂中尿液潴留，尿液中含有的营养物质增多，膀胱中带有细菌的尿液向上逆流，这三大因素的综合，就构成了孕妈妈容易患肾盂肾炎的基本原因。

得了肾盂肾炎，在急性期应卧床休息，采取左右侧轮流卧位以减少对输尿管的压迫，使尿液通畅。多饮水，每日不少于 3000 毫升，以增加尿量，促进细菌毒物的排泄。药物治疗，可选复方磺胺甲基异恶唑，每次 2 片，或用呋喃坦啶 100 毫克，每日 3 次，4 周为 1 疗程。孕早期使用磺胺和呋喃类药物比较安全，但偶尔引起溶血性贫血；妊娠最后 2 周内则不宜用磺胺药，因有引起核黄疸的危险。抗生素可选用青霉素、链霉素、庆大霉素、卡那霉素等，宜结合药物敏感试验决定是否可用。因用于尿道感染的抗菌药物可透过胎盘而影响胎儿，如四环素可引起胎儿肝坏死，氯霉素易发生胎儿灰色综合征。故用药时应在医生指导下进行。中药八正散、导赤散加减治疗，比较安全可靠。由于肾盂肾炎不易彻底治愈，应于产后复查，以求根治。

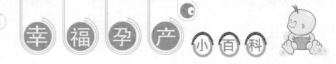

胎位异常怎样矫正

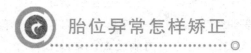

胎位是决定分娩能否顺利进行的一个主要因素，一般说除了胎儿枕骨位于母亲骨盆入口前方的枕前位为正常胎位外，其余胎位，如臀位、横位、面先露、额先露及枕横位、枕后位等，均属异常胎位。

妊娠前 28 周，由于羊水相对较多，胎位不固定，发现异常胎位，不必急于纠正，日后多数能够转成正常胎位。如果妊娠 28～32 周间，仍为不正常胎位的，应予矫正，以免引起难产，危及母婴安全。常用的矫正办法有：

（1）膝胸卧位

空腹，排空小便，松开裤带，跪在床上，两前臂前屈，头侧置于床上，胸部垫一枕头，大腿与小腿垂直，每次 10～15 分钟，每天 2～3 次。1 周后复查胎位。若为臀位，此法可使胎儿臀部退出骨盆腔，借助胎儿重心的改变，增加胎儿转为头位的机会，约有 60%～70% 可以成功。

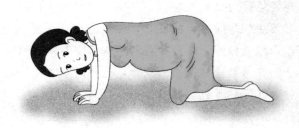

（2）灸至阴穴

孕妈妈取坐位，解开裤带，同时灸两侧至阴穴（足小趾外侧，距趾甲角约 1 公分），每次 15 分钟，每天 1～2 次，5 次为 1 疗程。灸时常感胎动活跃，1 周后复查胎位。

（3）中药

可服保产无忧散（当归 9 克，川芎 6 克，川贝、菟丝子各 5 克，生黄芪、荆芥、炒艾叶、枳壳、制厚朴、羌活、白芍各 4 克，甘草 2 克，姜 3 片）或当归芍药散（当归、白术、白芍、茯苓各 9 克，泽泻 6 克，川芎 3 克），每天 1 剂，水煎分 2 次服，连服 3 剂。1 周后复查胎位。若未矫正可再服 6～9 剂，有出血倾向时禁服。

以上这 3 种方法配合进行，效果更好。如未见效，可到医院，请医生行外倒转术矫正。

什么是葡萄胎？有过葡萄胎还能正常妊娠吗

葡萄胎又叫小泡状胎块，是由于绒毛上皮细胞增生，间质水肿、变性所致。绒毛变成了大小不等的水泡，相互间有细蒂相连，像一串串的葡萄，所以叫葡萄胎。在我国大约 2000 个孕妈妈中就有 1 人有发生葡萄胎的可能，而其中又有 7％～16％ 可能是恶性葡萄胎。葡萄胎的发生原因至今还不清楚，可能与营养、感染、遗传、免疫机制的障碍等有关。这种病的临床表现，首先是有闭经的历史，半数以上患葡萄胎的妇女妊娠反应比正常妊娠重，有的伴有阴道出血，出血量少而断断续续，有时可有反复大量的出血，时而在这些血液中还可以找到一些水泡样物，在作妇科检查时，医生往往发现子宫大于正常月份，小便的妊娠试验浓度偏高，呈强阳性，超声波检查看到胎体、胎心、胎动的反射。如果具有上述的症状、体征就可以肯定是葡萄胎了。

一次葡萄胎后，再次发生葡萄胎的可能性很大，有报告称有连续发生 10 次以上的。那么葡萄胎后还能否正常妊娠呢？根据临床所见，葡萄胎后再次妊娠虽可能出现不正常情况，但大多数还是正常的。有不少医生对此作了长期而详细的临床观察和试验，发现对有些良性葡萄胎恶变因素较多的，在葡萄胎清除后采用了预防性化疗，或者有些变为恶性葡萄胎的病例采取多个疗程的化疗，对妊娠、分娩和胎儿的发育未发现不良影响，孩子出生后也一切正常。因此，有过葡萄胎的妇女，不必担心今后的生育。但得过葡萄胎，特别是用过化疗的患者，应坚持避孕 2 年，以免妊娠后造成诊治上的困难。

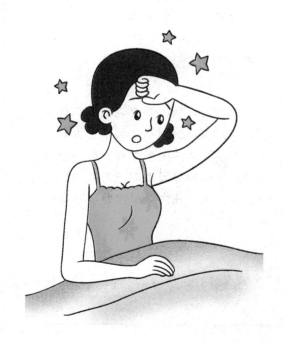

哪些因素可以引起流产

引起流产的原因很多，主要有：

（1）性生活频繁

频繁的性生活，刺激女性盆腔充血，引起子宫收缩，常常是造成流产的主要原因。

（2）胚胎方面

男方或女方生殖细胞不健全，虽然勉强受孕，但终会早期夭折，这属于发育不好而产生的"自然淘汰"。有些孕妈妈有严重的妊娠呕吐，导致营养缺乏而致流产。此外，染色体异常和母子血型不合，也是流产的原因。

（3）生殖器官疾病

如子宫纵隔、子宫肌瘤、双角子宫、子宫内口闭锁不全和子宫发育不良，影响胎儿的生长发育，都可引起流产。因各种原因造成子宫颈口松弛或重度损伤，往往可引起胎膜早破而发生流产。

（4）全身性疾病

患急性传染病，如流感、疟疾、伤寒、肺炎等，可引起孕妈妈子宫收缩而致流产，细菌毒素或病毒可通过胎盘进入血液循环，使胎儿畸形或死亡而引起流产。慢性疾病，如严重贫血、心力衰竭均可引起胎儿缺氧、死亡；药物中毒、叶酸或维生素 E 缺乏，也可引起流产。因雌激素过多或孕激素、甲状腺素缺乏，引起内分泌紊乱，也是流产发生的重要原因。其他如腹部外伤、手术等刺激引起子宫收缩，也可引起流产。

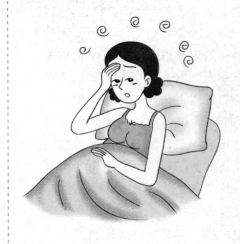

先兆流产有什么表现？怎么办

所谓先兆流产是指妊娠 28 周以前，出现阴道出血或下腹痛，子宫颈口未开，妊娠产物尚未排出，有希望继续妊娠者。

早期先兆流产表现为：停经一段时间后有早孕反应，以后出现阴道出血，量少、色红，持续数日或数周，或有轻微下腹疼痛，伴腰痛及下坠感。

由于流产的胚胎中有50％属于孕卵染色体不正常，因此自然流产实际上是一种自然淘汰现象；而葡萄胎、宫外孕也会出现阴道出血，或下腹疼痛等，因此对于可能流产的孕妈妈应及时就医以明确诊断。经尿妊娠试验、妇科检查及B超检查以确定胚胎或胎儿的发育情况，若仅有流产先兆，应卧床休息，禁止性生活，解除孕妈妈的思想顾虑，生活要有规律，增加营养，适当采用保胎药物如黄体酮、绒毛膜促性腺激素或中药等。

孕妈妈出现皮肤瘙痒怎么办

有些正常孕妈妈在妊娠中、晚期，发生全身皮肤瘙痒，也有的只在腹部、外阴和肛门周围等局部，但皮肤没有病变，这种症状称为妊娠期肝内胆汁淤积症。

它是由于妊娠后对体内增多的甾体激素异常敏感所致，属于过敏性体质因素。一般多由于激素影响肝脏酶的功能，使对胆红素的结合和排泄发生障碍，肝内胆汁淤积，促使胆酸盐滞留于皮肤的深部，刺激皮肤感觉神经末稍而发生瘙痒。此类孕妈妈易发生胎盘功能不全、胎儿宫内窒息、早产或产后出血等并发症，或新生儿发病率增加。有些孕妈妈在

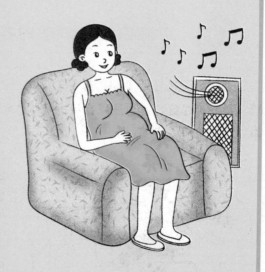

发生皮肤瘙痒后出现黄疸，表现为皮肤及巩膜发黄，或伴有轻度恶心、腹胀等，应及时就医，以排除病毒性肝炎等。

如皮肤瘙痒影响工作和休息，应适当治疗，结合胆酸盐的药物外用炉甘石洗剂局部涂抹或口服抗组织胺类药。外阴部的瘙痒应与该部炎症区别。若有并发症者，应考虑住院治疗。绝大多数病人于分娩后1～2周内瘙痒及黄疸消失，预后良好。

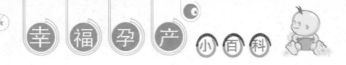

孕妈妈牙龈为什么容易出血

妊娠以后体内的黄体激素明显增加，使牙龈组织中的毛细血管扩张、弯曲、弹性减弱、血流淤滞，以及血管渗透性增加，造成牙龈肿胀、脆软，尤其是牙间乳突更为明显，可呈大小不等、颜色暗红或紫红色的瘤状突起，在刷牙时容易牙龈出血，此称为妊娠性牙龈炎，多见于口腔卫生不良或牙齿排列不齐的孕妈妈，分娩后可以自愈。

防治此病应注意保持口腔卫生，坚持做到饭后漱口，睡前用软毛刷顺牙缝刷牙，避免食物残渣留在口中发酵产酸，并注意不要伤及牙龈。如发生孕吐，更应注意漱口，并可用 2％的小苏打水或复方硼砂液漱口，以抑制口腔内细菌的繁殖，保持口腔碱性环境。平时可多吃些新鲜的水果及蔬菜，必要时可服些维生素 C 片。

正确识别妊娠期的各种疼痛

头痛：　在妊娠早期，与恶心呕吐一样，头痛也是早孕反应。在妊娠晚期，头痛也是妊娠高血压综合征的症状之一。此时要积极治疗，否则会发生抽搐、昏迷，危及生命。

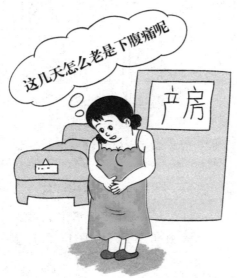

胃痛：　怀孕后，胃部逆行蠕动，使胃内酸性容物返流到食道、咽喉及口腔，刺激黏膜而引起。可采用半坐卧位，口服氢氧化铝凝胶。

腹痛：　妊娠初期，子宫后倾或盆腔充血，以致骨盆区有牵引痛或下坠感。如腹痛剧烈，下身"见红"，则小心流产或宫外孕，应立即去医院检查诊治。怀孕中期，子宫增大，也会出现牵引胀痛。此时，可取侧卧位，保持大便通畅，注意休息。

腰背痛：　孕后因内分泌的变

化致关节韧带松弛，随着胎儿的发育，子宫增大，妊娠中、晚期腹部向前突出，重心必向后移，腰椎向前突，背部肌肉持续紧张，故有轻微腰背痛。此时要注意休息，避免长时间站立、行走，卧床休息后便可减轻，平时适当运动以加强背部肌肉的柔韧性，避免提重物，睡硬床垫及穿轻便鞋。如果疼痛明显，应及时查找原因。如有些孕妈妈出现后腰、右下腹疼痛，并有尿频、尿急等尿路感染症状，这是"卵巢静脉综合征"的妊娠期并发症，应去医院诊治，切莫擅自服"氟哌酸"等消炎药。

腿痛 易发生在大腿及小腿后面，尤其是夜间发生时常伴有痉挛、抽筋。这是缺钙、缺维生素 B_1 所致，应补充钙片和维生素 B_1。

胸痛 好发于肋骨间，状如神经痛。有的是肝区或背部脊柱两侧疼痛。这是缺钙之故，应补充钙片。

手臂痛 手臂枕在头下睡觉时疼痛，或手臂疼痛，不能抬高，或有抽筋疼痛的蚂蚁爬行感觉。这是孕后脊柱骨骼变化，压迫神经之故，产后可不医自愈。

哪些因素会导致胎儿发育异常

首先，父母一方或双方患有的遗传病可传给胎儿导致孩子发育异常。其次，在受孕前及孕妈妈妊娠期间还有很多因素会对胚胎或胎儿产生影响，造成胎儿的先天性疾病。受孕以前致畸因素是作用于精子或卵子而引起畸胎；怀孕后早期胚胎对外界的各种致畸因素特别敏感，受到的影响也大，可使胎儿死亡或造成严重畸形；妊娠 3 个月后持续到妊娠晚期，某些器官还在继续分化、发育，致畸因素能使胎儿个别器官畸形、大脑发育异常或精神发育迟缓等。

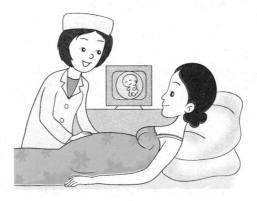

通常所说的致畸因素有风疹病毒、流感病毒、弓形体、支原体、某些药物、X 射线、烟酒及污染的环境等。因此为了优生，夫妇在孕前或孕中要避免各种不良因素。

什么是宫外孕？如何预防宫外孕

正常妊娠时，从受精卵发育成为胎儿的过程是发生在子宫腔中。如果受精卵不在子宫腔着床，而是在输卵管、卵巢、腹腔或子宫颈等处着床，俗称为宫外孕，医学上称为异位妊娠。输卵管妊娠最为常见，约占全部宫外孕的 95%～98%。

主要原因是由于输卵管功能不良，如输卵管因炎症发生粘连或先天发育不良、畸形等，以致精、卵在输卵管结合后运行受阻，至授精后 7～8 天尚未进入宫腔，于是种植在输卵管里。由于输卵管的内膜和肌层比子宫要薄得多，受精卵发育到一定时候就会发生流产，出血或者破裂，于是引起母体腹腔内大出血，严重时可危及生命。

多数停经 6～8 周，也可有早孕反应，一般在停经后出现少量的不规则的阴道出血，下腹坠痛或隐痛，或突然发生一侧腹部剧痛，阴道出血，伴头晕、出汗、面色苍白等情况，应立即去医院检查确诊。主要症状为停经、腹痛、阴道出血。

慢性输卵管炎症是发生宫外孕的最常见原因。因此预防宫外孕的主要措施是积极防治盆腔炎和输卵管炎，掌握月经期、产褥期、哺乳期的卫生知识。做好预防感染的保健工作，禁止月经期、产褥期性交，做好避孕，避免反复多次的人工流产。

什么是高危妊娠

在妊娠期有某种病理因素或致病因素可能危害孕妈妈与胎儿或导致难产者，称为高危妊娠。高危妊娠包括：孕妈妈年龄小于 16 岁或大于 35 岁；有异常妊娠史者，如自然流产、异位妊娠、早产、死胎、死产、难产（包括剖宫产史）、新生儿死亡、新生儿溶血性黄疸、新生儿畸形或有先天性或遗传性疾病；各种妊娠合并症，如妊高征、前置胎盘、胎盘早期剥离、羊水过多或过少、胎儿宫内生长迟缓、过期妊娠、母儿血型不合、心脏病、糖尿病、高血压、肾脏

病、甲状腺功能亢进、血液病、肝炎、病毒感染等；可能发生分娩异常者如胎位异常、巨大胎儿、多胎妊娠、骨盆异常、软产道异常等；胎盘功能不全；妊娠期接触过大剂量放射线、化学性毒物或服用过对胎儿有影响的药物；盆腔肿瘤或曾有手术史等。

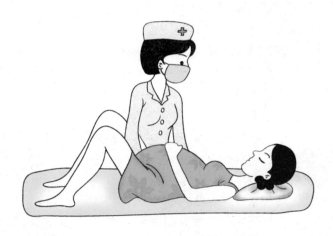

由于高危妊娠增加了围产期母婴死亡率，所以应予以高度重视。孕妈妈也不要过于紧张，应与医生配合，注意严密观察，妥当处理后，一般会安全度过妊娠和分娩期的。

多胎妊娠应注意些什么

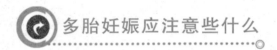

一次妊娠有两个或两个以上的胎儿称为多胎妊娠，其中以双胎妊娠最为多见。多胎妊娠为高危妊娠，孕妈妈易出现缺铁性贫血，还容易并发妊高征、羊水过多、胎儿畸形和前置胎盘。由于子宫过度膨大，容易发生胎膜早破和早产。分娩时产程比较长，胎盘早剥，子宫收缩乏力，使产妇阴道流血增多。并且此类孕妈妈抵抗力差，易发生产褥感染。

针对上述情况，多胎妊娠的孕妈妈应注意：定期做产前检查；注意增加营养，多吃些富于营养的食品，如肉禽类、豆制品和动物内脏等，适当补充钙、铁等元素和维生素以预防发生贫血和妊高征；妊娠晚期应避免过度劳累，多注意休息；增加产前检查的次数，以便及早发现不正常的征兆，有利于及时采取措施。此外，应提前住院待产，以保证出现意外情况时能及时处理。有的多胎妊娠可经阴道分娩，但有的由于子宫过度膨大致使宫缩无力，或胎位异常，或存在合并症而需剖宫产。

孕妈妈最常碰到哪些问题

怀孕除令人高兴外，也有一些不适的感觉。现在分析一些常见症状以及处理办法。

（1）牙龈出血

由于妊娠期激素的变化，牙龈增厚变软，使食物易在牙袋内留存，致使局部感染，引起疼痛、水肿、出血。要注意口腔卫生，定期到口腔科检查，并把怀孕的事告诉医生，避免做牙齿的X线检查。

（2）背部疼痛

孕激素的作用，导致脊柱下部、骨盆及髋部关节处肌肉过度紧张，尤其在不恰当的体位时，背部疼痛更加明显。出现这种情况不要服用止痛药，按摩可缓解疼痛。要注意保持良好的姿势，加强体育锻炼，增强脊柱的柔韧性。不宜穿高跟鞋，避免提重物，选择较硬的床垫，均可有效缓解疼痛。

（3）腹部疼痛

从坐位或卧位站起时，会在一侧下腹部感觉疼痛，其原因是支持子宫的圆韧带的伸展。可用热水袋局部热敷以放松肌肉，从而缓解疼痛。

（4）便秘

怀孕后孕激素使肠道肌肉放松，肠蠕动减慢，肠内容物滞留，导致便秘，甚至引起痔疮。因此，必须保持大便通畅，有便意时应马上排便。平时要多吃含纤维多的蔬菜，如芹菜、韭菜、白菜、菠菜、丝瓜等，可增加肠道蠕动。多饮水，多吃水果，其中以香蕉为首选，但不宜多吃柿子。每天早、晚各吃1匙蜂蜜可以润肠。工作时要经常变换姿势，避免久坐或站立。

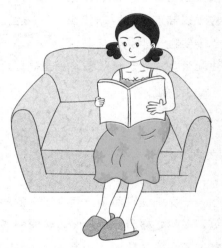

（5）小腿痉挛

也就是我们平时说的"腿肚子抽筋"，常在夜间发生，多因缺钙所致。另一个原因是孕妈妈腹部体积增大，使腿部肌肉负担加重。目前医学界还有一种看法，认为体内钙磷比例失调也会增加小腿痉挛发生率，建议不吃那些含磷较多的软饮料、快餐食品及加工过的食品。痉挛发生时，可将腿伸直，脚趾向前跷，或用力按摩几分钟均可缓解痉挛。每天睡觉前按摩腿脚，将下肢稍垫高一些再睡，亦可起到预防作用。

（6）尿频

常发生在怀孕早期和晚期，是由于膨胀的子宫压迫膀胱引起的。因此，有尿意就及时排出，不要憋着。睡觉前少饮水，在妊娠晚期，排尿时可前后摇动身体，有助于减轻膀胱受压及排空膀胱。如果发现尿痛或小便混浊，应就医。

（7）鼻出血

孕激素使鼻黏膜增厚变软，出现鼻塞、鼻出血、鼻充血及流涕。应避免干燥的环境，不可擅用滴鼻液。出血时，应轻压鼻翼，身体稍向前倾。

（8）水肿

增大的子宫压迫下肢静脉而影响血液回流，下肢及手指部液体滞留，使手、足及踝部出现水肿。治疗水肿最好的办法是通过锻炼或变换姿势来改善局部的血液循环。应避免长时间站立，注意少吃盐，多吃冬瓜、西瓜。睡眠取左侧位，下肢适当垫高，水肿即可消失。

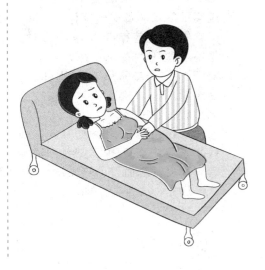

妊娠高血压综合征的危害

妊娠高血压综合征（简称妊高征）是妊娠女性特有的以高血压为主的综合病征。它常发生于妊娠 24 周以后，孕妈妈出现浮肿、血压升高、蛋白尿，严重时有头痛、头晕，甚至抽搐、昏迷等。有家族史，好发于年轻或高龄产妇，体型矮胖，发病在孕 20 周后尤其是 32 周后，孕妈妈营养不良特别是伴有严重贫血，孕前即有原发性高血压、慢性肾炎、糖尿病、双胎、羊水过多的孕妈妈，气候寒冷的冬季和初春，或气候突变、气压升高时易发病。

对孕妈妈的危害：常见的并发症是胎盘早剥，妊高征心脏病并发心力衰竭，凝血功能障碍，脑溢血及肾功能衰竭等。其中脑溢血、妊高征并发心力衰竭和凝血功能障碍，是导致妊高征孕妈妈死亡的主要原因。

对胎儿的危害：往往会导致胎死宫内、早产、死产，新生儿窒息和死亡。

如何预防妊娠高血压综合征

　　加强孕妈妈营养，尤其是多摄入蛋白质、维生素等，饮食不宜过咸，对于预防妊高征有一定作用；孕妈妈的心情要舒畅，精神要放松；保持适当休息，睡眠时采取左侧卧位，这对妊高征的预防也有一定作用。

　　要做好产前检查和孕期保健，为了解孕妈妈的基础血压，在孕早期需测血压、查尿蛋白和测体重，以后定期作产前检查，并注意有无头痛、眼花等不适。

　　此外，还需警惕诱发因素，如孕妈妈家族中有妊高征史者；孕妈妈患有原发性高血压、糖尿病、慢性肾炎；在寒冷季节或气温突变时易发等。一旦出现异常应立即就诊。

怎样预防早产

　　凡在妊娠 28～36 周之间分娩者称为早产，早产儿各部器官发育尚未成熟，调节机能、生活能力及对疾病的抵抗能力都很差，因此常体弱多病，死亡率也很高，所以要积极预防早产。引起早产的原因有：孕妈妈患急性传染病或慢性病；生殖器官异常及妊娠异常；外伤、性生活过度、情绪不稳定和胎儿先天畸形等。因此预防早产应针对不同原因从多方面着手。首先要按时进行孕期检查，遵守孕期卫生要求，如避免过累，7 个月后禁止性生活，积极治疗妊娠合并症，可以减少早产的发生。已出现早产的先兆症状，如有子宫不规则收缩时，应卧床休息，切莫顾虑担忧，也可服用减轻子宫收缩的药物或适量的镇静剂。消炎痛 25 毫克，每 4 小时 1 次，可有效的抑制宫缩及延迟分娩至胎儿成熟，不过此药有抑制细胞代谢的作用，所以在应用时还应慎重。中药菟丝子、杜仲、桑寄生、川芎等在医生指导下服用，也有安胎和预防早产的效果。如果因子宫颈

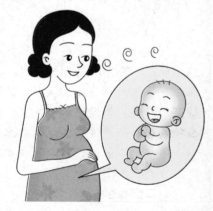

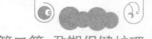

口有旧裂或松弛的应早期住院，行宫颈环扎术，这是一种有效的措施。β—米松 4 毫克，每天口服 3 次，可促进胎儿肺成熟，以防肺透明膜病。

 ## 如何自我监测腹中胎儿的安危

　　胎动是最直接表现胎儿安危的指标之一。当胎儿在母体内不适时，胎动常能最先表现出异常。胎儿在子宫内严重缺氧、窒息且不能及时补救时，胎动完全消失 12 小时后，才出现胎心的异常和消失。若短时期内无胎动，立即到医院检查，听胎心率是否正常，此时进行宫内复苏或立即行剖宫产，或许可挽救胎儿。

　　胎动即胎儿肢体在子宫内的活动，胎动的感觉可以是蠕动状、波泳状或拳打脚踢式以及嗝逆样的。在妊娠 12 周时已开始，由于微弱而不易感觉出来。第一次自觉到胎动称之为"胎动初感"，一般在妊娠 16～20 周出现。腹壁薄且松弛的孕妈妈有时还可在腹部触摸到甚至看到胎动。

　　在妊娠 28 周（孕 7 个月初）以后，除定期到医院进行产前检查，还必须每日数胎动进行自我监测直至临产。方法是每天早、中、晚固定 1 小时计数胎动。测时应取安静平卧位或坐卧位，左手扶于腹壁上，右手记录。写明日期、时间，画"正"字或其他方式以便计数。连续的胎动计为 1 次，3 次胎动数相加再乘 4 即为 12 小时的胎动数。如不能坚持每日数 3 次，则可在晚上或晨起固定 1 小时内数一次。

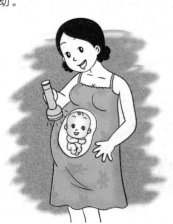

　　正常胎动 1 小时不少于 3～5 次，12 小时胎动不少于 10 次，每天胎动次数在 30～40 次。妊娠 28～32 周为胎动高峰期，38 周以后胎动次数逐渐减少，这是由于羊水相对减少，胎儿先露部入盆固定所致。另外，正常情况下胎动还受每日的时刻、孕妈妈的姿势等因素影响。每天上午 8 时～12 时胎动均匀，下午 2～3 时胎动最少，晚上 8 时～11 时胎动最多，即胎儿有自己的醒——睡周期。

　　当每小时胎动少于 3 次，12 小时少于 10 次，或胎动频繁、躁动，呈挣扎、推扭或微弱无力时，应立即去医院诊治。

 ## 为什么说未产妇做人工流产弊多利少

　　人工流产手术，一般是作为避孕失败后的补救措施，虽然比较安全，也很简便，但它毕竟是在非直视情况下操作的，极易引起并发症，而且有些并发症

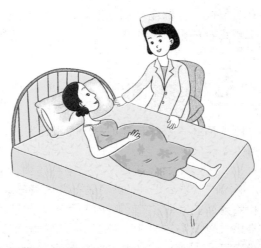

是完全意外、无法预防的。据北京 10 家医院对曾接受"人流"的未产妇 2051 例调查中发现，有 11 例出现人流综合征，337 例在术后 3 个月内出现月经量改变、痛经、宫颈粘连等症状，并有 89 人出现一种或多种并发症，其中比较严重的是继发不孕、子宫内膜异位等。

因此，年轻妇女的第一胎"人流"要加以限制，切勿轻率地滥用"人流"，否则对自己和未来的孩子是极不负责的，将带来近期及远期的不良影响。应加强计划生育，正确掌握各种避孕方法和措施，从根本上避免不必要的人工流产手术。

胎儿在母体内的日子越多越好吗

不少人有"胎儿在母亲肚子里多呆几天有好处"的观点，甚至认为，过期妊娠出生的孩子"不同凡响，聪明过人"。实际上，这些说法都是极不科学的。

我们知道，从末次月经算起，大约经过 40 周的"十月怀胎"，胎儿就完全成熟了，这就需要由"一朝分娩"来解决问题。如果到了 42 周仍不见动静，医学上就称为过期妊娠。据了解，这种情况占分娩总数的 5%～12%。

老实说，过期妊娠不但不是什么好事，而且还会给母子带来一定危害：一是由于胎头过大，分娩时难以适应骨产道的形状而造成难产，以致给产妇及胎儿带来痛苦；二是因胎儿过度成熟，胎盘营养不足而导致胎儿身体瘦长，缺少皮下脂肪，皮肤干瘪多皱，体质不佳，活像个"小老头"；三是胎盘老化变性，功能减退，供血不足，致使胎儿的氧气和营养物质的供应受到影响，使胎儿处境危险，容易发生宫内窒迫，导致死胎及死产。

预防过期妊娠，孕妈妈在妊娠期间应保持良好的心境，并且要注意适当的活动，营养适中，不可偏食。一旦超过预产期，则应到医院检查胎儿的情况。如经检测发现胎盘功能正常，宫颈尚未成熟，则可采取保守疗法，待其自然临产；如胎盘功能不全或合并高血压综合征时，使胎儿围产期死亡率增加，则应配合医生实施引产。

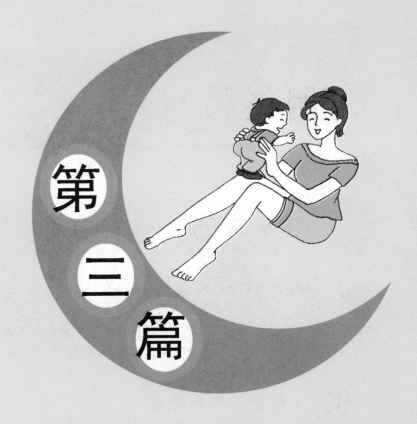

分娩期保健护理

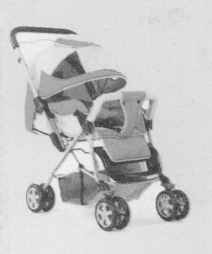

终于接近生产的时刻，孕妈妈的心情一定既紧张又喜悦。为防止胎儿发生异常情况，必须每周到医院进行一次检查。检查准备事项是否还有遗漏之处，譬如与家人的联络方法、前往医院的交通工具等是否安排就绪，以便随时到医院生产。此外，还需了解生产开始的各种症候以及住院、分娩和产褥期的相关知识。

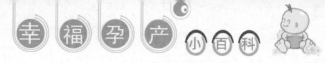

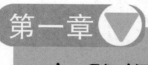

第一章 ▽

自然顺利分娩

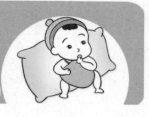

这 个月里，孕妈妈随时都可能会分娩，所以孕妈妈和家人都要清楚了解分娩的征兆，做好分娩前的所有必要准备。多数孕妈妈能预测预产期是哪一天，但却无法预测是什么时刻。一般来说，即将分娩时子宫会以固定的时间周期收缩，收缩时腹部变硬，停止收缩时子宫放松，腹部变软。

分娩前的思想准备

经历了十月怀胎的喜悦和辛苦之后，许多孕妈妈在进入临近分娩的阶段会有较大的担心和恐惧感。

这种心理状态对产妇的分娩是十分不利的。因为恐惧的心理情绪会使人体产生种种反应，造成产妇对疼痛过于敏感，并通过中枢神经系统抑制子宫收缩，使产程延长甚至出现难产。同时，还会造成产后子宫出血过多，影响身体的恢复和乳汁分泌，间接影响到婴儿的健康。

因此，注意临产妇的心理保健，使之形成良好的心

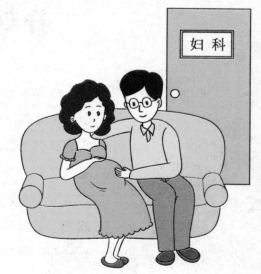

妇科

理状态，对于顺利分娩和产后体力恢复都有十分重要的意义。

社会和家庭的支持是影响孕妈妈心理状态的主要因素。良好的支持可对应激状态下的孕妈妈提供保护，有缓冲作用。

①产前要对包括丈夫、公婆及父母等家庭成员进行有关心理卫生的宣传教育，处理好他们与孕妈妈之间的关系。

②对生男生女均持正确的态度，让孕妈妈有一个充满温馨和谐的家庭环境，感到舒适安慰，心理负担减轻，全身心投入到分娩准备中去。

③家人应多关心、鼓励孕妈妈，并督促其定期检查。

④熟悉分娩环境及工作人员。可通过各种途径，如播放录像、参观、咨询等，设法使孕妈妈熟悉医院环境和医护人员，减少入院分娩的紧张情绪。

分娩前的身体准备

分娩前做好充分的身体方面的准备是保证安全分娩的必要条件。

①睡眠休息　分娩时体力消耗较大，因此分娩前必须保持充分的睡眠时间，分娩前午睡对分娩也有利。

②生活安排　接近预产期的孕妈妈应尽量不外出和旅行，但也不要整天卧床休息，轻微的、力所能及的运动还是有好处的。

③性生活　临产前绝对禁忌性生活，以免引起胎膜早破和产时感染。

④洗澡　孕妈妈必须注意身体的清洁，由于产后不能马上洗

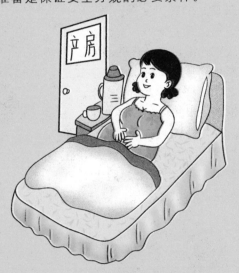

澡，因此，住院之前应洗澡，以保持身体的清洁。如果是到公共浴室去洗澡，必须有人陪伴，以防止湿热的蒸汽引起孕妈妈昏厥。

⑤家属照顾　双职工的小家庭在妻子临产期间，丈夫尽量不要外出。特别是夜间需有人陪住，以免半夜发生不测。

婴儿的房间和用品如何准备

　　婴儿住的房间要求通风良好，空气新鲜，阳光充足，舒适安静。最好有一个婴儿和母亲专用的房间。房间内放置一张婴儿床，床不要放在日光直接照射到的地方或光线从正面照到婴儿娇嫩眼睛的位置。床上应有婴儿专用的枕头、床单、被单，要求应用柔软的棉布制作，以免损伤婴儿的皮肤。夏季，婴儿床要挂蚊帐，以防蚊子叮咬。房间内可放置电风扇防暑降温，但电风扇要距婴儿

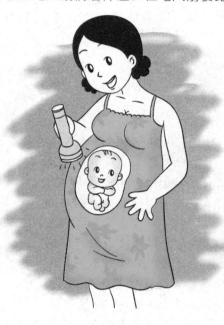

2米以外，用最弱风吹，时间也不宜过长。冬季，房间内可置取暖器取暖，但应避免室内空气过于干燥。此外，房间内可悬挂一些形象可爱的玩具，或色彩鲜艳、构图简洁的图片等，给婴儿以最初的美的感受，有利于婴儿的智力发育。

　　提倡母乳喂养，但给婴儿喂水或乳汁不足添加代乳品时，均需要用到食具。所以应准备好奶瓶2个、橡皮奶嘴4～6个、不锈钢制奶锅1个、小漏斗1个及婴儿专用的杯、碗、汤匙、食具消毒用的不锈钢锅。此外，还需备有毛巾、浴巾、脸盆、浴盆等用品，供婴儿洗脸、洗澡时使用。

 分娩前准爸爸应做哪些工作

　　在妻子临产的前一个月，丈夫就要开始忙碌了，做好妻子产前的各项准备工作，迎接小宝宝的诞生。

　　（1）清扫布置房间　在妻子产前应将房子清扫布置好，要保证房间的采光和通风情况良好，让妻子愉快地度过产假期，让母子生活在一个清洁、安全、舒适的环境里。

（2）**拆洗被褥和衣服** 在孕晚期，妻子行动已经不方便了，丈夫应主动地将家中的衣物、被褥、床单、枕巾、枕头拆洗干净，并在阳光下暴晒消毒，以便备用。

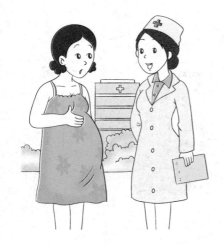

（3）**购置食品和生活用品** 购置挂面或龙须面、小米、大米、红枣、面粉、红糖，这是产妇必需的食品。还要准备鲜鸡蛋、食用油、虾皮、黄花菜、木耳、花生米、芝麻、黑米、海带、核桃等食品。还要购置洗涤用品，如肥皂、洗衣粉、洗洁精、去污粉等。

为什么要住院分娩

随着人们生活及卫生条件的日益改善，大多数人尤其是城市居民都选择了在医院分娩。但在一些经济欠发达地区或者家境很好的人群，都选择了在家中分娩，这种选择其实是不明智的。虽然分娩是一个自然过程，但还应该注意一下如下问题：若分娩有意外情况发生，如脐带先于胎儿的主要部位从宫颈中脱出，甚至有时会出现新生儿窒息等，总之，在分娩的重要时刻，潜伏着许多随时可能威胁产妇和胎儿生命安全的因素。所以，为了保证分娩的顺利进行，只有依靠专职的医护人员，借助必须的医疗设施，才能做到。

在当今倡导人性化分娩的国际新潮时期，依据我国的实际情况，如绝大多数家庭的住房条件所限，且专业助产人员有限，还不能提供安全的家庭分娩。所以，为了保障母婴安全，住院分娩是产妇系统保健所必需的。

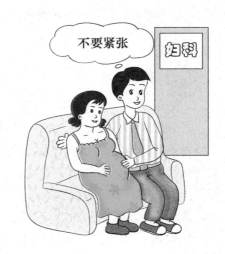

什么时候到医院待产

进入妊娠 36 周以后，就该向医生咨询什么时候住院好。孕妈妈在阵痛开始之前常常会发生破水的情况，在感觉上就像在无意识地排尿，这时就应收拾衣服、用品，做好住院的准备。医生会根据胎儿的大小、宫口的张开程度等来决定是否需要住院。

分娩虽然是以阵痛开始的，但在分娩2周前，常常会发生子宫收缩，这是腹部紧张的一种感觉，并不太疼痛。接近分娩期，胎儿逐渐下移，接近出口。与此同时，膀胱会受到压迫，小便的间隔时间会变短。由于盆骨的接合部松弛，所以孕妈妈行走时会有些不便。孕妈妈到了这时下体常常会出现夹杂有血液的流出物。此后，腹部的紧张感会逐渐变得有规则，并且会逐渐感受到疼痛，疼痛的间隔也会逐渐变短，如果每隔10分钟疼痛1次，就说明快要分娩，必须住院。

初产妇从临产到新生命呱呱坠地，期间往往要经历12个小时左右，所以只要把握好去医院的时机，就没有必要惊慌了。

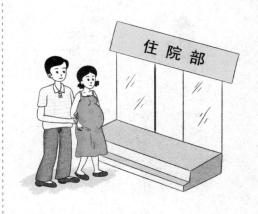

妊娠晚期出现异常该怎样处理

十月怀胎，为的是一朝分娩，分娩能否顺利，关系到母子两人的健康和生命。特别是妊娠晚期临近预产期，孕期即将结束，产妇必须格外沉着、冷静，不要存在恐惧心理，否则易导致难产。同时，时刻都要关心自己的身体变化，有哪些异常表现，若经自测发现有以下情况的就应立即去医院，以免贻误生产时机，造成不可弥补的损失。

（1）家属听胎心时，若发觉胎心率过快，超过160次/分；或过慢，在120次/分以下；或不规则或胎心减弱等，表明胎儿有危急情况。

（2）每日胎动次数逐渐减少（孕妈妈每天早、中、晚定时自数1小时胎动，将3次胎动数相加乘以4即得12小时的胎动数）。一般每日胎动不会少于20次，若胎动数过少或12小时未感觉胎动。这是胎儿宫内缺氧的一种表现，必须重视。

（3）感觉头痛、眼花，血压突然升高，阴道流血，但无腹痛，可能是胎盘位置异常；若伴有腹痛，可能胎盘发生早期剥离，情况危险，不可延误。

（4）突然感觉有液体自阴道流出，以后变为持续性，时多时少，这可能是胎膜早破，羊水外流。出现以上两种情况，应马上平卧，用担架或召唤救护车送医院治疗。

（5）预产期越近，子宫越敏感，收缩次数越多。不过，这种子宫收缩持续时间短，一般不足30秒钟，收缩力很弱，最多引起轻微腹痛。此外，主要是间歇不规律，并且常在卧床时出现，活动时反而消失，这与真正的临产宫缩不同，属于正常现象，无关紧要。倘若出现规律性、阵发性的子宫收缩，至少每10分钟一次，每次持续30秒钟，历1小时不缓解，不论还未足月或预产期已近，都有分娩开始的可能。

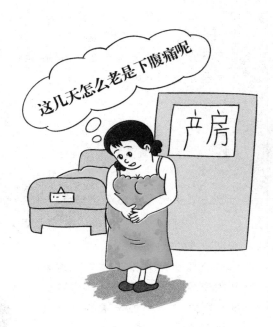

这几天怎么老是下腹痛呢

（6）妊娠最后几个月，阴道分泌物虽然增多，颜色总是白的或淡黄的。而如果临近预产期就会出现阴道血性排液，一般分娩将在24～48小时内开始，因为这是子宫颈开始发生变化，以致子宫颈内口附近的胎膜与子宫壁分离，毛细血管破裂出血，俗称"见红"，这是分娩先兆，一旦出现，应及时到医院检查处理。

高龄初产妇注意要点

初产生育如果超过30岁，也就是30岁以上才第一次分娩叫做高龄初产。80％～90％的高龄初产妇所生的新生儿都是健康的，确实也存在先天愚型和畸形等先天异常发生的可能。

例如年过30岁，产道和会阴、骨盆的关节相对变硬了，会延长分娩时间，容易引起难产，或容易患重症妊娠高血压综合征，但是如果早期诊断及时采取措施，是可以预防的。一般情况下分娩没什么异常，不用过于担心，要保持平静舒畅的心情，可适当注意以下几点：

（1）要充分休息，保证足够的睡眠。

（2）注意摄取营养平衡多样化，尽量吃软、淡的食物；防止妊娠高血压综合征。

（3）重视定期产前体检，按医生意见去做。

（4）有条件的尽量到设备齐全、医疗条件好的医院去分娩。高龄产妇有许多优点，生活经验丰富，情绪平稳，能保持冷静，分娩过程能配合助产，有利于顺利分娩。

正确选择分娩方式

分娩方式主要有自然阴道分娩、人工辅助阴道分娩和剖宫产三种。

（1）**自然阴道分娩** 胎儿发育正常，孕妈妈骨盆发育正常，孕妈妈身体状况良好，靠子宫阵发的、有力的、有节律的收缩将胎儿推出体外，这就是自然阴道分娩。它是最为理想的分娩方式，因为这是一种正常的生理现象，对母亲和胎儿都没有多大的损伤，而且母亲产后很快能得以恢复。

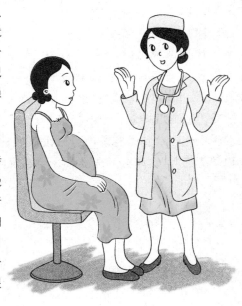

（2）**人工辅助阴道分娩** 在自然分娩过程中出现子宫收缩无力或待产时间过长等，适当加一些加速分娩的药物以增加子宫收缩力，缩短产程。如遇胎儿太大或宫缩乏力、产妇体力不够等，就要用产钳或胎头吸引器帮助。人工辅助阴道分娩比自然分娩稍困难些，但有医生的帮助也会很顺利的。

（3）**剖宫产** 遇到骨盆狭小、胎盘异常、产道异常，或破水过早、胎儿出现异常的孕妈妈，需要尽快结束分娩时，及时采取剖宫产手术，以保母婴平安。但手术对母亲的损伤较大，产后的恢复比阴道分娩慢，而且可能还会有手术后遗症。

第二节　顺利分娩指导

产妇生产时，最佳的陪护人应该是丈夫。丈夫陪伴在妻子身边，可以帮助妻子克服紧张心理，丈夫温柔体贴的话语可以使妻子得到精神上的安慰，丈夫的鼓励和支持可以增强妻子顺利分娩的信心。有丈夫在其身边，产妇感觉自己有了强大的支撑力。丈夫可以分担妻子的痛苦，也可以分享婴儿安全降生的快乐，这对于增进夫妻感情来说，也是至关重要的。

分娩必然痛吗

人们都知道阵痛是分娩的前兆，但专家们统计后发现，有 10％的产妇分娩前没有疼痛的感觉。医生没有找到很有说服力的机理来解释阵痛，反而发现，疼痛的强度与子宫收缩的强度不成比例，而产痛的程度却和产妇精神紧张的程度成正比，精神越紧张，疼得越厉害。于是有人得出这样的结论：害怕是产痛的根源，特别是初产妇，对分娩有很多猜测、忧虑甚至恐惧。她们的忧虑是多种多样的，如害怕发生难产，怕孩子出现意外，怕产痛、怕出血等。英国产科专家格·迪里德说：精神最不紧张的产妇，感到的疼痛最轻，也就是说，如果产妇精神不紧张，那她就不感到害怕。疼痛是一种感觉，对于相同的刺激因素，因个体的敏感程度、耐受能力等差

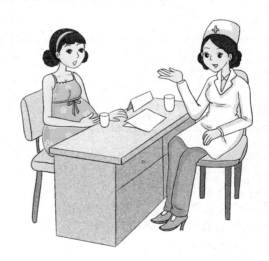

别而不同，所感觉到的疼痛的强度也不同。实际上，分娩是一种自然的生理过程，自古以来，绝大多数分娩活动都是正常顺利的。在现代医疗条件及良好的围产监护下，产妇应该要更乐观。家属和医护人员对产妇要给予足够的宽慰，消除产妇的恐惧，增添她的希望和快乐。

分娩有没有诀窍

"十月怀胎，一朝分娩"。孕妈妈经过 280 天左右的努力，要通过分娩结束整个妊娠期。这关键的最后一天应怎样努力呢？分娩有没有什么诀窍呢？一位妇产科专家诙谐地告诉孕妈妈：有，诀窍就是别闹。

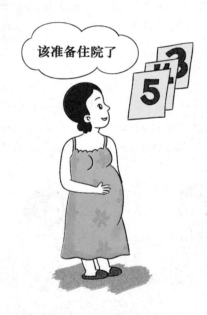

许多孕妈妈在分娩前非常紧张，认定分娩一定非常疼，有的人分娩前假临产的宫缩出现时，以为已经临盆，便开始叫疼，甚至喊叫，实际上假临产只有轻微的宫缩，是不怎么疼的。

在真正进入产程以后，大多数产妇因精神心理因素，感觉到程度不同的痛感。有些产妇从一开始便大喊大叫，手足挥舞，不思饮食，哭喊得声嘶力竭，疲惫不堪。这种闹法除了确

实感到疼痛外，恐惧占了很大成份。因为喊叫哭闹消耗了体力，中枢神经系统得不到休息，子宫也得不到有力的收缩，致使子宫缺氧，发生宫缩乏力，或产生不协调的宫缩，这样一来，给产妇带来的是剧痛，胎儿也因供氧不足而发生宫内窘迫，心率变快，胎粪泄出，污染羊水。胎儿出生后，易发生新生儿肺炎等严重并发症。有的产妇到子宫口开全后，由于疲劳过度，子宫乏力，需要医生助产才能将胎儿娩出，增加了产妇的痛苦创伤以及胎儿的危险。甚至有的产妇能把顺产"闹"成难产。

宫缩是受神经系统的内分泌系统共同支配的，不能人为地控制。我们只能努力去驾驭它，如在宫缩间歇时，放松身心，尽量休息，不需要手术产的，可适当吃些易消化、营养丰富的食物或饮料，但不要猛吃大量食物，以免胀气、呕吐。如果有小便，可及时排尿，以免影响胎头下降。

如果出现异常情况，医生会做出

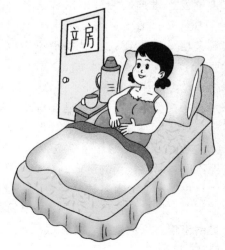

妥善的处置，作为产妇，要镇静、坚强，要与医生相配合，共同克服困难，大叫大闹则于事无补。

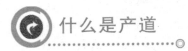

什么是产道

产道是胎儿娩出经过的道路，可分为骨产道与软产道两部分。

（1）骨产道　骨产道就是骨盆。骨盆前壁浅，后壁深，入口前后径较短，出口则横径较短。如果骨盆的形状、大小有异常，就会阻碍胎儿的娩出运动。在产前检查时，医生会用各种测量方法，鉴定骨盆的大小，并根据胎儿的大小，决定分娩方式。

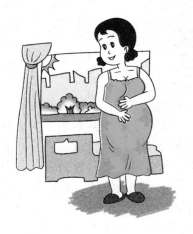

（2）软产道　软产道是个圆筒形的管道，是由软组织构成的，包括子宫段、子宫颈、阴道及骨盆底组织。

①子宫下段：是子宫颈的一部分，未怀孕时叫子宫峡部，只有1厘米长，到妊娠末期，特别是分娩以后，羊水或胎先露的压力施加于子宫下段。遇到子宫上段收缩时，下腹即被拉长，长度可达7～10厘米，变得较薄较软。

②子宫颈：妊娠后由于体内激素的变化及血管增多，子宫颈变得松软，子宫颈管内有粘液封塞子宫口。分娩开始之前，子宫颈管约长1～2厘米，分娩开始以后，由于子宫收缩，子宫颈管渐渐变短、变平，最后完全消失。子宫颈管内的粘液与子宫颈粘膜也大部被挤出，同时，子宫颈管壁会受到损伤，引起少量出血。血液与粘液相混合从阴道排出，就是"见红"。初产妇子宫颈管消失，宫口便开大。在分娩前，子宫口仅有几毫米，子宫口必须开大到10厘米左右时，胎头才能通过。

③阴道及骨盆底：平时妇女阴道的前壁和后壁是贴在一起的，临产后，随着子宫口的开大和胎儿的下坠，阴道也被展开，变成又宽又短的筒状，使胎头可以顺利产出。

什么是产力

分娩是胎儿通过产道并被逼出的过程。这一活动取决于三个因素，即产力、产道、胎儿。如果这三个因素是正常的，能互相适应和配合，分娩就会顺利。产力是把胎儿从子宫经产道娩出的力量，这种力量来自以下三个方面：

（1）**子宫的收缩** 在临产时，子宫肌肉出现自发而有节律的一阵阵收缩和放松，这种子宫有规律性的收缩，简称宫缩。宫缩具有节律性，每次由弱到强，维持一个短时期后，逐渐减弱后消失。每两次宫缩之间有一定时间的间歇。在分娩

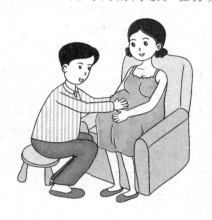

初期，宫缩持续大约 10 秒钟，间歇时间约 15～20 分钟，以后，宫缩时间加长，间歇时间缩短，而且收缩的强度亦逐渐增加。当子宫口开全后，阵缩可持续 1 分钟以上，间歇时间也仅 1～2 分钟。

子宫收缩时，能牵引子宫的下段，使子宫颈扩张，使胎儿下降。间歇时，子宫肌纤维放松，使血循环得到恢复，胎儿与母体间，趁这个空隙进行物质交换，子宫肌也就得到休息。如果宫缩过频、过强、过长或过稀、过弱，都会妨碍正常分娩。

（2）**腹肌的收缩力** 子宫颈完全开放以后，胎儿逐渐下降而进入阴道中。每次宫缩时，胎先露或羊水囊压迫骨盆底组织和直肠时，使产妇发生排便的感觉，产妇便会主动地做排便时向下运气的动作。运气时，喉头易闭，腹壁及膈肌有强力收缩，使腹内压力增高。这种力量是逼出胎儿的重要力量，可以受意志支配。产妇会将这种力量，随宫缩时运用，否则没有效果。当胎儿娩出后，腹肌的力量可帮助胎盘的娩出。正确运用腹肌的收缩力是娩出胎儿的重要条件，因此，孕妈妈必须在产前了解和练习。

（3）**提肛肌的收缩力** 当胎头露下降到骨盆底部时，提肛肌的收缩对胎头的仰伸和娩出很有帮助；胎儿娩出后，能促使胎盘娩出。

产力的三种力量都很重要，但以子宫收缩力为主，其他两种力为辅。

是谁努力使胎儿娩出

我们知道，在怀孕以后，母体内存在两类功能相悖的物质，一是促使子宫收缩而分娩的垂体催产素和前列腺素；一是阻止子宫收缩，有安胎功能的孕酮（黄体酮）。前者在分娩时在母体占优势，后者在怀孕过程中占优势。这种变化是怎样产生的？谁是主宰这一变化的动力呢？

首先，临产的胎儿加快了发育，新陈代谢活动增强，因而出现甲状腺功能的亢进现象。这使胎儿体温升高，脑内温度更高些，使胎儿处于一种窘迫状态。这时，胎儿丘脑内的体温中枢对脑温升高做出保护性反应，

分泌出肾上腺皮质激素，使肾上腺分泌的肾上腺激素又抑制了胎盘产生孕酮的功能，提高雌激素的量，也触发了前列腺素的产生，促进了垂体催产素的释放。经过这一系列的连锁反应，分娩活动被激发了。

胎儿要来到人间，必须艰难地通过产道。在妊娠期间，胎儿位于骨盆上面，初产在分娩前四周左右，胎头位于骨盆入口，称为"入盆"。这时胎头偏斜向一边，也就是说，当胎头转向后侧或左侧或朝下时，要比胎头

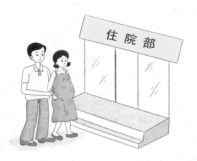

正面朝下时容易进入骨盆。这时孕妈妈下腹有坠痛感，觉得胎儿在下降，但上腹及胸中则舒畅多了。胎头降至骨盆，同时胎头转过来，转至前后轴向。因为骨盆出口处的最大直径，是前后方向的，胎头在这里又一次转动方向。总之，胎儿为了适应产道的形状和大小，采取了一连串的动作，以配合母亲分娩。

 ## 孕妈妈的产前训练

为了能够自然顺产和无痛分娩，孕妈妈应在产前进行训练。下面这套体操，分呼吸法和放松法两种，供孕妈

妈参考。

（1）**呼吸法** 分娩时，产妇要随阵痛调整呼吸，以使身体放松，缓和疼痛，减少疲劳，以利于分娩。孕妈妈可在调整呼吸的过程中，打消不安和恐惧的心理，专心积极分娩。在分娩中怎样调整呼吸呢？产前就应做以下练习：

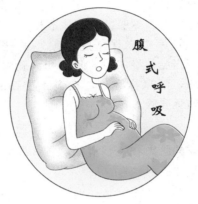

①深呼吸练习：仰卧，屈膝，由鼻平静吸气，使肺吸满空气，然后从口吐出。

②第一产程开始时呼吸的练习：在阵痛开始时，要做深呼吸，一边吐气一边使紧张的肌肉放松，在阵痛持续期间，反复做有节奏的缓慢深呼吸。

③胸式表浅呼吸：仰卧，屈膝，扩张胸部呼入空气，腹部不动，嘴唇放松，微张口，吐气和吸气相同。开始练习时做 15 秒钟，习惯后持续练习 30 秒钟。

④在第一产程中，阵痛逐渐增强，在阵痛开始时要深呼吸，使肌肉放松。随着阵痛增强，由缓慢地深呼吸过渡到表浅而快的呼吸。在阵痛顶峰时呼吸最表浅，逐渐恢复到缓和的

深呼吸。

⑤第一产程快完成时的呼吸法。在阵痛消失前，产妇应张口轻轻吐气，似喘气样，腹部不要用力。阵痛开始，便做深呼吸，闭口深吸气，停顿呼吸，使劲加腹压（在分娩前数周，练习时不要加腹压，只做呼吸练习）。如没能深吸气，应改为快速喘吸气，放松身体，不要紧张。阵痛停时吐气，深呼吸并使身体放松。

⑥第二产程（娩出期）的呼吸法。当胎头娩出时，腹部和大腿肌肉放松，喘息样呼吸，在停止使劲时，行短促呼吸。

（2）**放松法**　放松法可使产妇身体的肌肉和关节放松，在阵痛间隔可用此姿势休息。

放松的体位是，侧卧位，上侧手臂在前，下侧手臂伸向后方，下肢大腿屈膝向前，小腿轻度屈曲。无论哪一侧在下，只要感觉舒服即可，或经常改变方向。

（3）**分娩时的辅助动作**　分娩中的辅助动作除以上所述外，还包括按摩和压迫。

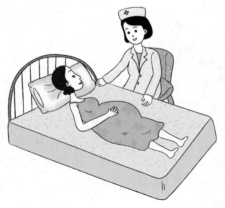

①按摩　两手轻放于下腹部，缓慢深吸气的同时用手掌向肋部按摩，随即呼气，两手还原。手掌可做直线来回按摩，然后再做圆形按摩。按摩时仰卧，屈膝。

②压迫　仰卧位，屈膝，握拳放在腰下压迫，再把手置于骨盆和髂骨两侧，拇指向内，其余四指向外，呼气时松开，吸气时加强压迫。压迫法用于腰部酸痛时。

 ## 分娩先兆

在分娩开始之前，往往出现一些症状，医学上称为分娩的先兆：

（1）**子宫底下降**　产妇在分娩前数周可发现子宫底下降到相当于妊娠8个月时的高度。这使孕妈妈感到上腹部不那么憋闷，胃口也好些。但同时，下腹部更加沉重突出，小便次数增加，走路更笨重，感觉腰酸腿疼，而且出现小腿抽筋现象。子宫底为什么会下降呢？这是因为胎儿的头下降入盆了。经产妇的胎儿头入盆较迟，有时要到分娩前。

（2）**子宫收缩**　分娩之前数周，子宫肌变得敏感起来，往往出现不规律的宫缩。这种宫缩与真正分娩时的阵缩不同，因此医学上称之为假阵缩，假阵缩的持续时间短，间歇不规律，收缩大多只在下腹部。假阵缩不会使子宫颈张开，也不伴有血性分泌物。

（3）**阴道分泌物**　在妊娠最后数周，子宫颈分泌物增加。在分娩开

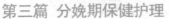

始前 24 小时内，常有一些带血的粘液性分泌物从阴道排出，血量一般很少。这种血性分泌物俗称"见红"，为分娩即将开始的一个比较可靠的征兆。

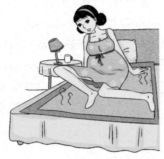

分娩过程

　　分娩的临床经过是孕产妇非常希望了解的内容之一，有些经产妇回想起分娩的经历，往往会情不自禁地说"我生孩子时的情景，就好像经历了一场殊死搏斗"。其实当你了解了分娩过程，自然就不会紧张了。

　　从有规律的宫缩到胎儿娩出、胎盘娩出，就是分娩的全过程。根据分娩过程发展的不同特点分为 3 个阶段，即 3 个产程。

　　（1）第一产程　　从有规律的宫缩到子宫口开全。初产妇平均需 12～16 小时，经产妇平均需 6～8 小时，但有明显个体差异。开始时，阵痛间歇 10～15 分钟，宫缩 30 秒。随着产程进展，间歇时间缩短为 3～5 分钟，宫缩时间延为 50～60 秒。到宫口开全时，持续宫缩可达 1 分钟以上，间歇 1～2 分钟。在这个时期，由于子宫收缩，子宫内的胎儿和羊水都受到压迫而形成

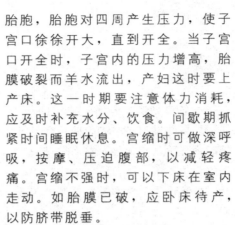

胎胞，胎胞对四周产生压力，使子宫口徐徐开大，直到开全。当子宫口开全时，子宫内的压力增高，胎膜破裂而羊水流出，产妇这时要上产床。这一时期要注意体力消耗，应及时补充水分、饮食。间歇期抓紧时间睡眠休息。宫缩时可做深呼吸、按摩、压迫腹部，以减轻疼痛。宫缩不强时，可以下床在室内走动。如胎膜已破，应卧床待产，以防脐带脱垂。

　　（2）第二产程　　从宫口开全到胎儿娩出，初产妇平均 1～2 小时，经产妇约 1 小时或几分钟。破膜后，宫缩频繁而强烈，胎头下降压迫直肠时，产妇有排便感觉，并不由自主地屏气向下用劲，使胎头继续下降，外阴张开，逐渐在阴道口看到胎头，宫缩间歇又缩回去，这种现象称为"拔露"。几次拔露后，胎头头顶露出，胎头于宫缩间歇时不再缩回，称为"着冠"。此期间，应积极与医生配合，在医生指导下恰当地用力，使胎儿顺利娩出。若这时不听医生指导，大喊大叫，烦躁不安，消耗体力，反而会造成宫缩无力，延长第二产程。胎儿呱呱坠地，新生儿建立了肺呼吸，标志着第二产程的结束。

　　（3）第三产程　　从胎儿娩出到胎盘娩出，一般不超过半小时，若超过半小时，称为胎盘滞留，容易产生出血。胎儿娩出后，子宫收缩，子宫底降至与脐平，由于子宫体积突然缩小，胎盘就会与子宫壁分离，不久又开始宫缩，促使胎盘排出。随着胎盘完整娩出，标志着第三产程的顺利结束。

产妈妈应该怎样配合分娩

有些产妇认为分娩主要靠助产士或产科医生，那可错了。助产，顾名思义是帮助或协助产妇分娩，唱主角的恰恰是产妇自己。大量调查研究资料表明，产妇能否正确对待分娩，在有些情况下本来是正常分娩，而且能够顺利分娩，却因产妇不能正确对待分娩，过于恐惧，极度紧张，不与医务人员合作，结果变成难产，危害母子的健康甚至生命。因此，每个产妇必须积极、主动地与助产人员密切配合。

首先，产妇不能性急，一开始宫缩（腹痛）就盼快生是不正确的。因为，从子宫有规律的收缩开始到胎儿娩出，初产妇一般要经过12～16小时，这段时间不能靠药物和其他方法缩短，否则会造成严重后果。不少地方（主要是偏僻的山村），都有给产妇滥打催产素造成子宫破裂引起大出血，致使产妇送命的惨痛例子。所以，产妇一定要有信心和耐心。

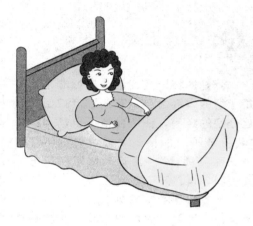

其次，为了能有充足的体力应付分娩，产妇在宫缩的间歇期，一定要吃些东西，最好是流质食物，如牛奶、面条、甜粥、卧鸡蛋等，以增强体力，预防产力不足。

再次，在分娩时一定要听从助产人员指挥，她让什么时候用劲儿就什么时候用劲儿，让用多大劲儿就用多大劲儿，没让用劲儿时千万别自己乱使劲儿，以免体力消耗过大，做无用功。同时，产妇必须保持头脑清醒，情绪稳定，不要慌乱，不必恐惧和紧张，紧张往往会妨碍子宫正常收缩，不利于顺利分娩。有些产妇在子宫阵缩时大喊大叫，甚至浑身乱抖、乱动，这样做非常不好，会使体力大量而迅速消耗，造成产力不足，引起滞产。同时，全身乱动，肌肉紧缩，也会妨碍软产道充分扩张，不利于胎儿顺利娩出。

最后，在配合分娩上也有学问。具体做法是，当宫缩比较频繁时（约每分钟1次），产妇可深吸一口气，使腹部逐渐鼓起来，吐气时让腹部慢慢下降，同时双手在腹壁两侧或后腰部，从上至下地按摩，这有助于胎儿顺利娩出。当胎儿将要娩出，胎头到达会阴部时，由于压迫直肠，会出现一种要解大便的感觉，这时要在宫缩开始时吸一口气，然后憋住，接着再像便秘时解大便那样向肛门会阴部用力，间歇时（宫缩停止时）应休息，不再用力；当胎儿刚娩出阴道时，产妇腹部会产生一种突如其来的空虚感。在此之前，必须听从助产人员的指挥，宫缩时要张口呼吸，不再用力，当宫缩间歇期时再稍向下用力（切忌用力过猛！），以便胎儿从产道内逐渐娩出，防止胎儿猛然冲出时造成会阴撕裂。

为减轻分娩过程中的阵痛，产妇要学会正确呼吸和自我按摩。当子宫阵缩开始时，产妇可自然缓慢地深吸气，阵缩过后，再把气缓慢地呼出去。当子宫口开全后，阵缩强烈，产妇可用手握住床边把手，并向下屏气。若阵缩过紧，疼痛甚剧，产妇吸气时可用双手从下腹部两侧按摩到腹部中央；呼气时，又从腹中央按摩到腹部两侧，反复多次，也可用手轻压腹部最不舒服的部位，都可减轻疼痛。

还有，产妇在临产前必须排空大小便，这会有利于分娩，否则会妨碍顺利分娩。这一点要注意。

药物分娩镇痛方法

（1）吸入镇痛法　目前多用氧化亚氮和氧气的混合物，也称为笑气。临床上可以间断使用或持续使用。间断使用止痛时，孕妈妈要在子宫收缩前30～50秒使用，吸入后会有轻飘

飘的感觉，停用数秒钟后恢复所有知觉。氧化亚氮的浓度应在50％以下，持续使用时，氧化亚氮的浓度可在30％～40％，持续使用的效果较间断使用者好。一般在产程的后期开始使用，直至胎儿、胎盘娩出。在第二产程持续给药更为有利，这样，产妇可以在医师和助产士的指导和鼓励下屏气，有利于产程进展。该方法可以由产妇自己控制，产妇若能在孕妈妈学校中进行练习就更好了。

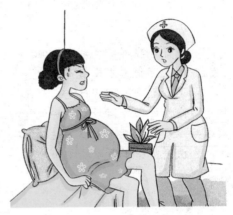

（2）会阴阻滞麻醉法　此法多用于会阴切开术前和会阴撕裂修补术前，是将麻醉剂注射于局部神经根部，以麻痹阴道下部及外阴神经。

（3）杜冷丁镇痛法　杜冷丁是一种麻醉剂，肌肉注射，一般用于第一产程，它于注射后20分钟起效，常和其他药物联用。使产妇放松和减轻焦虑，但它的止痛效果不一定，当第一产程延长时，用此药可减少孕妈妈的疲劳和焦虑，此药于分娩前应用的安全时间范围为每次6～8小时。

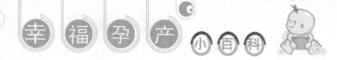

第二章 ▼
特殊情况下的分娩

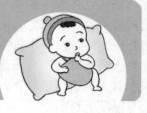

第一节 正确认识剖宫产

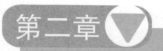

据统计，我国每年约有 2000 万新生儿，其中大约有 50％为剖宫产儿，一些医院剖宫产率甚至更高，大大超出世界卫生组织对于剖宫产率控制在 15％以下的标准。剖宫产是通过手术经腹部切开子宫取出胎儿的方法，在解决难产和高危妊娠方面，是一种快捷有效的途径。但它并非是绝对安全的分娩方式，与正常的自然分娩方式相比较，它有很大的风险。所以，是否实施剖宫产，应由医生根据医学指征来定。

哪些情况适宜做剖宫产

哪些情况下适宜做剖宫产呢，这要从产妇和胎儿两方面来看待这个问题。

一、产妇方面

（1）产道异常，如骨盆狭小；畸形；骨盆虽正常，但胎儿过大，头盆不相称；骨盆腔内或阴道肿块阻塞产道。

（2）先兆子宫破裂。

（3）重度妊娠高血压综合征；某些妊娠合并症，如心脏病、糖尿病、慢性肾炎等。

（4）临产前子宫收缩无力，经用催产素无效者。

（5）产前发生严重大出血，如前置胎盘、胎盘早期剥离，或重症子痫前期经药物治疗无效者。

（6）引产失败而需要在短时间内结束分娩。

（7）产程过长（超过 24 小时以上者）。

（8）高龄产妇（大于35岁）。

（9）孕产妇患有急性疱疹或阴道有性病病灶者。

二、胎儿方面

（1）胎位异常，如臀位，尤其胎足先入盆者，枕后位、横位，产程停止，胎儿从阴道分娩困难。

（2）胎儿尚未分娩，而胎盘提早剥离，或脐带先行由阴道脱出者。

（3）胎儿宫内窘迫、缺氧，经治疗无效者。

（4）其他不宜自然产者。

选择剖宫产的孕妈妈为何越来越多

从医学上讲剖宫产有严格的适应症，这也是妇产科制度之一。根据规定，剖宫产的对象应为年龄35岁以上，身高150厘米以下，胎儿在孕妈妈腹内头盆不称、母体产道狭窄者。可现在，许多不符合上述指征、完全可以经产道分娩者，却都被推进手术室"切一刀"。

什么原因使得这些孕妈妈去挨这"甜蜜"的一刀呢？主要有以下几个方面：

（1）受所谓优生理论的影响 现在有一种貌似科学的说法，就是自然分娩的胎儿头颅受产道挤压易拉长而变形，对今后婴儿智力有影响，而剖宫产则可避免这种情况。因此，剖宫产的儿童聪明等。

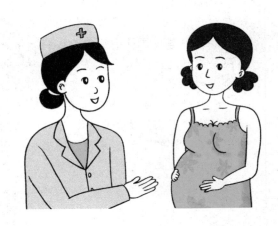

（2）害怕疼痛 有些年轻女子由于受到父母的溺爱和娇生惯养，从小到大很少吃苦。婚后一旦怀了孕更是了不得，家务不想做，班也不能好好上，然而，就算这些都还可以躲过去，但生孩子却是非得她自己"亲自"不可的。于是，因为怕疼痛干脆就去剖宫产。

（3）害怕难产 现在，因为一对夫妻只生一个孩子，这就使得孕妈妈对生产格外重视。因为是第一次，她们会因经验不足而害怕；因为是最后一次，所以她们又担心会顾此失彼造成什么终身遗憾。

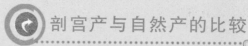

剖宫产与自然产的比较

现代妈妈既想得到一个聪明、漂亮的宝宝，又想保持苗条的身材，到底是自己生好还是剖宫产好？一直是孕妈妈们关注的焦点。胎儿经阴道娩出是一个正常的生理现象，临产后，随着子宫的不断收缩，胎儿沿着产道轴由阴道娩出。在这过程中，随着子宫的收缩及产道的挤压，胎儿胸廓也发生相应的收缩与扩张，肺泡表面产生一种活性物质，促使胎儿娩出后肺泡富有弹性，容易扩张。同时胎头不断受挤压，刺激胎儿呼吸中枢，这些都有利于婴儿建立正常呼吸。所以，绝大多数的产妇都能顺利地从阴道娩出胎儿，产后身体恢复也快。这是最理想的分娩方式。

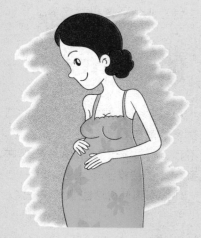

那是不是剖宫产这种方式不可取呢？当然也不是。关于剖宫产对孕妈妈和胎儿的利弊，要根据具体情况来分析。如孕妈妈妊娠时伴有胎头过大或骨盆过小等头盆不称现象，或有胎位不正、胎儿窘迫等难产症状时，最好还是施行剖宫产术，这是为了挽救孕妈妈和婴儿的生命。但剖宫产毕竟是个较大的手术，而且并发症也比阴道分娩多，如失血、感染等。

由此可见，剖宫产有利也有弊，应该说它是正常分娩方式的一种补充。但随着剖宫产率的上升，它的不利因素也逐渐显现出来。对于每一个处在非常时期的孕产妇来说，应消除对优生优育的片面理解，要针对自身的具体情况，尊重医生的治疗意见，选择最佳的分娩方式。

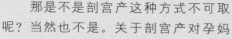

剖宫产的优点和缺点

剖宫产的优点有以下几个方面：

产程较短，且胎儿娩出不需要经过骨盆。当胎儿宫内缺氧、巨大儿或产妇骨盆狭窄时，剖宫产更能显示出它的优越性。

由于某种原因，绝对不可能从阴道分娩时，施行剖宫产可以挽救母婴的生命。剖宫产的手术指征明确，麻醉和手术一般都很顺利。

如果施行选择性剖宫产，于宫缩尚未开始前就已施行手术，可以免去母亲遭受阵痛之苦。

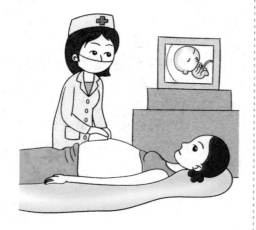

腹腔内如有其他疾病时，也可一并处理，如合并卵巢肿瘤或浆膜下子宫肌瘤，均可同时切除。

做结扎手术也很方便。

对已有不宜保留子宫的情况，如严重感染、不全子宫破裂、多发性子宫肌瘤等，亦可同时切除子宫。

由于近年剖宫产术安全性的提高，许多妊娠并发病和妊娠合并症的终止妊娠，临床医生选择了剖宫产术，减少了并发病和合并症对母婴的影响。

剖宫产的缺点有以下几个方面：

剖腹手术对母体的精神上和肉体上都是一种创伤。

手术时麻醉意外虽然极少发生，但有可能发生。

手术时可能发生大出血，损伤腹内其他器官，术后也可能发生泌尿、心血管、呼吸等系统的合并症。

术后子宫及全身的恢复都比自然分娩慢。

发烧，腹胀，伤口疼痛，腹壁切口愈合不良，甚至裂开，血栓性静脉炎，产后子宫弛缓性出血等。

两年内再孕，有子宫破裂的危险，避孕失败做人流时易发生子宫穿孔。

婴儿因未经产道挤压，不易适应外界环境的骤变，易发生新生儿窒息、吸入性肺炎及剖宫产儿综合征，包括呼吸困难、紫绀、呕吐、肺透明膜病等。

剖宫产常规手术过程

剖宫产虽然不如人们想象中的那么完美，但是它为挽救母婴的生命做出了很大贡献。如果因为临床指征的需要，必须做剖宫产术，那么非常有必要了解剖宫产手术过程，现介绍如下：

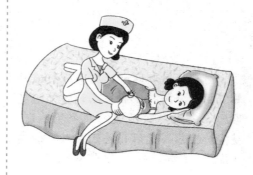

（1）手术前准备

①手术前应作好全身体格检查，以便医生作好相应处理的准备，避免发生手术意外。

②手术前要作好血常规、尿常规、肝功能检查，以及某些必要的特殊检查，如心肺功能、肾功能、血型检查等，以备不时之需。

③清洁皮肤，淋浴或擦浴，配合医护人员作好其他准备。

④择期剖宫产者手术当日早晨应禁食，预防术中呕吐。

⑤术前安置导尿管，以便术后排尿，预防感染。

⑥胎膜早破、已有感染者，术前应积极配合医生及早使用抗生素。

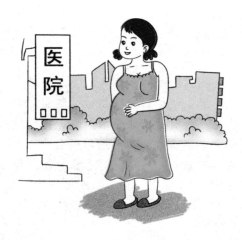

（2）麻醉方法

可选用针刺麻醉、局部麻醉或硬膜外阻滞麻醉。一般采用硬膜外阻滞麻醉，由麻醉医师进行。术前消毒，铺消毒巾后，选好脊椎间隙（一般选用腰1～4椎间隙）；局部麻醉后，用麻醉穿刺针刺入硬脊膜外腔，插入细导管后，取出穿刺针。固定麻醉用塑料导管，注入麻醉药。术中可根据病情随时给药。手术完毕可及时拔除导管，亦可留置继续给镇痛药，24小时后再取出。

（3）手术过程

由于手术方式很多，这里只介绍常用的剖宫产术。

①手术适应证：

A. 附着在子宫前壁的前置胎盘。

B. 畸形子宫，子宫下段形成不良，非常狭窄。

C. 如出现胎儿宫内窒息或脐带脱垂等危急情况时，须迅速分娩出胎儿。

D. 妊娠伴有子宫肌瘤等其他疾病，在剖宫产时，需同时做子宫切除的病例。

②手术步骤：

A. 术前准备完毕，麻醉后取平卧位。

B. 腹部皮肤以碘酒、酒精消毒，铺无菌洞巾。

C. 在下腹正中切开皮肤、皮下脂肪及腹直肌鞘，长10～12厘米，出血处以血管钳夹住止血，或以丝线结扎止血。

D. 钝性分离腹直肌。

E. 切开腹膜，进入腹腔。探查子宫位置，胎头位置、高低、大小及子宫附件有无异常。

F. 在子宫前壁正中做直切口，切开子宫壁至子宫腔，然后用子宫剪延长切口，长度约10厘米，下端在子宫膀胱腹膜反折上约2厘米。

G. 破膜，随即以手进入宫腔，握住胎足，以臀牵引方式娩出胎儿，断脐后将新生儿交给台下接生者处理，同时注射宫缩剂。用止血钳夹住子宫切口止血。

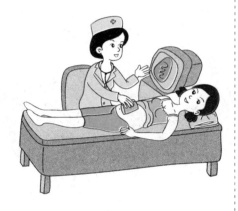

H. 娩出胎盘，用纱布擦净宫腔。

I. 缝合子宫壁切口，用1号铬制肠线分3层缝合。第一层间断或连续缝合子宫肌深层（约为子宫全层的2/3），注意不穿过子宫内膜；第二层，同法缝合浅部肌层，使两层缝合相交织；第三层，连续褥式包埋缝合浆膜和浅肌层，包埋好创面。

J. 缝合腹壁，清理腹腔积血和羊水，关闭腹腔，分层缝合腹壁各层。

③术后处理

A. 手术后医生会进行监护，家属应注意观察产妇的全身情况，包括呼吸、血压、脉搏变化。

B. 注意观察出血情况，包括阴道出血和有无腹痛情况。

C. 注意导尿管是否畅通及尿量、有无血尿。

D. 如为硬膜外阻滞麻醉，平卧8小时。

E. 注意腹部有无胀气，肛门排气情况。

F. 如果因胎膜早破、产前出血、术中大出血及其他情况，使术后发生感染，应配合医生及时进行消炎治疗。

G. 手术后6～7天，可拆除腹壁伤口缝线。

H. 术后离床活动根据个人情况，提倡尽早活动，防止肠粘连。

横切：横切术后伤口不明显，目前较为流行。

纵切：纵切手术相对比较容易做，但伤口明显。

剖宫产术后家属应怎样看护

产妇在剖宫产术后的5～7天内，许多家属往往感到束手无策，不知怎样做才能照顾好产妇，因此家属应先了解相关知识，做好心理和物质上的准备。

（1）在饮食方面　术后6个小时内，因麻醉药的药效还没完全消除，全身反应低下，要避免呛咳和呕吐，故应暂时禁食。若产妇确实感到口渴，可间

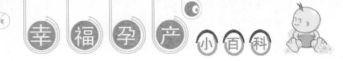
隔一定时间喂半汤匙水，术后 6 小时可进食流质，如鸡、鸭、鱼、骨头汤等（汤上面的油难消化，应去掉）。肠道未排气以前，一般不吃易产气的饮料，如牛奶、糖水等以避免肠胀气，饮橙汁和多活动可促进排气。肠道排气后 1～2天内，进食半流质食物，如蒸蛋羹、稀饭、面条等。一般术后第 3～4 天，即可过渡到普通饮食。术后产妇因伤口疼痛、虚弱、用药等原因出现食欲较差，故饮食上宜营养、清淡、易消化、少量多餐。

　　（2）心理上安慰　　产后妇女将其身体和心理上变化都反应在可以观察的行为与态度上。产妇在产后住院期间的行为与态度可分为3 个时期：一是依赖期，分娩后的前 3 天，产妇表现出十分依赖的特性，显得很疲倦，睡眠多，喜欢谈过去事情，尤其关于分娩过程的各项细节，其注意力只集中在自己，并且希望家人能够满足她的需求。经常性抱怨，也是比较多的心理变化之一，情绪波动较大。二是依赖独立期，时间是自产后第 3 天至第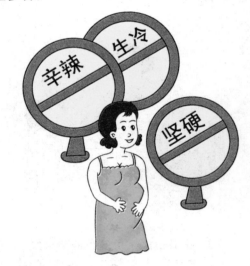10 天，在这段时间，产妇显得活跃，可能会有睡眠不足的现象，对眼前的事较为关注，并且开始注意周围的人际关系，包括家人、朋友，显出独立的个性，并且主动地参与活动，做起事情也较有条理，注意力集中于母亲职责的学习以及自己身体功能的恢复，同时在情绪上可能会出现焦虑，不平静和不耐烦。三是独立期，为产后 2 周至 1 个月。在这一时期，产妇和她的家庭逐渐成为一个系统，形成新的生活环境。同时产妇及其丈夫往往会承受许多压力，如哺育孩子、承担家务等，此外还容易处于维持夫妻关系中各自扮演角色的矛盾中。这些压力常常致使产妇出现产后忧郁症，包括时常伤心哭泣、疲倦、健忘、注意力无法集中、焦虑、易怒、暴躁、心情不平静和无法忍受挫折等等。作为丈夫及家人应该从语言和行动上用积极的心理暗示和产妇交流，帮助她度过一生中最为艰难而重要的时期。

　　（3）术后疼痛的处理　　术后 24 小时的疼痛是难免的，家属应给予产妇更多安慰、交谈，如多谈论婴儿情况等，尽量分散她的注意力，不使其注意力集中在伤口疼痛的感受上，其疼痛难忍时可考虑使用静脉镇痛剂。产后部分产妇可有子宫收缩阵痛，2～3 天自然会消失。

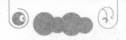

（4）**早期活动** 术后 6 小时，即可在床上左右活动或翻身，术后 24 小时即可试着下床活动，活动量由小到大至恢复正常。通常第一次下床会有两眼发黑或眼冒金星等症状，这是由于较长时间的卧床后，在突然下床站立时所引起的体位性低血压所致，应特别注意。在病情允许情况下，应鼓励、督促产妇早下床、多活动，使得身体各部位松弛，减少疲倦并恢复体力。

第二节 产时异常情况的处理

娩怎样才能顺利进行，是产妇最关心的问题，这取决于临产时产道、产力、胎儿这三方面是否互相协调。如果产妇产前检查产道和胎儿都是正常的，就要求在分娩时有良好的产力，才能顺利分娩。在预产期前两周左右，医生要对产妇的分娩方式做出鉴定，并要事先告诉本人，可以自然分娩或需要试产。如果需要剖官产也会告诉本人，以便做好思想和物质上的准备。

身材矮小孕妇的分娩

有些身材矮小的妇女总怕自己因为个子矮小而骨盆狭小，分娩时出现难产，其实这种担心是多余的。

一个人身材的高矮主要取决于其下肢大腿部股骨与小腿部胫骨、腓骨的长短，骨盆大小与大腿、小腿的长度并不一定成正比，况且胎儿能否顺利娩出还与骨盆的形态有关。不少身高超过 1.70 米的女性，有着男子型的骨盆。这种骨盆，盆腔呈漏斗状，骨质厚，内径小而深，胎儿不易通过。而许多身高不足 1.60 米的女性，呈典型的女性型骨盆。这种类型的骨盆，盆腔呈桶状，宽而浅，骨质薄，内径大，胎儿很容易通过。

此外，受遗传因素的影响，胎儿的大小往往趋向于与父母的体格相似。高大的父母，孩子往往也大；矮小的父母，孩子也常常较小。

骨盆是否狭小，骨盆的形态是否正常，通过骨盆外测量可以初步估计，现代化的超声检查手段又可以准确地测知孩子的大小。因此临产时，医生完全可以判断出孕妇是否属于难产。即使孕妇真的有骨盆狭小的情况，尚有安全、可靠的剖宫产手术保驾。所以个子矮小的妇女，尽可放下心来，只是要注意经常进行产前检查，以便发现情况及时处理。

其实，分娩顺利与否，取决于产力、产道、胎儿三个因素。如果三个因素不能相互适应，或产力弱，或阻力大，产力不能克服阻力，分娩过程受到阻碍，致使胎儿娩出困难，称为异常分娩，俗称难产。

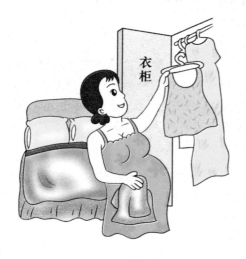

身材矮小的孕妇，对照上述论述，不可能一定就发生难产。但是不管孕妇身材高矮胖瘦，都要做产前检查。产前检查包括一般检查和产科检查，通过检查做到心中有数，及早采取措施，以保证母婴安全。

 臀位分娩

胎位异常是造成难产的因素之一。胎位异常有很多种，如持续枕后位或枕横位、臀先露、面先露、肩先露、复合先露等，其中臀先露最为常见。臀位有各种各样的形式，如全臀位、单臀位、膝位、不全足位、全足位。

臀位分娩对于孕妈妈及胎儿来说，容易造成胎膜早破或继发性宫缩乏力，使产后出血与产褥感染的机会增多，还可造成宫颈撕裂甚至延及子宫下段。对于胎儿最大的危险是脐带脱出或受压，可致使胎儿窘迫甚至死亡。胎头最后娩出，而且分娩时间延长，胎儿缺氧极为常见。

确诊为臀位后，如有可能是自然分娩的，可用臀位牵引术，将后出胎头牵出。还可施行剖宫产分娩，其适应症为：胎儿的位置非常不正、脐带脱出、胎儿的头部与骨盆不适合、高龄初产妇、有合并症、子宫口未开时发生破膜等。

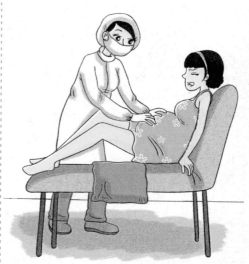

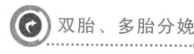

双胎、多胎分娩

一次妊娠同时怀上两个胎儿称双胎妊娠，一次妊娠同时有两个或两个以上胎儿时称多胎妊娠。

多胎妊娠使早产发生率和围产儿死亡率增高，孕妈妈并发症增高，属于高危妊娠的范围。多胎分娩，子宫肌拉长更明显，宫缩乏力或分娩弛缓出血发生率高。

多胎分娩必须在医疗设备齐全的医院里进行，此类分娩多数能经阴道分娩。在分娩时应严密观察产程，监测胎心率、胎位变化，作好输液、输血、抢救新生儿的准备。注意产程中出现宫缩乏力的可能。预防产后大出血很重要，产后应沙袋压腹，并以腹带紧裹腹部，以防腹压骤降引起休克。

难 产

难产即指除了阴道自然分娩之外的所有手术产，阴道手术产是指产程情况需要施产钳术、胎吸术或其他助产术协助分娩。

分娩的难易取决于产道、产力和胎儿3个因素，影响分娩的3个因素中，任何一个因素异常都会导致难产发生。在分娩时，产道因素的好坏可通过孕期检查、测量作出较准确的判断，胎儿大小、胎位等到妊娠晚期也

可大致上作出判断，而产力到临产后才能表现出来，一般到临产后的一定时间才能判断其是否难产。

为了防止难产的发生，孕妈妈在分娩前就应在医生的帮助下选择合适的分娩方式，并且应当全面了解孕妈妈情况，如身高、体重、病史、妊娠史等，进行详细的全身检查和产科检查如胎位、胎儿大小、骨盆大小等，然后综合各种因素作出选择。计划性剖宫产术要严格掌握其适应症。此外，应对一些有生育困难的孕妈妈特别关注，如多年不孕，年龄在35岁以上者，或有多次流产、早产史的孕妈妈等。

初产妇有异常胎位，剖宫产较为安全，尤其是臀位、横位者。头位难产给予催产素静脉点滴可加强产力，希望能协助胎头旋转，必要时需改行剖宫产分娩。胎头位置异常难以预测，产程进行到一定阶段才表现，但80%以上阴道分娩成功，不能因此放弃阴道分娩。

如自然阴道分娩，应密切注意产程进展及胎儿状态，一旦发现异常立即进行必要检查，早期发现，早期处理，可有效地避免和减少难产的发生。

早 产

在妊娠满28周但不满37周之间（196～258天）分娩称为早产。此时娩出的活产婴儿，称为早产儿，体重

大多为 1000～2499 克，身体大部分器官未发育成熟，其器官功能和适应能力较足月儿差。

早产占分娩的 5％～15％，国内早产儿死亡率为 12.7％～20.8％。

早产儿死亡的原因主要是围产期窒息、颅内出血、畸形，胎龄越小、体重越低，死亡率越高。存活的早产儿多数有神经智力发育缺陷，防止早产是降低围产儿死亡率和提高新生儿素质的主要措施之一。

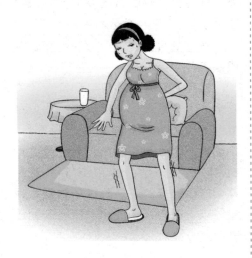

出现先兆早产后应卧床休息，以左侧卧位为佳，可以减少自发性宫缩。静脉输液，以扩张子宫胎盘血流灌注量，减少子宫活动。同时，作肛查或阴道检查了解子宫颈容受及扩张情况，但要避免刺激引起宫缩。多数产妇通过处理可好转，若未改善，应明确是否会早产，并给予相应处理。

进展至难免早产后，对一些符合条件的产妇可给予药物抑制宫缩，但如不能阻止产程进展，应立即停用。宫缩抑制剂可延长妊娠数天或数周，为孕妈妈争取宝贵的时间，以便促进胎儿肺成熟或发育生长，降低新生儿死亡率及发病率。

如果不能避免，分娩时处理的关键是避免创伤性分娩和新生儿窒息。产妇应吸氧，并避免应用镇静剂和镇痛剂，以保证给胎儿供氧，不要抑制胎儿的呼吸。可肌内注射维生素 K 110 毫克和（或）外阴切开以防止早产儿颅内出血。

第一产程应取左侧卧位以增加胎盘灌注量，第二产程应适时实行会阴切开术，必要时施行预防性产钳助产术。如使用助产术操作须轻柔，以防损伤胎头。

分娩胎儿和胎儿离开产道后，应使胎儿躯体低于胎盘水平，娩出后及时排出胎儿咽喉部的粘液、血液和羊水，清理呼吸道后，刺激啼哭使其自然呼吸。与此同时，立即断脐保护肝脏，降低高胆红素血症发生率。断脐后要注意保温，应迅速擦干全身，皮肤表面的胎脂可起保温作用不必擦去，然后以暖干布包裹。

建立自然呼吸对新生儿的意义极为重大，因为自然呼吸建立越迟，遗留永久性中枢神经系统障碍可能性越大。胎盘功能良好，多数能在娩出后 1～2 分钟内开始自然呼吸，若体重过低（＜2000 克）、娩出过程中脑部受损、发育不成熟、缺氧、颅内出血等胎儿，则呼吸中枢反应性弱，自然呼吸建立较困难。早产儿适应能力随胎龄及出生体重而异，但多数易发生呼吸障碍，呼吸障碍发生后应迅速气管插管，吸出气管内液后，输氧、加压呼吸。

早产儿出生后，一定要做好保暖工作，对温度及相对湿度都有具体要求，体重越轻，要求越要接近早产儿体温，体重过低早产儿，应置于暖箱内，并根据体重调节暖箱温度。每日测体重一次，每 4～6 小时测体温一次，日常护理工作均在暖箱中完成，避免不必要的检查及移动。在发生缺氧时可短期低浓度吸氧，早产儿出生后常出现低血糖，应注意预防，必要时给予葡萄糖补充。早产儿易缺乏维生素及铁，出生后可通过静脉或口服给予维生素及铁剂补充。早产儿的喂

养方式和热能、水分的需要量个体差异大，应根据情况具体分析和对待。另外，还要保证环境卫生，严格执行隔离制度以预防发生感染，如有感染，应及时治疗。

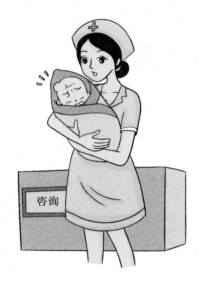

过期产

胎龄满 42 足周或以上（≥294 天）出生的新生儿称为过期产儿，又称过熟儿。

过期产的原因，至今尚未十分明确，经调查可能与以下因素有关：遗传因素和个人体质，宫缩乏力，胎位异常，胎儿畸形，妊娠末期孕酮过多、雌激素过少，孕妈妈活动过少，营养条件过度，维生素 E 过多等。

发生过期产，在确诊后，应参照胎盘功能及宫颈成熟度来决定如何处理。若单纯为过期妊娠，胎盘功能正常，无内科合并症或产科并发症，过期产儿预后良好，一般不主张常规引产，但分娩时易发生难产。过期妊娠时不一定有胎儿缺氧，而且常规引产对新生儿患病率并无改善，并发症多，剖宫产率高。若胎盘功能不足，患病率及死亡率均高，必要时应及时终止妊娠，防止发生胎盘功能不足而导致危险。核对孕周及预产期，确系过期，给予人工破膜或继以催

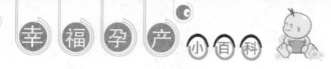

产素静脉滴注引产，并注意胎儿监护，如胎儿缺氧改行剖宫产术引产。预产期不确定时，每周随访 2 次，胎盘功能良好者，可等待自然临产；胎盘功能减退者，根据减退程度决定剖宫产或引产。

娩出前做好抢救窒息的准备，娩出后及时清理气道，必要时气管插管及加压给氧。如有羊水、胎粪吸入，可出现严重呼吸系统症状或缺氧性颅内出血，应及时给氧。同时，应纠正酸中毒，给抗生素预防感染，补充能量以防低血糖。

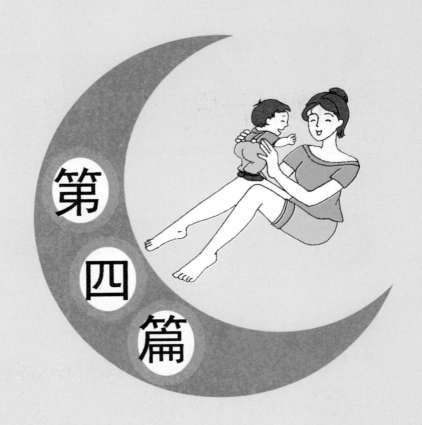

新妈妈和婴儿护理

产妇在产褥期要休养好身体，要做到劳逸结合，合理安排作息时间。一般出院后两周内应以卧床休息为主，产后8小时可以在床上坐一会儿。如分娩顺利，产后12小时可以下床、上厕所。产后24小时可以随意活动，但要避免长时间站立、久蹲或做重活，以防子宫脱垂。

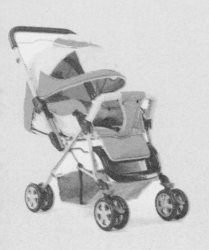

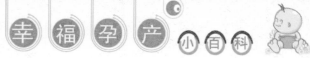

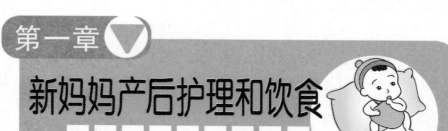

第一章
新妈妈产后护理和饮食

第一节　新妈妈恢复与保健

分娩以后，新妈妈身体康复方面会有很大的变化，进入了一个生理逐渐康复的阶段。分娩第二天后就要下床走动，这样会有利产后体力恢复、增加食欲，有助于子宫收缩，促进恶露排出和子宫复原。

分娩后产妇的身体变化

分娩后，产妇的身体主要发生以下几方面变化：

（1）子宫的变化　　分娩后子宫底平脐，以后几天平均每天下降 1～2 厘米，10 天左右降入盆腔，到产后 6 周基本恢复至产前的正常大小。子宫颈在产后松软、充血、水肿，5～10 天可以恢复成原来的形状，宫颈口在产后 7～10 天关闭，产后 4 周宫颈恢复正常大小，但由于分娩的损伤，初产妇的宫颈外口由原来的圆形（未产型）变为一字形（经产型）。

（2）恶露　　恶露是产后经阴道排出的分泌物，有血腥味，一般 3～4 周内排干净。刚开始恶露和月经量差不多，随着时间的推移，恶露颜色由红转淡，量由多到少，逐渐干净。若在产褥期发现恶露有臭味或是恶露量又变多，颜色由浅色又转为红色，就要考虑是否有感染或胎盘胎膜残留，这时需及时到医院就诊。

（3）乳房变化　　产后乳房会更丰满，并开始泌乳。最初 2～3 天会感觉乳房胀痛，这时应让新生儿早吸吮，多吸吮，刺激早下奶。最初几天的母乳为初乳，淡黄色，其内含大量免疫抗体，可以提高婴儿出生后一年内的抵抗力。

初乳一周后即转为正常母乳，乳汁白色，质较浓。

（4）**出汗多**　由于产妇要排出体内存留的多余水分，产后最初几天产妇会出很多汗，尿量也有明显增加，这是正常的，过几天就会好转。

（5）**妊娠纹变白色**　在怀孕期由于激素水平升高所导致的腹部正中线色素沉着会在产后逐渐消退，初产妇的紫红色妊娠纹也会逐渐变成银白色。

产后多长时间可以下床活动

自然分娩的过程是一个非常消耗体力的过程，一般产后妈妈会感觉非常疲倦，这时应保证足够的休息和睡眠，避免过度兴奋或过劳，以保证充足的体力哺育孩子和自身的尽早恢复。但应注意的是，为促进子宫和腹壁肌肉的恢复，防止静脉血栓的发生，产后也需尽早下地活动。一般情况下，自然生产的产妇可以在产后 24 小时后下地稍事活动，如扶着床边走走，以后再逐渐增加活动量。有侧切伤口或剖宫产的产妇可以再推迟一天下地活动。

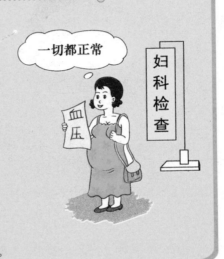

一切都正常

血压

妇科检查

如何度过产后的头三天

产妇在产后的头几天还有以下几个方面需要注意：

（1）**产后尽早自解大小便**　产后 4 小时以后应鼓励产妇自解大小便。由于分娩使尿道和肛门括约肌受压，外阴水肿，会阴侧切伤口疼痛或痔疮疼痛，不习惯在床上使用便盆等，会影响以往的大小便习惯，但应该尽早自解大小便。若产后两三天仍未解大便，可适当使用开塞露，但应注意不能依赖药物。多喝水，多吃蔬菜水果，下床活动均有助于大便畅通。

（2）**产后的饮食和营养**　产后由于胃肠蠕动减慢，胃酸分泌减少，所以产妇的食欲和消化功能均较差。产后当天宜进食易消化的半流食，如面条汤、面片汤、粥等，第二天再吃普通饭。为了保证有足够的母乳分泌，应多吃高蛋白的食物，如肉类、奶制品、豆类，同时要保证足够的液体量，多饮汤水。另外还应注意不要挑食偏食，不要过分补充高热量的食物，蔬菜水果不可缺少。

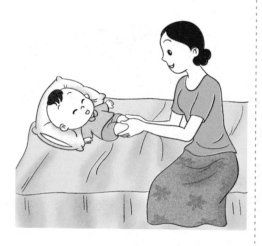

（3）早下奶　现在在医院都是母婴同室，这样有利于母乳喂养。孩子生后即可与母亲早接触、早吸吮，使母亲早下奶，让孩子能够吃到珍贵的初乳。为了早下奶，产妇应让孩子多吸吮乳房刺激乳汁的分泌。

（4）注意个人卫生　在医院会有医护人员帮助产妇用消毒药水清洗外阴，所以一般产妇需要做的就是每天刷牙洗脸、勤换内衣、内裤、卫生巾、卫生带，饭前便后哺乳前要洗干净手。

会阴伤口的清洁

一般初产妇会阴部较紧，若孩子偏大多要做会阴侧切帮助孩子尽早娩出，预防软产道的损伤。分娩后在医院住院期间，护士会每天用稀释的消毒药水如高锰酸钾稀释液为产妇进行1～2次冲洗，以防伤口感染。产妇自己则应该注意勤换卫生巾、卫生垫，卧床时最好侧卧，让有伤口的一侧在上，以防恶露淹着伤口。一般在生后第四天左右拆线，拆线前有时会感到伤口痛，尤其是第三、四天快拆线前伤口揪着痛，拆线后疼痛即可缓解。拆线时医生会检查伤口的愈合情况，若伤口愈合欠佳，在医院可以做理疗，回家后可用家用的理疗仪，若没有也可以用普通的台灯灯泡烤照伤口。具体方法是让伤口距离灯泡10厘米左右烤照20分钟，每天1～2次，同时每天用1：5000稀释的高锰酸钾水冲洗

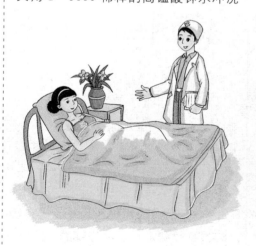

伤口1～2次。产后两周内切忌坐浴，因为这个时期宫颈口尚未闭合，坐浴容易让脏水进入阴道、宫口引起上行性感染。另外还应注意保持外阴部的清洁、干爽，便后要清洗。清洗的顺序为从前往后：大小阴唇、会阴部、肛门，以防止外阴伤口污染。若天热未注意卫生引起侧切伤口发炎，除上述方法外，还可再加上局部涂敷外用消炎药，如红霉素软膏等。若感染严重则需要及时到医院就诊，并及时对伤口予以处理。

 ## 产后尿潴留及尿失禁

产后不能自动排尿而膀胱满者称为尿潴留。造成尿潴留的原因：在产程中胎头或胎臀对膀胱压迫过久，使膀胱水肿或使膀胱排尿的肌肉收缩力减弱；外阴伤口疼痛或精神紧张而造成。

防治办法：在分娩过程中及时排尿，不要使膀胱过度胀满，产后要定时排尿。如果产后排尿不畅，可用温水冲洗外阴或用流水声的刺激诱导排尿，也可用热水袋在下腹部热敷，刺激膀胱收缩。用以上办法仍不能排尿，可用针灸治疗或导尿。

产后尿潴留是一种暂时性的排尿功能障碍，都可以恢复，发生这种现象千万不要紧张，精神上放松可以使自身排尿功能协调而自动恢复功能。

产后尿失禁：是产后不能控制排尿、尿液不时流出来。产后尿失禁的主要原因是：分娩过程中，骨盆底部组织过度受压和扩张，使尿道周围的支持组织和尿道的肌肉松弛造成的，产妇有时在咳嗽、向下用力时、站立起来就流尿。大部分尿失禁是可以恢复的，如果产后长期从阴道内流出尿液，应到医院检查，是否为产时损伤而造成，必要时需手术治疗。

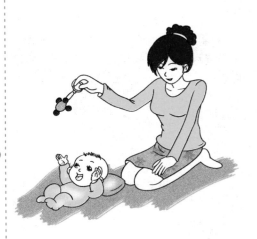

产妇在产褥期不要过分劳累，避免腹压过度增加，同时要进行肛门收缩、放松运动，每日1～2次，每次5～10分钟，可以提高盆底组织张力。

 ## 产后便秘怎么办

由于产褥期胃肠功能减弱，肠蠕动慢，肠内容物在肠内停留时间长，使水分被吸收造成大便干结，加上经过妊娠腹部过分膨胀，使腹部肌肉和盆底组织松弛，同时产后人体虚弱排便力量减弱，所以产后经常有便秘现象。

解决便秘是很容易的，首先注意

饮食结构，除了有足够的蛋白质以外，要多吃些含纤维素的食物如蔬菜、水果，不能听取不科学的指导，如产后禁食生冷水果等；加强产后锻炼，不能产后一个月不下床，这样使生理功能、新陈代谢减慢，当然也出现便秘；适当活动，有条件坚持做产后保健操，养成定时大便的好习惯；如果大便已经秘结，无法排出时，可在肛门内用开塞露，待大便软化后就可以排出；如果连续出现便秘可以用点缓泻剂如果导片、麻仁滋脾丸均可奏效。

怎样预防产褥感染

产后生殖道的感染称产褥期感染。主要是细菌侵入生殖道，产妇抵抗力差而造成生殖道局部和全身性感染。由于妇女生殖道内本身就有细菌，平时不致病，但对于产妇，在分娩时细菌可以通过子宫颈口开大而进入子宫腔内，再通过胎盘剥离的创面进入血中，也可直接由产道的伤口进入血中造成感染。有时产妇由于局部的感染如扁桃体炎、上呼吸道感染、牙齿发炎、皮肤某局部的感染等，细菌可通过血循环，侵入到生殖道造成产褥感染。

产褥感染的主要症状为体温升高，大部分在产后 3～7 天，体温在38℃以上，全身发冷寒战、无力、食欲差。产妇生殖道会阴伤口红、肿、痛、热，甚至化脓，恶露很臭，子宫有压痛或有包块。严重时有腹痛、腹

胀，甚至发生血栓性静脉炎，如果病情继续加重可出现神志淡漠、脉细数无力、手足冷、血压下降等，严重时可危及生命。

预防产褥感染要从孕期开始，注意个人卫生、加强营养。孕 7 个月后避免性生活；不要用旧法或自家接生，临产到医院，特别是阴道流水要及时去医院；分娩过程中医务人员做好消毒接生；产后注意休息，注意个人卫生，产妇使用的内衣裤要勤洗勤晒，注意居室空气流通等。

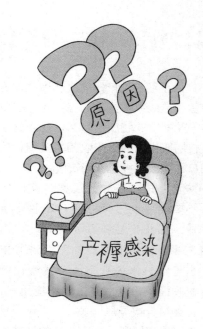

发生产褥感染要及时治疗，恢复较快。出现产后发烧等上述症状时，要及时到医院检查和治疗，不能随便买点消炎药在家服用，避免使用不当延误病情，造成不堪设想的后果。

产后预防中暑

产妇处于高温、高湿度的环境中，体温调节失灵，不能很好散热而造成中暑。

造成中暑的原因，多半由于旧的习俗影响，认为产妇抵抗力弱，要特殊保暖、多穿，夏天还要穿毛衣毛裤、戴帽，室内门窗紧闭，空气不流通，产妇大量出汗，身体消耗过大。有的产妇在春秋天，本来室外温度不算高的情况下，由于室内温度、湿度太高也会出现中暑的现象。

产妇中暑的表现，开始是疲倦、口渴、多汗、头晕、恶心、呕吐、发烧，以后皮肤干热、出汗停止、全身出满痱子，此时如果不及时通风散热，很快进入严重阶段，神志昏迷、说胡话、抽搐、体温如达到 42℃，可发生呼吸、循环衰竭而死亡。

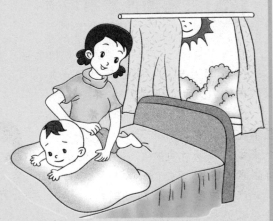

所以产妇在家休养时，不要相信不科学的宣传，一定要注意通风，保持合适的温度和湿度，特别热的夏季，可以使用空调，不要调很低的温度即可。产妇不要穿很多衣服，每天要洗澡、换衣保持个人卫生。房间通风时最好不吹对流风。洗澡不要坐浴。

一般多长时间排净恶露

产妇产后会有阴道出血，也就是产后的恶露，它的主要成分为坏死的子宫蜕膜和血液。那么，产后产妇一般出血多长时间能干净呢？

一般开始排的是血性恶露，颜色鲜红，其中含大量血液，出血量比较多，有时会有小血块、少量胎膜、胎脂和坏死的蜕膜组织，大约持续 3 天左右；然后排出的是浆液性恶露，颜色淡红，量中，其内含多量坏死蜕膜组织、宫颈粘液和少量血液，约持续 2 周左右；最后为白色恶露，恶露颜色较白，粘稠，含

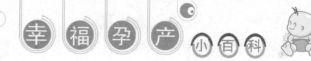

大量白细胞、坏死蜕膜组织等，再持续 2～3 周。正常的恶露有血腥味，但无臭味，若产后子宫恢复不好，或者子宫内残留有胎膜、胎盘，或合并有感染时，恶露量就会增多，颜色由淡转红，持续时间延长并有臭味。

产妇在产后一定要注意个人卫生，勤换卫生巾、卫生纸和内裤，每日用清水清洗外阴。还应注意的是产后最初两周内不可坐浴、不可盆浴。因为此时宫颈口仍开着，坐浴容易引起上行性感染。此外还应注意在恶露未干净前不能同房，并注意恶露的性状，出血多或有异味应及时就诊。产后应服一些促进宫缩的药促进子宫收缩排出恶露，另外母乳喂养也可以帮助子宫恢复。

产褥期注意事项

产后 10 日内，应每天观察产妇的体温、脉搏、呼吸和血压。

产后 24 小时内，应卧床休息，并及早下地。保证充分的睡眠时间，但不要做重体力劳动，以免发生子宫脱垂。

产后第一天可吃一些清淡、易消化的食物，第二天以后可多吃高蛋白和汤汁食物，适当补充维生素和铁剂。

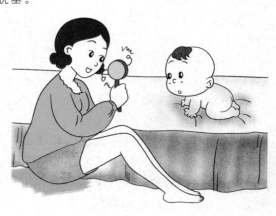

产后尿量增多，应及时排小便，以免胀大的膀胱妨碍子宫收缩。产后 2 日内应排大便。如有便秘，可用开塞露、肥皂水灌肠等进行处理。每日可用温开水或消毒液冲洗阴部 2～3 次，保持会阴部清洁干燥。

一般在产后 4～5 日拆除会阴缝线。

宫底高度逐日复原，产后 10 日应在腹部摸不到子宫，剖宫产产妇复原较慢，应适当用宫缩剂，恶露若有臭味，则应进行抗炎治疗。

产褥期要劳逸结合

产妇在产褥期要休养好身体，要做到劳逸结合，合理安排作息时间。

首先要有充分的休息时间，否则产妇会感觉疲倦、焦虑、精神抑郁，还会影响乳汁的分泌。产妇要保证每天有 10 小时的睡眠时间，睡时要采取侧卧位，以利于子宫复原。

一般出院后两周内应以卧床休息为主，产后 8 小时可以在床上坐一会儿。如分娩顺利，产后 12 小时可以下床、上厕所。产后 24 小时可以随意活动，但要避免长时间站立，久蹲或做重活，以防子宫脱垂。

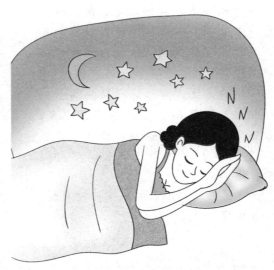

剖宫产的产妇产后前 4 小时需要绝对卧床休息，第二天可以在床上活动或扶着床边走，第三、四天可以下床活动，以后逐渐增加。

第二周，若恢复情况良好，便可下床做一般的事情，第三周起大致可以恢复正常生活了。但由于要照顾宝宝，睡眠常常不足，因此还必须注意休息，不可太疲劳，要学会把握机会多睡一会。休息不一定都在床上，下午小睡时可在沙发、躺椅上放松放松自己，可能会得到意想不到的松弛。还可在医生指导下做做产褥体操，帮助身体复原。产后 8 周可逐渐恢复正常工作。

产后性生活

产后性生活一般随身体的恢复，应在分娩 2 个月以后进行。但开始时，为了避免产后妇女的疲劳，应避免激烈的性生活，时间和次数上有所控制，每周 1～2 次为宜。

因为产后阴道粘膜被撑大，变得比较薄，如恢复不好，关闭不严，过早过性生活会导致细菌侵入。产后的妇女抵抗力比较弱，容易感染。日常劳累、照顾孩子等在身体没康复之前过性生活，会导致性生活不和谐，给以后的夫妻生活容易带来影响，所以说一定要在分娩 2 个月后再过性生活。

在剖宫产的情况下，一定要根据伤口愈合的情况来决定能否进行性生活。最好请医生检查一下，在恶露干净之后才能恢复。

性生活恢复后还要考虑到避孕的问题，因为此期子宫内膜条件很容易再怀孕。采用哺乳过程避孕法是极不可靠的，大部分妇女哺乳期是不排卵的，但现在人的生活水平提高了，身体素质不同了，所以许多妇女在哺乳期是排卵的，而且是很易受孕的。一旦怀孕了，对产妇来说，是雪上加霜的事。因此，哺乳期一定要采取有效的避孕措施。

产后的妇女放避孕环容易脱落造成避孕失败。哺乳期也不能服用避孕药，导致体内性激素水平改变，孩子吃奶后会发生严重不良后果，所以是不可采用的。

产后最佳的避孕方式是选用避孕套，安全又可靠。

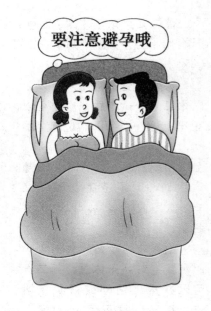

怎样预防产后乳房下垂

预防方法一：戴一个尺寸合适的胸罩，托住乳房，不仅哺乳期如此，从妊娠后期开始就要坚持每天戴，而且要注意白天夜晚都要戴。这样做是

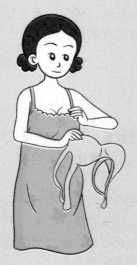

为了防止乳房在增大变重后其皮肤和内部支撑组织撑扩伸张。在妊娠期第 7 个月时，应换大一号的胸罩，最好用专门的哺乳胸罩。专门的哺乳胸罩里有一种能换能洗的垫子，不但能预防乳房下垂，还可以吸净渗漏出来的乳汁，非常方便。

预防方法二：在妊娠和哺乳期要避免体重增加过多，因为肥胖也可以促使乳房下垂。

哺乳期的乳房呵护对防止乳房下垂特别重要。由于女性在哺乳期乳腺内充满乳汁，重量明显增大，更容易加重下垂的程度。在这一关键时期，一定要讲究佩戴乳罩，不要营养过剩，不要让乳汁过多剩余，同时要注意乳房卫生，防止发生感染、挤压。停止哺乳后更要注意乳房呵护，以防乳房突然变小使下垂加重。

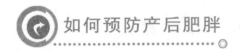

如何预防产后肥胖

产后妇女体重超出正常范围 20%～50%，医学上称为生育性肥胖。生育性肥胖不仅给许多爱美的女性带来烦恼，而且对产妇健康也有很大的影响。产后肥胖的妇女往往出现食欲不振、四肢无力、生殖系统恢复缓慢，严重的甚至会出现尿失禁、子宫后倾或脱垂等问题。因此，积极预防生育性肥胖应引起孕、产妇及家人的重视。预防生育性肥胖应注意以下几点：

（1）合理膳食

无论是孕期还是产后，科学合理的膳食都是至关重要的。饮食原则是平衡膳食，避免高脂，在保证摄取足够营养、满足母婴需求的前提下，避免营养过剩。可多食些鱼、肉、蛋、豆制品、奶制品以及新鲜水果蔬菜，尽量少吃甜食、油炸食品、肥肉等。

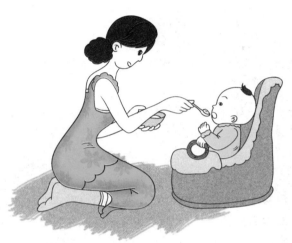

（2）母乳喂养

母乳是婴儿天然的营养比例全面的最佳食品，母乳喂养不仅可以满足婴儿生长发育的需要，而且有利于母亲自身的健美。研究发现，母乳喂养促进了母体的新陈代谢和营养循环，还可将体内多余营养成分运送出来，减少皮下脂肪蓄积，预防生育性肥胖的发生。

（3）产后避孕

产后应及早采取避孕措施，否则怀孕或人工流产都会导致身体肥胖。究其原因，是因为产后受孕，体内新陈代谢及性激素分泌出奇的旺盛，进而导致机体糖类合成脂肪的功能增强。

（4）积极运动

孕期及产后积极运动是预防生育性肥胖的重要措施。适当的运动可促进新陈代谢，避免体内热量蓄积。一般无会阴裂伤及身体其他不适者，产后 3 天即可下床活动。

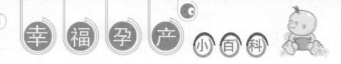

第二节　产后饮食营养

产后的饮食非常重要，但不应无限度地加强营养，而是要注意科学搭配，原则是富有营养、易于消化、少食多餐、粗细夹杂、荤素搭配、多样变化。有的产妇希望产后迅速恢复身材，在月子里就开始节食，这种做法是不对的，因为如果摄入的热量不足，就会影响妈妈的泌乳量，宝宝的"口粮"就得不到保证，那样会影响宝宝的生长发育。

产后怎样选择饮食营养

一般而言，凡含有营养的食物，月子里均可食用，如各种肉类、鱼类、蛋类、蔬菜、水果、豆制品等，均无特殊禁忌。具体而言，下面一些食物不应缺少：

（1）鸡蛋　鸡蛋中蛋白质及铁含量较高，并含有许多其他营养素，且容易被人体吸收利用，还无明显的"滞胃"作用，对于产妇身体康复及乳汁的分泌很有好处。鸡蛋的吃法可采用多种形式，如蒸蛋、水煮蛋等，每日以 3 个为宜。一次吃得太多，胃肠吸收不了，既不经济，对身体也无补益。

（2）营养汤　鸡汤味道鲜美，能促进食欲、增加乳汁分泌，有利于产妇身体康复。也可以炖猪蹄汤、鲫鱼汤、排骨汤、牛肉汤等与鸡汤轮换食用。

（3）红糖　红糖的含铁量比白糖高 1～3 倍。妇女产后失血较多，吃红糖可以促进生血。红糖性温，有活血作用，能促进淤血排出及子宫复原。

（4）新鲜水果　新鲜水果色鲜味美，能促进食欲，还具有帮助消化及排泄作用，产妇每日可适当吃一些。

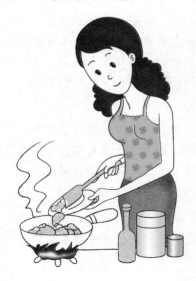

（5）米粥　稀饭或小米粥除含有多种营养成分外，还含有较高的纤维素，有利大便排出。米粥质烂，并含有较多水分，有利于消化及吸收。

（6）挂面　挂面营养较全面，在汤中加入鸡蛋，食用方便，富有营养且易消化。

（7）蔬菜　蔬菜含有多种维生素，尤其要多食绿叶蔬菜。

月子里忌食生冷食物。除水果外，生食不易消化吸收，对产妇不利。一些冷食、冷饮，如西瓜、冰淇淋等应少食或不食，因为冷食有促进血凝作用，不适宜产后多淤的体质，食后会出现恶露不下或不尽，产后腹痛、身痛等多种疾病。

对于辛热类食物亦应少食。如葱、姜、大蒜、辣椒、花椒等，在做调味料时宜少放，因为过食有生热之弊，特别对于平素喜食辣椒者，更应注意。

产后饮食营养要注意什么

要满足月子里产妇营养素的需求量，饮食方法是很重要的，一般要注意以下几点：

（1）**增加餐次**　每日餐次应较一般人多，以 5～6 次为宜。这是因为，餐次增多有利于食物消化吸收，保证充足的营养。产后胃肠功能减弱，蠕动减慢，如一次进食过多过饱，会增加胃肠负担，从而使胃肠功能减弱。如采用多餐制，则有利胃肠功能的恢复。

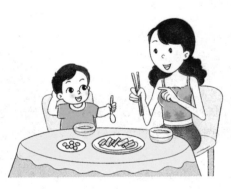

（2）**食物应干稀搭配**　每餐食物应做到干稀搭配。食盐的用量亦应根据情况而定。如果产妇水肿明显，产后最初几天以少放食盐为宜；如孕后期无明显水肿，则无需淡食。

（3）**注意调护脾胃、促进消化**　月子里应食一些有健脾、开胃、促进消化、增进食欲的食物，如山药、山楂糕（片）、大枣、番茄等。

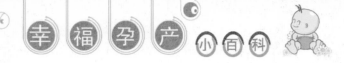

产后饮食为什么不要吃得太好

产后的饮食是大家所关心的问题。有人认为分娩时出血多，产时用力，耗损气血，应当吃得好一些，补补身体，所以不管身体状况和胃口好坏而一味吃老母鸡、猪蹄汤、人参蜂王浆等厚腻味重之品，结果反而引起腹胀、腹泻等症状，事与愿违。产后饮食不要吃得太好，应注意以下几点：

（1）**饮食清淡** 产后5～7天应以米粥、软米饭、烂面条、鸡蛋汤等为主，不要吃过分油腻之物，如鸡、猪蹄等。产后7天，消化系统正常，舌苔无异（无厚腻），可进补鱼、肉、蛋、鸡等食品，但不可过饱，在产后1个月之内可一日多餐。

（2）**忌食辛辣温燥之物** 因其可致内热，而使产妇上火，口舌生疮，大便秘结，或痔疮发作，且由于母体内热，可通过乳汁影响到婴儿，也会使婴儿内热加重。故应忌食韭菜、大蒜、辣椒、胡椒、茴香、酒等。

（3）**不要食生冷坚硬之物** 因其损伤脾胃，影响消化功能，且生冷之物易致瘀血滞溜，可引起产后腹疼，产后恶露不绝等。如食坚硬之物，还易使牙齿松动疼痛。

产后适量饮红糖水

民间流行着产妇"坐月子"要吃红糖的传统习惯。产后妇女吃红糖是有道理的，只要适量饮用红糖水，对产妇、婴儿都有好处。

因为产妇分娩，精力和体力消耗都很大，失血较多，产后又要给婴儿哺乳，需要丰富的糖类和铁质。红糖既能补血，又能供给热量，是两全其美的佳品。

红糖是食糖的粗制品，正因为它没有经过提炼精制，许多营养成分未受到破坏，所以红糖的营养成分要比白糖丰富。例如，500克红糖中钙含量比白糖多2倍，铁和其他微量元素的含量也较多。红糖中还含有白糖所没有的胡萝卜素、维生素 B_2 等，这些物质都是产妇十分需要的营养素。分娩后，一般都要喝些红糖水，这是非常有益的。红糖营养丰富，释放能量快，营养吸收利用率高，具有温补性质。由于分娩时流失了一些血液，身体虚弱，需

要大量快速补充蛋白质、钙和铁、锰、锌等微量元素。据研究测定，300 克红糖中含有钙 450 毫克、含铁 20 毫克及一些其他微量元素等，而且红糖含的葡萄糖多，能直接被人体吸收。葡萄糖吸收、进入血液后，还有利尿功能，保持产妇泌尿系统通畅，减少产妇卧床期间引起膀胱尿潴留，从而防止尿路感染。红糖中还含有"益母草"成分，可以促进子宫收缩，消除产后宫腔内淤血，促使子宫早日复原。

产妇在月子里适量喝些红糖水是非常有益的，可以补益气血，活血化淤，通行恶露。确实有它好的一面。但有的产妇知道喝红糖水的益处，就一味长时间饮用，这样对身体不一定有多大益处，甚至有害。目前，大多数产妇为初产妇，子宫收缩一般都较好，恶露的颜色和量都比较正常，持续的时间也不会太久，若饮用红糖水时间太长，例如连续饮用半个月至 1 个月以上，红糖的活血作用会使恶露持续为鲜红色血液，造成产妇持续失血，久则气血亏虚，影响子宫复原和身体康复。过多饮用红糖水，还会使产妇体内热量增加，使身体发胖，并且，对牙齿也不利。另外，红糖性温，如果产妇在夏季过多喝红糖水，必定加速出汗，使身体更加虚弱，甚至中暑。因此，产后饮用红糖水宜控制在 7～10 天以内。此外，喝红糖水时应煮开后饮用，不要用开水一冲即饮，因为红糖在贮藏、运输等过程中，容易滋生细菌。

产后应多吃鲤鱼

民间产妇多喜吃鲤鱼，但一般说不出吃鲤鱼的好处，有的则说"鱼能撵余血"。所谓"余血"，主要是指恶露。鱼为什么能排出恶露？恶露的排出与子宫的收缩力关系密切，当子宫收缩时，肌纤维缩短，挤压血管，将子宫剥离面的毛细血管断端的余血挤压出去，排入宫腔内；子宫收缩时又将残留在宫腔内的坏死蜕膜细胞和表皮细胞，经阴道并带着阴道内的黏液排出体外。若子宫收缩不良，则剥离面断端的血管开放以致宫腔积血，恶露增多，恢复时间延长。凡是营养丰富的饮食，都能提高子宫的收缩力，帮助撵余血。鱼类有丰富蛋白质。据中医研究，鲤鱼性平味甘，有利小便解毒的功效；能治水肿胀满、肝硬化腹水、妇女血崩、产后无乳等病。有这样的单方：用活鲤鱼一尾，重约 500 克，黄酒煮熟吃下，或将鱼剖开，除内脏，焙干研细末，每早晚用黄酒送下。《食疗本草》也有记载："鲁鱼鳞烧，烟绝，研细，用酒送服，方七七（约 3 克），可破产妇滞血。"也就是说可以治疗妇女产后淤

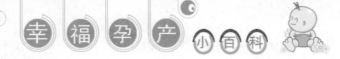

血留滞子宫的病变。这些记载说明，产后用鲤鱼确有效验，鲤鱼确实有帮助子宫收缩的功效。

此外，鲤鱼还有生乳汁之作用。所以，产后适当多吃些鲤鱼是有道理的。

产后不宜过多吃鸡蛋和油炸食物

有的产妇为了加强营养，分娩后和坐月子期间，常以多吃鸡蛋来滋补身体的亏损，甚至把鸡蛋当成主食来吃。吃鸡蛋并非越多越好，吃鸡蛋过多是有害的。

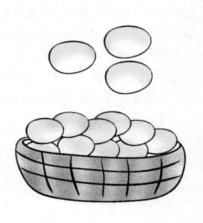

医学研究表明，分娩后数小时内，最好不要吃鸡蛋。在分娩过程中，体力消耗大，出汗多，体液不足，消化能力也随之下降。若分娩后立即吃鸡蛋，就难以消化，增加胃肠负担。分娩后数小时内，应以半流质或流质饮食为宜。在整个产褥期间，产妇营养标准为每天蛋白质 100 克左右，因此，每天吃鸡蛋 2～3 个就足够了。研究还表明，一个产妇或普通人，每天吃十几个鸡蛋与每天吃 3 个鸡蛋，身体所吸收的营养是一样的，吃多了并没有好处，还会带来坏处，增加肠胃负担，甚至容易引起胃病。

同样道理，油炸食物也较难消化，产妇也不应多吃。并且，油炸食物的营养在油炸过程中已经损失很多，比面食及其他食物营养成分要差，多吃并不能给产妇增加营养，反倒是增加了肠胃负担。

产妇不宜急于服用人参

有的产妇产后急于服用人参，想补一补身子。其实产妇急于用人参补身子是有害无益的。

人参含有多种有效成分，这些成分能对人体产生广泛的兴奋作用，服用者会出现失眠、烦躁、心神不安等不良反应。产妇刚生完孩子，精力和体力消耗

很大，需要卧床休息，如果此时服用人参，反而会兴奋得难以安睡，影响身体的恢复。

人参是补元气的药物，如果服用过多，会加速血液循环，促进血液的流动，这对刚刚生完孩子的产妇十分不利。产妇分娩后，生殖系统的血管多有损伤，如果服用人参，就可能影响受损血管的愈合，造成流血不止，甚至大出血。

人参属热性药物，如果服用人参过多，还导致产妇上火或引起婴儿湿热。

产妇适宜吃橘子

橘子中含维生素 C 和钙质较多，维生素 C 能增强血管壁的弹性和韧性，防止出血。产妇分娩后子宫内膜有较大的创面，出血较多，如果吃些橘子，便可防止产后继续出血。钙是构成婴儿骨骼牙齿的重要成分，产妇适当吃些橘子，能够通过产妇的乳汁把钙质提供给婴儿，这样不仅能促进婴儿牙齿、骨骼的生长，而且能防止婴儿发生佝偻病。另外，橘核、橘络（橘子瓣上的白丝）有通乳作用。产妇乳腺管不通畅时，除可引起乳汁减少外，还可发生急性乳腺炎，影响对婴儿的喂养。吃橘子能够避免以上现象的发生。

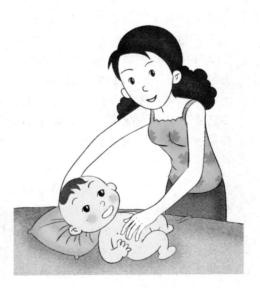

产妇适宜吃桂圆

桂圆含有丰富的糖分和维生素、矿物质，营养丰富。中医认为，桂圆性温，味甘，有补心安神、养血益脾之效。但因其性温，极易助火，故孕妈妈不宜食用。

妇女受孕后，由于"阴血聚以养胎"，因此"阳常有余，阴常不足"，而致阴血偏虚、滋生内热，故"胎前宜凉"，应该用清凉的滋补食品。若这时孕妈妈食用桂

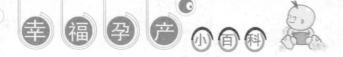

圆，则火上浇油，会使孕妈妈增添胎热，气血失调，出现呕吐，甚至流产。

产妇的情况则相反，产后妇女身体偏虚，阳气不足，气血、脾胃虚弱，宜温热，故宜用性温助火、养血益脾的桂圆，这对产妇身体恢复十分有益。

产妇如何补铁

产妇分娩后气血亏损，体质虚弱，面色苍白，有的可出现贫血。因此，分娩后的妇女膳食调理要有侧重，除了吃些鸡肉、猪肉、牛肉、鸡蛋外，在1～3个月内要多吃些富含铁的食物，如猪血、猪肝、黑木耳、大枣等。

（1）猪血　猪血中含有人体不可缺少的无机盐，特别是铁含量丰富，每100克中含铁45毫克，比猪肝几乎高一倍（每100克猪肝含铁25毫克），比鲤鱼高20倍，比牛肉高22倍。因此，妇女分娩后膳食中要常有猪血，既防治缺铁性贫血，又增补营养，对身体大有益处。

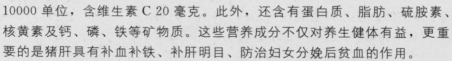

（2）猪肝　猪肝富含维生素A、C，每100克猪肝含维生素A 10000单位，含维生素C 20毫克。此外，还含有蛋白质、脂肪、硫胺素、核黄素及钙、磷、铁等矿物质。这些营养成分不仅对养生健体有益，更重要的是猪肝具有补血补铁、补肝明目、防治妇女分娩后贫血的作用。

（3）黑木耳　黑木耳含有蛋白质、糖，尤其富含钙、磷、铁，每100克生黑木耳含铁100毫克，每100克干黑木耳含铁185毫克，是猪肝含铁量的7倍。

（4）红枣　红枣味甘温，具有养血安神、补中益气之功。红枣的营养价值颇高，虽然含铁量不高，但是它含有大量的维生素C和A。每100克红枣含维生素C 500毫克，而缺铁性贫血患者往往伴有维生素C缺乏。所以，产妇在吃含铁的食物的同时，还要吃富含维生素C的食物，大枣正是最佳补品。

 ## 产后如何注意饮食卫生

饮食要讲卫生，对产妇来说非常重要。如果不讲究饮食卫生，就会病从口入，轻者可引起腹泻，重者可发生食物中毒，甚至危及生命。为此，饮食要确保安全，需注意以下几点：

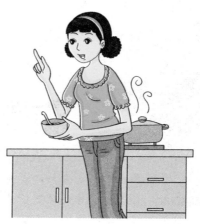

①选购新鲜无公害的食物，霉腐、变质、污染等食物一律不能食用。

②在食物的加工烹调过程中，菜刀、菜板、容器一定要做到生熟分开，防止交叉污染。

③在夏秋季节食物中毒的高发期，为产妇做的饭菜应适量，最好一次吃完，尽可能不吃剩饭剩菜。对吃不完的食物低温保存，吃前一定要回锅加热。

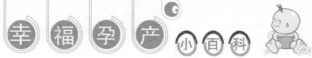

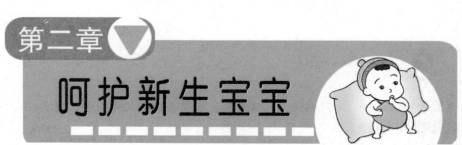

第二章

呵护新生宝宝

第一节　婴幼儿喂养

母乳是婴儿的最佳食品，母乳含有丰富的蛋白质、脂肪、糖及各种微量元素，且各种营养成分比例合理，利于婴儿消化吸收，能完全满足4～6个月以内的婴儿生长发育的需要。这是其他任何食品不能比拟的。母乳中含有多种免疫球蛋白、免疫细胞和其他免疫物质，可以增强婴儿的抗病能力，所以母乳喂养的孩子在4～6个月之前较少患病。这种免疫作用是母乳所特有的，无法替代。

新生儿何时开始吃奶好

新生儿出生后什么时候开始哺乳？以往因主张让产妇及刚出生的新生儿得到充分的休息，所以要求正常新生儿在生后6～12小时开始吃奶，早产儿甚至更晚。现在人们认识到，这种主张是片面的，不利于小儿的健康，晚喂奶的新生儿黄疸较重，有的发生低血糖，使脑部受到损伤，有的发生脱水热。而且中外许多心理学家发现，新生儿出生后第一个小时是个敏感期，且在出生后20～30分钟的吸吮反射最强。如果此时没有得到吸吮体验，将会影响以后的吸吮能力；专家们还认为，新生儿出生后母子接触时间越早、越长，母子间的感情越深，婴儿的心理发育越好。因此主张应让新生儿在出生后1小时内，就开始伏在母亲的胸前吸吮乳头。

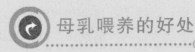

母乳喂养的好处

（1）母乳营养丰富，钙磷比例适宜（2∶1），有利于孩子对钙的吸收；母乳中含有较多的脂肪酸和乳糖；磷脂中所含的卵磷脂和鞘磷脂较多；在初乳中含微量元素锌较高，这些都有利于促进小儿生长发育。

（2）母乳蛋白质的凝块小，脂肪球也小，且含有多种消化酶。母乳中的乳脂酶再加上小儿在吸吮过程中，舌咽分泌的一种舌脂酶，有利于对脂肪的消化。另外，人乳的缓冲力小，对胃酸中和作用弱，有助于营养物质的消化吸收。

（3）母乳中含有免疫物质。在母乳中含有各种免疫球蛋白，如 IgA、IgG、IgM、IgE 等。这些物质会增强小儿的抗病能力。特别是初乳，含有多种预防、抗病的抗体和免疫细胞，这是在牛乳中所得不到的。

（4）母乳是婴儿的天然生理食品。从蛋白分子结构看，母亲乳汁适宜婴儿，不易引起过敏反应。而在牛奶中，含有人体所不适应的异性蛋白，这种物质可以通过肠道粘膜被人体吸收引起过敏。因此，有的婴儿喝了牛奶以后，发生变态反应，引起肠道少量出血、婴儿湿疹等现象。

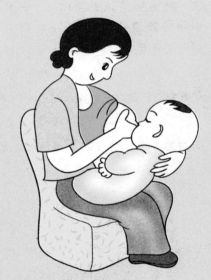

（5）母乳中几乎无菌，直接喂哺不易污染，温度合适，吸吮速度及量可随小儿需要增减，既方便又经济。

（6）母乳喂哺也是增进母子感情的过程。母亲对婴儿的照顾、抚摸、拥抱、对视、逗引以及母亲胸部、乳房、手臂等身体的接触，都是对婴儿的良好刺激。促进母子感情日益加深，可使婴儿获得满足感和安全感，使婴儿心情舒畅，也是婴儿心理正常发展的重要因素。

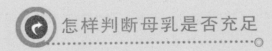

怎样判断母乳是否充足

很多母亲担心自己的奶水不够，怕孩子吃不饱，那么怎样知道母乳是否够

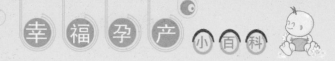

吃呢？

（1）**观察宝宝睡眠及大便情况**　如果婴儿吃饱了，会自动吐出奶头，并安静入睡 3～4 小时，每天大便 2～3 次，大便呈金黄色，稠粥样。如果婴儿刚睡了 1 小时左右就醒来哭闹，喂奶后又入睡，反复多次，大便量少，甚至便秘，说明婴儿没吃饱。

（2）**观察宝宝大小便次数**

每天换尿布少于 8 次，大便次数少于 1 次，说明母乳不足。

（3）**称宝宝体重**　宝宝在出生后 1 周至 10 天的时间内，尚处于生理性体重减轻阶段，10 天以后宝宝的体重就会增加。因此，10 天以后可每周为宝宝称重一次，将增加的体重除以 7，如果得到的数值在 20 克以下，则表明母乳不足。

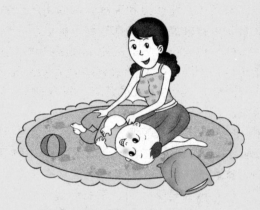

（4）**观察哺乳时间长短**　如果哺乳时间超过 20 分钟，甚至超过 30 分钟，孩子吃奶时总是吃吃停停，而且吃到最后还不肯放奶头，则可断定奶水不足。

（5）**观察哺乳间隔时间长短**　出生 2 周后，哺乳间隔时间仍然很短，吃奶后才 1 个小时左右又闹着要吃，也可断定母乳不足。

（6）**体验乳房胀否**　产后 2 周左右，乳房很胀，则表明母乳充足。

 ## 哺乳为什么提倡早接触与早吸吮

在婴儿出生后的 30 分钟内，脐带一断、擦干净婴儿身上的血迹后，就应该马上让婴儿裸体趴在母亲胸前（背部要覆盖干毛巾以防受寒），然后在助产士的帮助下让婴儿吸吮母亲的乳头。这样的接触最好能持续 30 分钟以上。

为什么要这么早就开始吸吮母亲乳头，而且还要持续一定的时间呢？

因为新生儿在出生后 20～50 分钟时正处于兴奋期，他们的吸吮反射最为强烈，过后可能会因为疲劳而较长时间处于昏昏欲睡的状态中，吸吮力就没有出生时那么强了。因此要抓住这一大好时机，让孩子尽早地接触母亲，尽早地吸吮乳汁，给孩子留下一个很强的记忆，这样过一两个小时再让他吸吮时，他

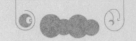

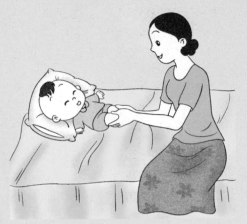

就能很好地吸吮。而未经早吸吮的孩子往往要费很大力气才能教会他如何正确吸吮乳汁。

由于尽早地让婴儿吸吮了乳头，可刺激母亲体内产生更多的泌乳素和催产素，而母婴间持续频繁的接触可使这些反射不断强化，从而达到理想的程度。这样母亲的乳汁在婴儿出生后马上就开始分泌了，而没有经过早吸吮的母亲，大约在 2 天后才开始泌乳。

当母亲看到孩子学会了吸吮，自己的乳汁正源源不断地流入孩子的口中时，心中无比欢欣，对母乳喂养一定会满怀信心。

初乳对新生宝宝有什么好处

产妇在产后最初几天分泌的乳汁叫初乳，呈淡黄色。初乳的量很少，但与成熟乳汁相比，初乳中富含抗体、丰富的蛋白质、胡萝卜素、较低的脂肪及宝宝所需要的各种酶类、碳水化合物等，是任何其他食品都无法与之相比的。

新生儿可以从初乳中得到母体提供的免疫物质，其中的免疫球蛋白A，宝宝吃后可以粘附在胃肠道黏膜上，抵抗和杀死各种细菌，从而防止宝宝发生消化道、呼吸道的感染性疾病。此外，初乳中的巨噬细胞、T淋巴细胞和β淋巴细胞可吞噬有害细菌，具有杀菌和免疫作用，所以初乳被人们称为第一次免疫，对宝宝的生长发育具有重要意义，是任何营养保健品都无法替代的。

初乳还有促进脂类排泄作用，可以减少黄疸的发生。产妇一定要珍惜自己的初乳，一旦错过，对孩子将是巨大的损失。

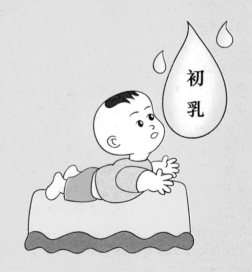

初乳

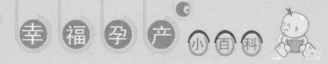
早产儿产妇的初乳中各种营养物质和氨基酸含量更多，能充分满足早产宝宝的营养需求，而且更利于早产宝宝的消化吸收，还能提高早产宝宝的免疫能力，对于抗感染有很大作用，所以一定要喂给孩子吃，切勿将其丢掉。

母乳喂养的正确姿势

母亲如果在精神上有负担或心情紧张，乳汁就会流不出来或流得不畅，所以要以轻松的心情喂奶。喂奶前要查看一下婴儿的尿布是否湿了，如果尿布湿了，婴儿不会好好地吃奶。喂奶前母亲的手和手指要洗净。乳房要全部露出来，不要让衣服挡住。在 100 毫升的热水中溶入满满一茶匙的硼酸，用调成 2% 的硼酸溶液或经过煮沸消毒的棉花擦净乳头和乳头周围。同时，将婴儿嘴的周围也擦一擦，但不要擦嘴里面。轻轻按摩乳头和乳房，特别是扁平乳头要向外拉一拉。母亲坐在椅子上或床上，用一只手抱婴儿，另

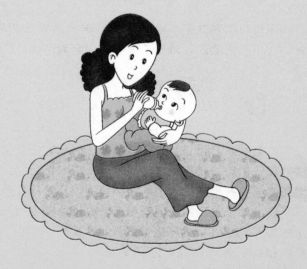

一只手可自由活动。将婴儿的头放在手臂的内侧，让婴儿后背贴着手腕，手托着婴儿屁股，角度在 45°左右较适当。乳头要尽量深入婴儿嘴中，使其含在舌头上。婴儿充分地吸吮乳头时，乳房常会堵住婴儿的鼻子，这时可用手指按着乳房。左右乳房均等地喂，如果中途婴儿停止吃或睡着了，可轻轻地碰一下其脸颊，刺激刺激让其继续吃，但不要过于勉强。喂完后用消毒棉清洁乳头、乳头周围和婴儿的嘴周围。喂完奶后，要让婴儿打嗝（排气），婴儿吃奶时也会吃进空气，所以必须排空空气，否则可能会吐奶。方法是将婴儿的上身直立起，靠在母亲的肩上，轻轻地按摩。在喂奶中途，婴儿被呛着或者看样子很难受时，可以让他离开乳头一会儿，打了嗝以后再喂。喂完奶后要抱一会儿，过 15 分钟左右再放在床上侧身躺下。喂完奶后如果乳汁有残留，要挤出扔掉。剩下的乳汁如不挤出的话，会造成出奶不畅，还有可能得乳腺炎。

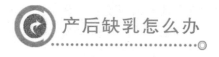 产后缺乳怎么办

中医将复杂的缺乳分为两大类型，一是气血虚弱型，二是肝郁气滞型。其症状及治疗方法如下：

（1）**气血虚弱型**　其症状为乳房柔软而无胀感，乳汁不下或甚少，面色苍黄，精神疲倦。治疗可用参芪四物汤：熟地 15 克、白芍 12 克、当归 9 克、川芎 6 克、党参 9 克、黄芪 9 克、王不留行 9 克、通草 9 克。或服用生乳灵、催乳丸等。此外可用食疗法：猪蹄 2 只加当归 30 克，煮烂吃肉喝汤；鲤鱼汤煮糯米粥食用；猪蹄 2 只加花生仁、黄豆各 60 克，清炖熟烂后调味食用。

（2）**肝郁气滞型**　其症状为乳房胀硬、疼痛，乳汁不行或乳少不畅。治疗可用下乳涌泉散加减：当归 9 克、通草 3 克、川芎 6 克、栝楼 15 克、柴胡 9 克、穿山甲 9 克、王不留行 9 克、桔梗 3 克。或服用丹栀逍遥丸、舒肝丸等。此外可用食疗：猪蹄 1 只加木通 5 克、漏芦 15 克、佛手 10 克、葱白 2 根，将药物用纱布包好，煮烂后吃肉喝汤；豆腐 15 克加王不留行 10 克，煮后吃豆腐喝汤。

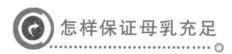 怎样保证母乳充足

母乳是婴儿最好的食物，保证有充足的奶水，宝宝才能健康茁壮地成长。如何才能保证母乳充足呢？

（1）**让妈妈早开奶**　当新生儿出生断脐后，尽量早些（30 分钟内）让其吸吮妈妈的乳房，即使这时候妈妈的奶水很少，也要让他吸吮。通过吸吮刺激乳腺上催乳素受体的发育，可以促使乳汁分泌。

（2）**鼓励妈妈勤喂奶，按需哺乳**　当婴儿饥饿时或母亲感到乳房发胀时，即抱起婴儿喂哺，并坚持夜间哺乳。在夜间，如果婴儿属生理性睡眠可以超过 3 个小时不吃奶。若妈妈感到乳房发胀，应挤出部分乳汁。

（3）**掌握正确的哺乳技巧**　哺乳时母婴体位应该舒适，心情愉快，婴儿正确含接乳头，做到有效吸吮。

（4）**不要给婴儿过早添加水、牛奶或其他食品**　过早添加水、牛奶或其他食品会使婴儿缺乏饥饿感，从而降低对母乳的渴求，不想再多吸吮，影响乳

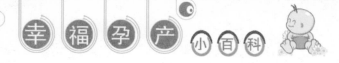

汁分泌。故 4 个月内的婴儿不应加水和任何食物。

（5）**给乳母丰富的营养**　乳母的膳食成分比例应适当，以保证足够的热量和丰富的营养素。还要让喂奶的妈妈休息好，有足够的睡眠和愉快的情绪。

（6）**防止乳母患全身性或乳房局部疾病**　乳母应注意哺乳期保健，防止有全身性或乳房局部疾病，如感冒发热、乳头凹陷、乳头皲裂及乳腺炎等。

哪些情况需要人工喂养

虽然母乳有许许多多的优点，但在某些情况下是不宜进行母乳喂养的，这就需要人工喂养。

那么，在哪些情况下需要人工喂养呢？

（1）**母亲患病**　如母亲患有严重的心脏病、精神病、智力低下、癫痫发作，无照料婴儿的能力；患严重肾功能不全，产后哺乳将加重母亲肾脏负担。在以上情况下，不能进行母乳喂养。但大多数疾病并不影响母乳喂养，如高血压、

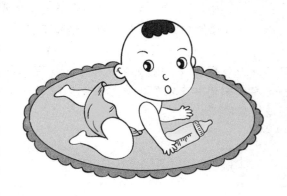

糖尿病等，可在医生的指导下选择用药，做到既治疗乳母的疾病，又不影响婴儿健康。如果乳母患有活动性肺结核，则应在母子接受抗结核治疗或预防性用药的前提下实行母乳喂养。对于梅毒、淋病，因在母亲出现临床症状之前，婴儿已接触了病原体，因此可以在母婴治疗的同时继续母乳喂养，但要选择对婴儿影响小的药物。活动性乙肝或携带乙肝病毒的孕妈妈可通过胎盘将病毒传播给胎儿，分娩时又可通过母血、羊水和阴道分泌物感染新生儿，而且新生儿于生后 24 小时内、1 个月和 6 个月时分 3 次接受乙肝疫苗注射，故此类患者进行母乳喂养不会增加婴儿感染疾病的危险。对于乙肝 E 抗原阳性的母亲，则需给婴儿加注乙肝免疫球蛋白，酌情进行母乳喂养。甲型肝炎急性期伴黄疸时，可暂缓母乳喂养，待康复后可母乳喂养，且不需要应用免疫球蛋白。母亲患感冒时，可戴较厚的口罩直接喂奶，或把奶挤出来喂给婴儿。

（2）**母亲用药**　母亲接受放疗、化疗期间，母亲服用氯霉素、抗凝血药物、磺胺制剂等期间，应暂时中断母乳喂养。

（3）母亲乳汁分泌极少甚至完全不能泌乳　在这种情况下，为确保婴儿营养，则要给予人工喂养。

（4）婴儿因素　婴儿患有半乳糖血症或苯丙酮尿症时，不适于母乳喂养。

哪些情况需要混合喂养

自怀孕开始，母亲就开始接受母乳喂养的宣传和指导，信心十足地准备采取母乳喂养，但是仍有个别母亲乳汁不足："孩子总像吃不饱，一次能喂 1 小时"，"体重增长慢"等，这就需要添加代乳品，以满足孩子生长发育的需要，这就是混合喂养。

混合喂养的方法有两种：一是每次喂母乳后补充代乳品（补授法），二是 1 天喂养数次代乳品（代替法），其余喂母乳。其中以补授法为好，可防止母乳越来越少。采取这种方法，每次喂哺母乳后再补给一定量的代乳品，每日哺乳的次数同以前一样，这样乳汁的分泌由于经常刺激而仍能维持。如奶量恢复，可停止添加代乳品。添加代乳品的量可由婴儿任意由奶瓶中吸食，直至满足食欲为止。

哺乳期妇女用药应注意什么

在服任何药物之前，乳母都应了解此种药品会不会对孩子造成危害，最好能征求一下医生的意见。用时应坚持以下原则：能局部用药的就不要全身用药，能用中药治疗的则不用西药，能口服的就不要打针，能用老牌药品的就不要用刚研制出的新药。

在用药时应尽量避免在血中药物浓度高时哺乳，服药前哺乳比服药后哺乳要好，每天用 1 次药时，应当在晚上睡前服用，夜间可喂 1 次牛奶。

在服药时应与医生商讨关于母乳喂养的有关问题。如果确需短时间内应用某些药物，对孩子的危害又较大，可暂停母乳喂养，等停药几天药物从母体中全部排出或代谢完之后再恢复母乳喂养；若患有恶性肿瘤、精神病、甲亢等慢性或严重疾病时，应停止母乳喂养。

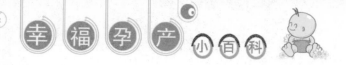
怎样用奶瓶给孩子喂奶

在喂奶前要洗净双手，用干净的毛巾擦干。从容器里取出消毒的奶具，把奶具上的水擦干。若喂牛奶，则将牛奶煮开加糖，冷却 5～10 分钟后倒入奶瓶即可。若使用奶粉，应按包装袋上的说明按比例配制，先将温度合适的开水倒入奶瓶，然后用量勺将奶粉装入瓶内，装上奶嘴，盖紧盖环，再罩好圆盖，轻摇奶瓶，直至奶粉全部溶解。注意不要用手碰到奶嘴。先滴几

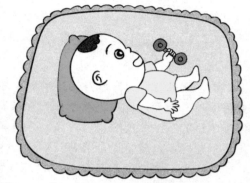

滴奶水在手背上试试奶的温度，以不烫手为宜。将婴儿抱在怀里，一手拿奶瓶，一手抱起婴儿臀部，让婴儿的头颈部自然地倚在母亲的肘或上臂上。先用奶嘴逗弄婴儿的口唇，他就会把奶嘴含在口里并开始吸吮。应注意以下几点：

①奶瓶的角度要适当。保持奶瓶颈部充满奶水，以避免孩子吸入太多空气。

②如果奶嘴被孩子吸瘪，可慢慢地把奶嘴拉出，让空气进入奶瓶，奶嘴即可重新鼓起。

③根据孩子的情况，在喂奶过程中可适当休息，一般每次喂奶需10～15分钟。

④一定不要在大人不在时把孩子放在床上，让孩子自己含奶嘴吃奶。这样是非常危险的，可引起呛奶或窒息。

怎样给奶瓶消毒

因为用奶瓶喂养比较方便，所以许多人都喜欢用奶瓶喂养孩子，但在使用前后应注意奶瓶的消毒和保存。

可准备奶瓶 2 个，硅胶奶嘴 4 个，瓶刷、奶锅等各 1 个。奶嘴可用烧红的大头针扎 1～2 个孔，孔不宜太大或太小，以将奶瓶倒置后奶水能一滴接一滴地流出为宜，太小，孩子吃奶费力，太大则流速太急，容易引起孩子呛咳。奶

头使用一段时间后要更换。

　　因为婴儿的抵抗力弱，容易引起细菌感染，因此照顾婴儿的人和用品必须注意卫生。特别是调乳器具是直接入口的东西，更需要充分注意，每一次都要认真消毒。尽管这是相当麻烦的事，但在孩子出生后 3 个月内必须实行。消毒方法有开水煮、药品消毒、蒸汽消毒、洗涤剂清洗。最常用的是用开水煮沸消毒，但根据器具材料的性能，有的不能用开水煮，所以要认真阅读说明书。还有，在喂奶前消毒器具最理想。但是，婴儿哭泣时，母亲因心情急躁烦乱，常常手忙脚乱，所以要尽量把清毒清洗工作做在前面。

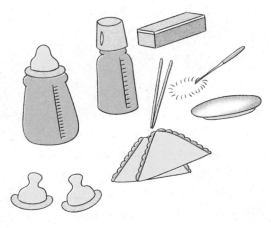

　　消毒的方法：喂奶后立即用专用洗涤剂把奶瓶和奶头洗净，在消毒用的锅里盛满水，将奶瓶、计量勺、刮平刀、瓶夹子放进去，在开水里煮 5～6 分钟，用蒸煮器需要 10 分钟；奶嘴的消毒用 3 分钟就行，在停火前 3 分钟放进去。如果马上就要调乳的话，不管用的是锅还是蒸煮器，都应在盘上铺上擦拭布，用长筷子将器具夹出放在上面，把水控干即可使用。当时不使用的话，就把水控净放进食品盒里。如果用的是蒸煮器，装在里面不用动，控干水后盖上盖子，在下次喂奶时，奶嘴要用开水消毒 3 分钟以后再用。

健康的孩子是否需要补充维生素

　　维生素是人体必需的营养素，能促进体内各种酶的合成或增强这些酶的活力，对维持小儿的生长发育和生理功能起着重要作用。但维生素大多不能在人体内合成生产，需要不断从食物中摄取。长期摄入不足可引起体内各种维生素缺乏，患各种疾病，但摄入过量也可引起中毒。

　　日常食物中含有各种不同的维生素，如肉、鱼、乳、蛋黄、动物肝脏等含有丰富的维生素 A、B_1；粮食尤其是小米、大米中含有丰富的维生素 B_2、K；蔬菜、水果中含有丰富的维生素 C；植物油中含有维生素 E。维生素 D、K，除通过食物补充外，体内还可合成。皮肤中的脱氢胆固醇经过阳光中紫外线的照射可转变成维生素 D_3，肠道内的正常细菌可合成维生素 K，这些均可被人

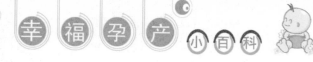

体利用。

　　其实小儿每天对各种维生素的需要量是有限的，如果孩子食欲正常，又不偏食，通常食物中的维生素即可满足孩子的需要，一般不需要药物补充维生素。婴幼儿在冬季晒太阳较少，可适当口服补充维生素 D。

 ## 怎样给吃奶的孩子添加辅食

　　孩子出生 4 个月后可以开始添加辅食，以补充母乳中营养成分的不足。人工喂养的孩子添加辅食时间可适当提前。添加辅食时应根据婴儿的生理情况及身体需要选择合适的食物，制定添加辅食的计划。同时要遵循这样的原则：从少量到多量，从稀到稠，从细到粗，从一种到多种。辅食一定要在孩子健康、消化功能正常时添加，患病时最好暂缓，不能随心所欲或急于求成，要遵循科学规律，否则容易引起孩子消化不良、呕吐、腹泻等不良反应。

　　可在孩子 4～5 个月时先添加液体，如米汤、橘汁、西红柿汁、菜水等，以补充维生素 C 和矿物质。

　　5 个月左右可添加蛋黄、烂粥、鱼泥、菜泥、水果泥等。可先喂鸡蛋黄，将煮熟的蛋黄压碎，调以少许牛奶成糊状，用小勺喂食。每天 1 次，从 1/4 个蛋黄开始，喂 2～3 天后孩子若一切正

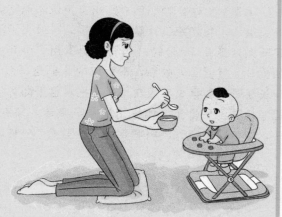

常，可增至半个蛋黄，再观察 2～3 天，逐渐增加到每天吃 1 个蛋黄，到 6～7 个月时可吃蒸鸡蛋羹。其他果泥、菜泥等添加方法类似。

　　孩子 6～7 个月时可吃肉末、肝泥、鱼泥、饼干、香蕉、豆腐、动物血等。

　　8～9 个月后逐渐吃煮鸡蛋、软饭、面条、馄饨、饺子、鸡蛋饼、碎肉、碎菜等。

　　添加辅食可与喂奶时间合并，可先吃饭后吃奶。到 6～7 个月后可在 2 次喂奶之间吃饭，并逐渐减少每天喂奶的次数。

如何给孩子制作辅食

适时添加辅食对婴儿的正常生长发育非常重要。下面介绍几种辅食的做法，供家长参考。

（1）菜水及果汁　将蔬菜、水果如白菜、菠菜、胡萝卜、苹果、梨等切碎，放入少量煮开的水中，然后加盖煮沸5分钟，加盐或糖少许，关火焖5～6分钟，将汤倒出，待温度适合即可喂食。

（2）鲜西红柿汁、橘汁　将熟透的西红柿、橘子洗净去皮，用干净纱布口袋装好，投入适量的水中煮沸1～2分钟后，拎起纱布袋放入碗中，用汤匙挤压出汁，加糖少许。初喂时可加等量的水冲淡，适应后即可喂原汁。

（3）菜泥　取新鲜蔬菜洗净、切碎，放入油锅中炒或用瘦肉末炒，加少许盐即成。可拌入粥或面片汤中喂食。

（4）果泥　苹果、香蕉去皮，用小匙刮成细末直接喂食。

（5）菜蛋（或肝、肉）粥　在已煮烂的粥或面片中撒入调好的生鸡蛋（或肝末、肉末），开锅后加入菜泥和少许盐、香油等调料，即成菜蛋粥（或菜肝粥、菜肉粥）。

（6）枣泥粥　将枣洗净煮熟，去皮核，压成泥，加入粥中即成。

（7）鱼粥　将鱼肉去骨后切碎，加入粥中煮熟即成。

添加蛋黄时应注意什么

添加蛋黄的目的是补铁，因为胎儿期储存的铁在4～6个月时已经用完，必须从食物中添加。蛋黄是宝宝较容易接受的食物，但里面的铁被卵磷脂包裹，很难吸收，吸收率只有3%，如果与维生素C同时添加则可使铁的吸收率提高4倍。新鲜的橙汁、柚汁、猕猴桃汁等富含维生素C，宝宝若能同时吃到半个橙子榨出来的汁，就足以使铁的吸收率达到12%。

在20周后应第一个添加的辅食是蛋黄，一般在每天上午两次喂奶之间添加。先将鸡蛋煮熟，剥去蛋壳和蛋白，取蛋黄的1/4，用榨取的新鲜橙汁3～4滴与蛋黄混合搅匀，用小勺喂宝宝。可以多喂一些用开水稀释的橙汁，把蛋黄吃净。观察大便，如果无腹泻及过敏反应，每过5～7天增加一些，大概月中每天吃半个蛋黄，月末前可加到每天 1 个，以后一直维持到周岁后再加蛋白，以免引起过敏反应。

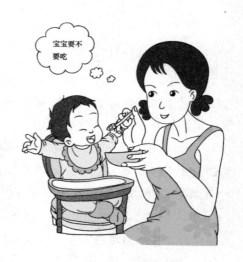

不可以将蛋黄混入奶中，因为奶中含磷，妨碍铁的吸收，所以安排在两顿奶之间喂服。更不能把未煮熟的蛋黄直接调入奶中，因为未经加热变性的蛋黄不但难以吸收，而且容易引起过敏反应。

不可以把蛋黄调入米糊中，因为谷物中有植酸，植酸会与铁结合形成不溶解的物质从大便中排出，影响铁的吸收。此外也不可用菜水和梨水调蛋黄，因为菜水、梨水等都含草酸，草酸也会与铁形成不溶解的物质而排出，影响铁的吸收。

制作辅食需注意什么

根据孩子的身体需要来合理选择进食的种类、进食量及安排餐次，才能使孩子营养全面。为婴幼儿制作食品、安排饮食时，应考虑到以下几方面：

（1）科学搭配，提高食物的营养价值　各种食品所含的营养成分不同，且各种营养成分之间在营养价值上还存有互补、增强和阻碍作用。如动物性食物与植物性食物同食，粗粮与细粮同食，其中所含的蛋白质就能起到互补作用，提高各自的营养价值和利用率。碳水化合物和脂肪能供给机体充足的热量，吃进去的蛋白质就能充分发挥修补组织的作用，利于小儿的生长发育。此外膳食中蛋白质与脂肪含量的多少，直接影响维生素和矿物质的吸收。植物中的草酸可影响某些矿物质和微量元素的吸收与利用。如维生素 C 可促进铁的吸收，而草酸会使铁、钙等形成不溶性的盐类，从而影响钙、铁的吸收。

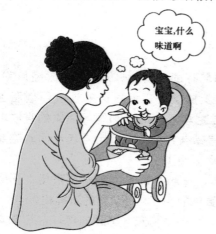

（2）营养均衡，使营养全面、合理

不同品种的食物营养成分也不同，如鸡蛋、牛奶、肉类，主要是提供蛋白质；淀粉类即谷类食物主要提供碳水化合物；蔬菜、水果则主要提供各种维生素和矿物质。小儿生长发育中，蛋白质、脂肪、碳水化合物、维生素、矿物质、水等几大类营养成分缺一不可，因此切不能只给孩子喝牛奶、吃鸡蛋，只注意补充蛋白质，而忽视了其他营养成分的补充。

（3）合理烹调，减少营养素的损耗　同一种食物采用不同的制作方法，其营养成分的消化、吸收、利用大不相同。如鸡蛋，在低温中煮得不老不嫩的鸡蛋，其消化吸收率可达 100％，而油炸的鸡蛋，部分蛋白质被炸焦，使其中的氨基酸被高温破坏，消化吸收率仅为 80％ 左右。所以在加工食品时，应选用新鲜食品，合理烹调，在力求色、香、味、形适合婴幼儿特点的条件下，保护食物的营养不受破坏，以减少损失。

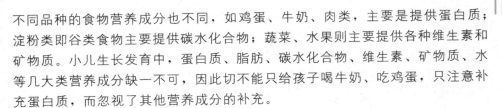

怎样制作断奶食品

制作断奶食品，应采取既能提高食物的色、香、味，增进婴儿食欲，又不使食物中营养素丢失的方法。如在给婴儿熬制米粥时，不要淘洗时间过长或用力过大，这样可以防止一部分水溶性维生素、无机盐、少量蛋白质的流失。其次，熬粥时不要加碱，因为某些维生素遇到碱就会加速破坏。为了避免水溶性维生素和其他营养成分随蒸汽挥发掉，熬粥时一定要把锅盖盖严，熬煮好后稍焖片刻再揭盖。

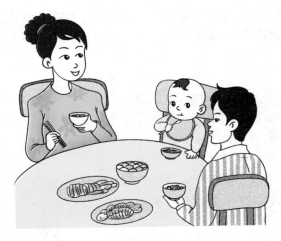

蔬菜是重要的维生素 C 和胡萝卜素的来源，因此各种蔬菜要趁新鲜洗好，切碎后立即炒，不要放置过久，以防维生素的丧失。由于肉类、鱼类等动物性食物比植物难以消化，在烹调时需要烧熟、烧透，但在烧熟、烧透的前提下，又必须尽可能地保持其中的营养素。如煮肉时，可在肉熟后再放盐，以缩短烧煮时间，减少营养素的损失。

在制作辅食时，应科学添加味精和盐，因味精在 120℃ 以上时，其成分谷氨酸钠会变成焦化的焦谷氨酸，带有毒性，所以必须在食品烹调烧煮好后再加入。食盐由氯和钠组成，可增加人的唾液，促进食欲，因此在断奶食品中添加适量的食盐有助于婴儿进食和消化。但不少父母往往以自己的味觉标准来衡量咸度，结果使咸度过高，危害婴儿健康。因为婴儿的肾脏排泄功能差，不能排除体内过多的钠，易造成水钠潴留，全身发生水肿、血压升高等症状。所以，婴儿的饮食一定要淡，不能太咸。

第二节　婴幼儿护理

婴幼儿皮肤娇嫩，抵抗力弱，所以护理动作要轻，精心护理则可减少感染，如沐浴时，对腋下、颈下、腹股沟等皱褶处不要擦得太重，洗好后要揩干，并均匀扑粉，如果发现皮肤有脓疮、疖子等感染性病灶时，应及时就医。尿布湿了要勤换，尤其是带有粪便的尿布更要及时换掉，因粪便中的细菌能使尿液中的尿素分解而产生氨，氨刺激皮肤可发生红臀。

新生儿第一周生理状况

新生儿出生当天，头部明显表现为椭圆形、面部浮肿，但在出生后第一周内就逐渐变得可爱了，营养充足的新生儿几乎终日酣睡，醒时会睁开眼睛。

新生儿黄疸一般在出生第三天后开始出现。胎儿在氧气不充分的子宫内生活时，需要大量的红细胞，但是，出生后来到氧气充分的外界环境中，就不需要那么多红细胞，而要使其在体内处理掉，并把在处理过程中所产生的胆红素排出体外，这需要肝脏的功能。由于新生儿肝脏的这种功能尚未健全，胆红素就积存在血液中而引起黄疸。即使不采取任何

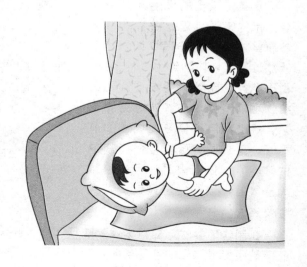

措施，在一周左右也会自然痊愈。也有半数左右的新生儿是不出现黄疸的。

新生儿在出生后 4～7 天里脐带脱落。以前人们常常在新生儿脐带脱落后撒上黄色消毒药，但是残留下的异物会刺激新生儿的皮肤，影响脐带的干燥，所以最好什么也不撒。在出生时皮肤发红的新生儿过一两周后，就像洗海水澡时被阳光晒过的那样，会脱一层薄皮，这也不用去管它。

新生儿在出生后第三天或第四天时，就不再排出黏糊糊的黑便，而排出吃了母乳或牛奶后经过消化的大便。

从第四天到第七天，新生儿的乳头常会发肿，男孩、女孩都会如此，甚至流出乳汁。这种现象在两三周内会自然消失。如果是女孩，有的会从阴道里流出类似牛奶那样或者夹杂有血液的液体，这是受母体激素影响而产生的，也会自然消失。有少数新生儿在出生后 3～5 天内会出现所谓一次性发烧，持续两三个小时（体温在 38℃左右），一般是水分不足，可喂点凉白开水。有的新生儿牙床上也会出现白珍珠似的小白点，这种小白点有的要持续三四个月，但能自然消失，没有什么害处。

 ## 新生儿睡眠有何特点

新生儿除吃奶或尿布潮湿时觉醒外，几乎都在睡觉。睡眠多是新生儿一大特点。新生儿睡眠多，一方面是生长发育的需要，另一方面也是他的脑神经系统还没有发育健全，大脑容易疲劳的缘故。正常新生儿每天睡眠时间为 20～22 小时。但也有差异，有的睡眠时间稍短些，但只要精神状态很好，也不必担心。随着孩子的一天天长大，睡眠的时间会渐渐地缩短。

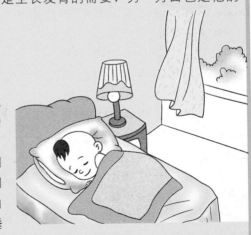

如果新生儿白天清醒的时间逐渐增多，那么夜间的睡眠时间就应相应延长，要逐渐建立起白天少睡，夜间熟睡的习惯，能睡的孩子长得壮，长得高，可见睡眠对孩子的发育关系大。

母亲要注意给新生儿创造一个舒适、安静的睡眠环境，以保证新生儿有充足的睡眠时间。

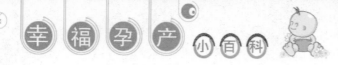

新生儿的体温应该是多少

新生儿中枢神经不完善，而且皮下脂肪薄，保温能力差，加上散热快，体温常常不稳定，可以随着环境的冷热而升降。刚出生的小儿体温高，肛门测试时为 37.5～38℃，以后体温逐渐下降，到生后 3～5 个小时，体温可降低 1.5～2℃，以后可逐渐回升，一般 12～24 小时内稳定在 36～37℃。

有一种值得注意的情况是：新生儿出生后第 2～4 天，体温会很快上升到 39～40℃，往往可持续几个小时，多则可达 1～2 天，医学上称作"脱水热"或"一次性发热"，这可能是室温过高，新生儿通过增加皮肤水分来蒸发散热，如果水分不足，可使得血液浓缩，体温骤然升高。此种情况可调解室温，室温最好控制在 18～20℃为宜。早产儿则以 22℃为宜。

新生儿尿布的垫法

尿布的垫法有各种各样，但新生儿期间，特别要注意的是不要使股关节脱臼。婴儿的两腿总是自然伸开形成"M"形的姿势，如果强拉伸直固定的话，会引起股关节脱臼，所以，必须在不破坏腿的自然姿势前提下垫尿布。

垫尿布时，尽量要松松地垫上，只垫上胯股部分就可以了。如果用尿布和尿布罩、衣服等将婴儿的下半身勒得太紧的话，不仅会妨碍婴儿的腿部运动，也会妨碍做腹式呼吸婴儿的呼吸运动。绝对不能用早年常见的那种从腰到脚层层缠绕的方法。

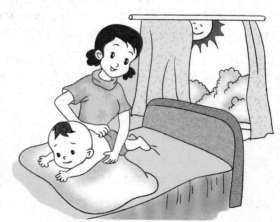

在婴儿成长过程中，要不断变换尿布的叠法和垫法。生后 3 个月之内尿量少，用长方形尿布竖着叠两折垫在胯下就可以了（正方形尿布竖着叠四折）。尿布罩要用胯裆间宽大的，不会勒紧婴儿的腿部的较好，不要用太紧的。

当然，现在很多婴儿都用纸尿裤，这里就不多说了，只要按照说明书操作就可以了。

新生儿的衣着有哪些要求

新生儿的着衣原则主要是保暖、方便换洗、质地柔软、不伤肌肤。最好选用纯棉制成的软棉布或薄绒布，这两种面料不仅质地柔软，还有容易洗涤和保温、吸湿、透气性好的特点。

颜色以浅色为宜，衣缝要少，要将缝口朝外翻穿。式样要简单，衣袖应宽大，易于穿脱，便于小儿活动。内衣最好不要衣领，因为婴儿的脖子较短，而且骨骼较软，不能将身体伸展开，衣领会磨破婴儿下巴及颈部的皮肤。

另外，新生儿的内衣开口要在前面，但不要用纽扣，以免误被小儿吞入，用布条做衣带即可。外衣要宽松，不要过紧，以免影响血液循环。新生儿不必穿裤子，因为经常尿湿，可以用尿布或纸尿裤。衣服的薄厚一般比妈妈多一层就可以。

如果婴儿的胸、背部起鸡皮疙瘩或者脸色发青、口唇发紫，说明衣服穿得过少；如果婴儿皮肤出汗，则是衣服穿多了。

怎样安排新生儿的居室

刚出生的新生儿就像刚出土的幼苗，非常娇嫩，必须细心保护好。那么新生儿在什么样的环境下生活最好呢？

应为新生婴儿准备一间向阳的、空气新鲜、清洁舒适的居室。冬季新生儿的居室不能过冷，一般室温在 18℃～22℃为宜。如果用煤炉取暖，一定要安装风斗，以防煤气中毒。室内可挂些湿毛巾，或者地面上常洒些水，炉子上的水壶的盖子应打开，以保持室内空气的湿度。

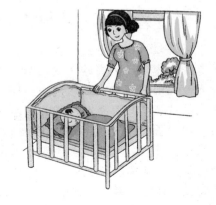

夏季室内要凉爽通风，但要避免吹过堂风，还要注意防止中暑。保持室内的清洁卫生，每天用干净湿布擦拭桌椅等家具，扫地前要洒水，避免灰尘四处弥漫。

新生儿对一般细菌无抵抗能力，所以要特别注意环境卫生。新生儿期最常见的就是传染性疾病，如脐炎、口腔炎、脓疱病、败血症及肺炎等，严重者可危及生命。

因此，新生儿室内应尽量少住人，更不要在屋里陪客人吸烟，以减少空气污染。

婴儿的尿布怎样洗

婴儿每天大小便多次，换下的尿布如果一块一块地洗是很麻烦的。可先放着，每天集中起来洗1～2次就没那么紧张了。如果是小便，稍微洗洗就行了。

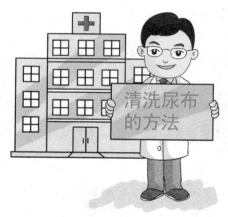

清洗尿布的方法

如果是大便，可先用竹片做的刮刀刮掉牢牢粘在上面的大便，然后用尿布专用的洗涤剂或清水洗净。尿布专用的洗涤剂具有杀菌作用和漂白作用，但对婴儿有时会引起皮肤炎症。如有这种情况，可改用洗衣粉。用洗衣粉洗时，应简单地煮沸一下或用开水烫烫，以达到杀菌的目的。

此外，如果尿布上残留着洗涤剂或氨的话，会成为皮肤炎症的病源，所以，要充分漂洗干净。晾晒时，在日光下好好地晒晒也是消毒的一个方法。在室内晾干时，可用熨斗烫干，既可达到消毒的目的，又可以去掉湿气，婴儿也会感到舒适。

尿布晾干以后要按使用时需要的大小叠好放在一边，这样换尿布时会感到很方便。

婴幼儿为何不宜看电视

新生儿时期，宝宝的身体正处于生长发育最快的阶段，眼球前面的角膜比较薄嫩，眼球前后径很短，眼肌力量较弱，晶状体也没有发育成熟。

如果让新生儿看电视，尤其是长时间地看，角膜容易受刺激，眼球的前后径被拉长，眼肌过度疲劳，改变晶状体凸度的睫状肌的弹性减弱，其调节能力降低，眼睛的视力将变差，甚至导致各种眼病。

此外，新生儿随大人看电视会影

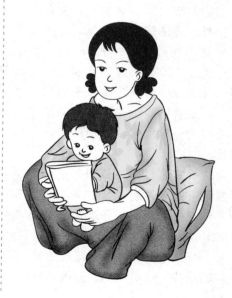

响睡眠，可以导致生长激素分泌减少，妨碍其生长发育。而且看电视时小儿处于坐视的静止状态，身体活动减少，影响下肢血液循环，使下肢骨骼的生长减慢，影响宝宝的身高正常增长。

不仅是新生儿，1 岁以内的婴儿也不宜看电视。那么多大的孩子才可以看电视，看多长时间为好呢？一般来说，幼儿 2 岁以后才可以看电视，但时间也不宜过长；2～3 岁的孩子看电视的时间以不超过半小时为宜；4～6 岁的孩子看电视的时间不应超过 1 小时。

怎样保护婴儿的眼睛

眼睛是人体的重要视觉器官，人人都希望自己的孩子有一双健康明亮的大眼睛。眼睛又是十分敏感的器官，极易受到各种侵害，如温度、强光、尘土、细菌以及异物等。婴儿的眼睛需要大人的精心呵护，那么怎样来保护婴儿的眼睛呢？

（1）平时要讲究眼的卫生，防止感染性疾病　婴儿要有自己的专用脸盆和毛巾，每次洗脸时应先洗眼睛，眼睛若有分泌物时，用消毒棉签或毛巾去擦眼睛，而不要用手去擦拭。

（2）防止强烈的阳光或灯光直射眼睛　婴儿降生于世，从黑暗的子宫环境到了光明的世界，发生了巨大的变化，对光要有一个逐步适应的过程。因此，婴儿到户外活动不要选择在中午太阳直射时，外出要戴太阳帽。家中的灯光要柔和。

（3）要防止锐物刺伤眼睛　给婴儿玩一些圆钝的、较软的玩具，不要给孩子玩棍棒类玩具，以免刺伤眼睛。

（4）防止异物飞入眼内　婴儿在洗完澡用爽身粉时，要避免爽身粉进入眼睛；要防止尘沙、小虫等进入眼睛。一旦异物入眼，不要用手揉擦，可用干净的棉签蘸温水冲洗眼睛。

（5）不要让婴儿看电视　电视开着时，显像管会放射出一定量的 X 线，尤其是彩电。婴儿对 X 线特别敏感，如果成人抱着孩子看电视，使婴儿吸收过多的 X 线，婴儿就会出现乏力、食欲不振、营养不良、白细胞减少、发育迟缓等现象。

（6）及时医治眼疾　如果发现孩子发生眼睛疾患，如结膜炎、眼疖子等，要及时去医院就诊。

（7）多给婴儿看色彩鲜明（黄、红色）的图画　经常调换颜色，多到室外看大自然的风光，有助于提高婴儿的视力。

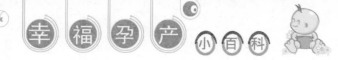
搂着婴儿睡觉为什么害处多

有些年轻的妈妈晚上睡觉时喜欢把孩子搂在怀里，甚至让孩子含着奶头睡。这样做是非常有害的。妈妈搂着孩子睡，孩子的头多枕在妈妈的胳膊上，妈妈的身子呈侧卧姿势。这种体位睡久了，受压的肢体就会感到发麻不适，引起自觉或不自觉的翻身。翻身时不仅会把孩子惊醒，还可能会把幼小的孩子压伤，甚至发生意外死亡。

另外，孩子含着奶头睡，容易养成孩子醒了就要吃奶的坏习惯。还有可能被乳房堵住婴儿口鼻，影响正常呼吸，造成婴儿窒息死亡。妈妈搂着孩子睡时，孩子的头常常处在被窝里，被窝里的空气污浊，不利于孩子身体内的二氧化碳与外界新鲜氧气的交换。如果长时间氧气供应不足，就会影响婴儿大脑发育，而且呼吸的空气不卫生，也容易引起呼吸系统病变。

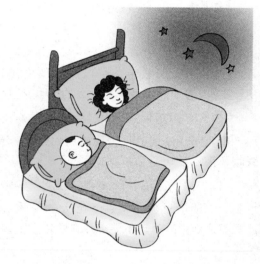

由此可见，搂着孩子睡觉是不安全、不卫生的。为了孩子的健康，最好让他单独睡在一个小被窝里。

婴儿的预防接种需注意什么

（1）**预防接种的种类**　现在实施的预防接种有：百白破（百日咳、白喉、破伤风）、小儿麻痹、结核、麻疹、风疹、流行性感冒、腮腺炎。除腮腺炎外，接种的日期都是固定的。

（2）**什么情况下不能接种**　接种必须在婴儿身体没有异常的时候进行。如有以下情况，应提前请教医生：正在腹泻，有湿疹（过敏性体质），有慢性病，发育极端不良，在一年以内发生过痉挛，以前因接受接种有过异常。除此之外，在前一天或当天没有精神，不爱吃奶、发热、感冒前兆、情绪不好、正

在咳嗽、流鼻涕等，如有这些情况，也应避免接种。

（3）**接种前的注意事项**　前一天要洗澡，清洁身体；出发前测一下体温，确认没有异常；如果有母子健康手册，要正确填写并且别忘记带去。

（4）**接种后的注意事项**　当天禁止洗澡，第二天就可以洗了；注射部位不要触摸；当天要直接回家，保持安静；仔细观察婴儿的情况：发烧不发烧、有无精神、情绪好坏、是否腹泻、有无湿疹等。如果有严重的腹泻、高烧、痉挛等，应立即请医生诊治。

怎样判断宝宝语言发展是否正常

语言是沟通人与人之间的桥梁。对宝宝来说，学习语言能让他与外界建立更多的关系，通过语言的表达，让别人了解他的需求，也让父母在孩子成长当中得到许多欣喜与感动。

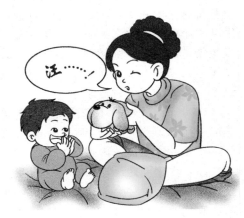

宝宝的语言的发展，从最初的哭声、笑声到夹杂着学语声，一直到渐渐可以发出"爸爸、妈妈"阶段，往往要花费六至八个月的时间，而且宝宝学习语言的方式是累积法，也就是从听开始，慢慢进展到模仿阶段，逐渐到单字，直到三四岁甚至五六岁，才能说出流畅的句子。

每一个孩子在语言发展的速度上不尽相同，有的快有的慢，要促进幼儿的语言发展，必须在环境中提供足够的语言互动机会。宝宝的语言发展水平，大致的标准是：

（1）**1～3个月**　发出没有意义的咕咕声音，主要是通过宝宝的口腔活动发出来，并没有特殊的语言含义。

（2）**4～6个月**　如果有人和他说话，会咿咿啊啊地回应，发出笑声；会因为高兴而尖叫；哭闹时，大人的安抚声音会让他停止哭闹或转移注意力。

（3）**6～9个月**　会发出一串的学语声；会转向声源，如电视、收音机；知道自己的名字；会试着模仿大人的声音。

（4）**1岁**　出现有意义的语汇，如"爸爸"、"妈妈"；会挥手表示再见；会模仿简单的声音，如"汪汪"。

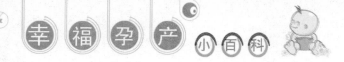

（5）1岁半　　会说的语汇增多，可以使用简单语汇与人互动、表达意思；会了解别人给予的简单指令，如"抱抱"、"亲亲"；会跟着大人说单字，如"狗"、"花"、"车"等。

怎样为孩子讲故事

在为孩子讲故事时，首先应注意选择思想健康、通俗易懂、主题鲜明、富有儿童情趣的故事。如中外著名童话、民间传说、寓言故事、科学传奇等，还可以从期刊杂志中选择故事讲给孩子听；或者根据孩子的优缺点，自编一些小故事，将训练或教导用巧妙的故事表达出来，这样孩子既爱听，又明辨了是非，改正了缺点。讲故事还要注意以下几点：

（1）从看图讲述到脱离图书听讲。1～2岁的孩子生活经验贫乏，认识活动带有直觉行动的特点，因此给他们讲故事必须从讲小画书开始，且语句简单生动，多次重复，这样可以加强幼儿的理解力，且便于他去模仿，提高语言水平，以后逐渐过渡到脱离图书听讲故事。

（2）安排适当的环境。在安静舒适的环境中给孩子讲故事，使孩子能听清声音，看清动作和图片内容。

（3）讲述要生动形象。讲述时不必完全照书宣读，要注意配合故事情节，用姿势、表情、语调变化等进行戏剧性的表演，以吸引孩子的兴趣。

（4）要用孩子容易理解的浅显的语言来讲故事，难懂处做必要的解释或换作孩子易懂的话，长句子要变成短句子来讲。

（5）在讲故事时，可以引导孩子提出一些问题，借此机会和孩子一起讨论，或将问题的答案融入故事中，让孩子自己去体会；或由家长提出问题，让孩子去回答与故事情节有关的内容，启发孩子动脑筋并加强孩子听故事的注意力。

（6）对于好的句子，可领孩子复述几遍。对于大一些的孩子，可教他们背诵故事中优美的段落，以此来丰富他们的词汇及口语表达能力。

（7）注意不同年龄阶段的孩子讲故事的时间安排。1～2岁的孩子听故事的时间以他们感兴趣为限度，一旦兴趣转移或表现出不耐烦时应立即停止。3岁左右以不超过10分钟为宜。4～5岁可延长到20分钟左右。